Mosaik
bei GOLDMANN

Buch

Allein drei Millionen Deutsche leiden an Schilddrüsenerkrankungen, die meisten von ihnen an einer Unterfunktion. Müdigkeit, Gewichtsprobleme, Haarausfall und Depressionen können die Anzeichen dafür sein, werden jedoch oft nicht als solche erkannt. Mary J. Shomon, selbst Schilddrüsenpatientin, hat ein aktuelles Handbuch für Betroffene geschrieben, das ausführlich und leicht verständlich über die Krankheit, ihre Ursachen, Symptome, Diagnose und Behandlungsmöglichkeiten informiert. Sie legt objektiv die Chancen und Risiken von Schulmedizin und alternativer Medizin dar, beantwortet die häufigsten Fragen von Patienten und zeigt, was man im Umgang mit Ärzten wissen muss bzw. wo man im Internet oder bei Beratungsstellen weiterführende Hilfe und Informationen findet.

Autorin

Mary J. Shomon arbeitet als Autorin und Gesundheitsberaterin in Washington D.C. Selbst Schilddrüsenpatientin, teilt sie ihr Wissen und ihre Erfahrungen über Internet-Seiten, Bücher und einen monatlichen Newsletter mit anderen Betroffenen.

Internet: http.//www.thyroid-info.com
E-Mail: mshomon@thyroid-info.com

MARY J. SHOMON

Die gesunde Schilddrüse

Was Sie unbedingt wissen
sollten über Gewichtsprobleme,
Depressionen, Haarausfall
und andere Beschwerden

Aus dem Amerikanischen
von Maria Mill

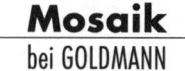

Mosaik
bei GOLDMANN

Die hier vorgestellten Informationen sind nach bestem Wissen und Gewissen geprüft, dennoch übernehmen die Autorin und der Verlag keinerlei Haftung für Schäden irgendeiner Art, die sich direkt oder indirekt aus dem Gebrauch der hier vorgestellten Anwendungen ergeben. Bitte beachten Sie in jedem Fall die Grenzen der Selbstheilung, und nehmen Sie bei Krankheitssymptomen professionelle Diagnosen und Therapien durch ärztliche oder naturheilkundliche Hilfe in Anspruch.

Umwelthinweis
Alle bedruckten Materialien dieses Taschenbuches
sind chlorfrei und umweltschonend.

Deutsche Erstausgabe Februar 2002
© 2002 Wilhelm Goldmann Verlag, München,
ein Unternehmen der Verlagsgruppe Random House GmbH
© 2000 Mary Shomon
Originaltitel: Living Well With Hypothyroidism
Originalverlag: Avon Books, Inc., an Imprint of
HarperCollins Publishers, New York
Umschlaggestaltung: Design Team München
unter Verwendung folgender Fotos:
Umschlag: Mauritius/Phototheque
Umschlaginnenseiten: Super Stock
Redaktion: Renate Weinberger
Satz: Buch-Werkstatt, Bad Aibling
Druck: GGP Media, Pößneck
Verlagsnummer: 16388
kö · Herstellung: Max Widmaier
Printed in Germany
ISBN: 3-442-16388-9
www.goldmann-verlag.de

3 5 7 9 10 8 6 4 2

FÜR JULIA – DIE ZUKUNFT

Man wird nie etwas unternehmen,
wenn zuvor alle denkbaren
Einwände ausgeräumt werden müssen.
SAMUEL JOHNSON

Handeln ist das Gegenmittel
gegen die Verzweiflung.
JOAN BAEZ

Nicht weil die Dinge schwierig wären,
wagen wir nichts;
weil wir nichts wagen, sind sie schwierig.
SENECA

Inhalt

Einführung

Ein Mensch, der sich ungestörter
Gesundheit erfreut, ist reich,
auch wenn er es nicht weiß.

ITALIENISCHES SPRICHWORT

Millionen von Menschen wie Sie und ich erwachen tagtäglich mit Schilddrüsenunterfunktion, einer Krankheit, von deren Existenz sie nichts ahnen. Sie sind erschöpft, leiden unter Haarausfall, nehmen zu, fühlen sich niedergeschlagen. Und da sie Alter, zu wenig Schlaf oder Bewegung dafür verantwortlich machen, kommen sie nicht einmal auf die Idee, ihre Symptome dem Arzt mitzuteilen. Leider werden die Beschwerden meist nicht als typische Symptome der Schilddrüsenunterfunktion oder Hypothyreose erkannt, von der schätzungsweise 3 Millionen Deutsche betroffen sind. Als Frau stehen Ihre Chancen, an einer Schilddrüsenstörung zu erkranken, eins zu acht. *Und falls Sie mit einer nicht-diagnostizierten Schilddrüsenunterfunktion leben, leben Sie nicht gut.*

Jene von uns, die beim Arzt ihre Beschwerden ansprechen, machen womöglich eine andere Erfahrung. Nachdem man eine geradezu lehrbuchmäßige Auflistung von

Schilddrüsensymptomen vorgetragen hat, attestiert einem der Arzt, dass man unter Depressionen, Stress, PMS, den Wechseljahren, Altersbeschwerden oder wahrscheinlich bloß an »Einbildungen« leide. *Wer aber an Schilddrüsenunterfunktion leidet, die falsch diagnostiziert wurde, der lebt nicht gut.*

Ohne es auch nur zu ahnen, leben Unzählige von uns mit einer Hypothyreose, nachdem ihnen Ärzte Behandlungen angedeihen ließen, von denen sie wissen, dass sie eine Schilddrüsenunterfunktion verursachen können. Dazu gehören zum Beispiel die Basedowkrankheit oder Schilddrüsenkrebs. Manche Ärzte widmen dieser möglichen Gefahr zu wenig Aufmerksamkeit.

Einige von uns haben – häufig zu Recht – den Verdacht, unter Hypothyreose zu leiden, erhalten aber keine entsprechende Diagnose. Ganz gleich, aus welchen Gründen die Behandlung der Schilddrüsenunterfunktion nicht in Angriff genommen wird, *mit einer nicht-diagnostizierten und unbehandelten Schilddrüsenunterfunktion können Sie unmöglich gut leben.*

Ist die Hypothyreose diagnostiziert, fühlen sich viele der Patienten mit der Standardtherapie nicht so besonders wohl. So mancher Arzt meint dazu nur: »Alles bestens, mehr können wir nicht tun.« *Mit einer unzureichenden Behandlung jedoch lebt es sich ganz entschieden nicht gut.*

Müssen diese geplagten Menschen sich wirklich der weit verbreiteten Meinung anschließen, die da lautet: »Nimm deine Tablette, bis deine Schilddrüse wieder im Normalbereich ist, mach jedes Jahr deinen TSH-Test, und alles ist gut.« Dahinter steht vielfach die Auffassung: »Ja, ja, du hast dieses Leiden, aber es hat keinen Sinn, sich

Gedanken zu machen, wie du es bekommen hast, wie man eine Verschlimmerung verhindern könnte oder ob man sich bei der üblichen Behandlung wohl fühlt oder nicht. Du leidest unter Haarausfall, Depressionen, Erschöpfung, Gewichtszunahme, verminderter Libido, hohem Cholesterinspiegel oder einem Dutzend anderer unklarer Symptome, die deine Lebensqualität drastisch beeinträchtigen – Symptomen, die du vor deiner Schilddrüsenerkrankung nie kanntest? Na und? Was soll denn das damit zu tun haben? Wahrscheinlich bist du nur faul, isst zu viel, hast zu viel Stress, zu wenig Schlaf, treibst nicht genug Sport, wirst älter, leidest unter PMS oder bist einfach nur deprimiert. Leb halt damit!« *Das ist kein schönes Leben!*

Dann gibt es die Menschen mit ganz speziellen Schilddrüsenstörungen. Wer ein Kind mit angeborener oder kurz nach der Geburt erworbener Schilddrüsenunterfunktion zur Welt gebracht hat, wird in der Regel mit einem Rezept abgespeist. Man braucht aber ausführliche Informationen, wenn man dafür sorgen will, dass diese Kinder trotz einer ihre körperliche und geistige Entwicklung womöglich stark beeinträchtigenden Krankheit gedeihen. Was Überlebende von Schilddrüsenkrebs betrifft, die nach ihrer Operation unter Hypothyreose leiden, so müssen sie sich der speziellen Herausforderung stellen, ihr Schilddrüsenhormonpräparat immer wieder abzusetzen und extreme Unterfunktion auszuhalten, um die Genauigkeit der Untersuchungen zur Erkennung einer eventuell neuen Krebsgeschwulst zu gewährleisten. Muss man das hinnehmen? Nein, es gibt effektivere Strategien, auch in der Unterfunktionsphase so gut wie nur möglich zu leben. *Allein mangelnde Information hindert Sie daran.*

Es gibt durchaus Patienten, die sich trauen, Fragen zu stellen. »Gibt es nicht noch eine andere Möglichkeit? Ist das wirklich die richtige Dosis für mich? Wie steht es mit alternativen Behandlungsmethoden?« Neueste Forschungsarbeiten zeigen, dass das, was bis vor kurzem noch zu den Standardtherapien zählte, mitunter nicht so gut wirkt wie manche alternativen Behandlungsmethoden.

Und wie soll es nun weitergehen? Was sollten wir über die Diagnose und Behandlung von Schilddrüsenunterfunktion wissen? Welche Art von Forschung sollte betrieben werden? Wer sucht bereits nach Mitteln zur Heilung oder Besserung dieses Leidens, nach alternativen Heilmitteln, bemüht sich um eine optimalere Aus- und Bewertung der Schilddrüsentestwerte? Welches sind viel versprechende, aber noch genauer zu erforschende Behandlungsmethoden? Dies sind die Fragen, die beantwortet werden müssen, falls wir, die Betroffenen, wieder ein lebenswertes Leben haben wollen.

Es wird Zeit, endlich einmal die Frage, wie man mit einer Hypothyreose gut und anständig leben kann, genauer zu erörtern.

Brauchen Sie dieses Buch?

Allein drei Millionen Deutsche leiden an Schilddrüsenerkrankungen. Und fast jede Schilddrüsenkrankheit führt zu demselben Resultat: der Schilddrüsenunterfunktion – dem Mangel an Schilddrüsenhormonen.

Dieses Buch ist das Richtige für Sie, falls

▶ Sie bei sich den starken Verdacht auf eine Schilddrüsenerkrankung hegen, es Ihnen jedoch Schwierigkeiten bereitet, auf üblichem Wege eine für Sie zufrieden stellende Diagnose zu erhalten.

▶ Sie sich nicht sicher sind, ob Ihre Symptome auf eine Schilddrüsenunterfunktion hinweisen, aber gern mehr darüber erfahren würden.

▶ man bei Ihnen eine Hypothyreose diagnostiziert, und Sie wissen wollen, wie es sich damit so gut wie nur möglich leben lässt.

▶ Sie sich einer Schilddrüsenbehandlung unterziehen, die Ihr Arzt für ausreichend hält, und Sie sich trotzdem nicht wohl fühlen.

▶ Sie ein aufgeschlossener Arzt sind, der nach neuen Möglichkeiten sucht, seine Schilddrüsenpatienten besser zu verstehen und ihnen zu helfen.

Vor allem jedoch, wenn Sie lernen wollen, wie man als emanzipierter Patient und einfühlender Therapeut optimal mit einer Schilddrüsenunterfunktion leben kann.

Dieses Buch habe ich speziell für Sie geschrieben – es ist von einer an Hypothyreose Erkrankten für andere Betroffene verfasst worden. Für Menschen, die jene mit Diagnose und Behandlung verbundenen typischen Hochs und Tiefs durchlaufen. Ich spreche frank und frei – ohne Rücksicht auf die Pharmaindustrie oder eine Ärzteorganisation – über Risiken und Symptome der Schilddrüsenunterfunktion genauso wie über die zahlreichen konventionellen und alternativen Therapien. Mein Ziel: Sie sollen so gut wie nur möglich mit der Krankheit leben können.

In diesem Buch kommen auch Patienten zu Wort – Menschen, die um ihre Diagnose gerungen, mit Ärzten »gekämpft«, verschiedene Medikamente ausprobiert, Rückschläge erlitten und auch Erfolge erzielt haben. Allen in diesem Buch zitierten Personen war es ein Anliegen, ihre Geschichte, ihre Gedanken, ihren Humor, ihre Hoffnung, ihre Ängste und Gefühle mit Ihnen zu teilen. In den ehrlichen Geschichten dieser Patienten aus aller Welt werden Sie Ihre eigenen Erfahrungen und Emotionen wieder erkennen. Und vor allem: Sie werden wissen, dass Sie nicht allein sind.

Eine wichtige Bitte

Was Sie aus diesem Buch lernen, soll Ihnen bei Ihren Entscheidungen helfen – dabei, welche Fragen Sie stellen müssen, welche Ärzte Sie konsultieren oder welcher Behandlung Sie sich unterziehen sollten. Obgleich ich mich Tag für Tag mit dem Thema auseinander setze, versuche ich nicht, mein eigener Arzt zu sein. Ich stelle Fragen, suche mir einfühlsame und sachkundige Gesundheitsexperten und arbeite partnerschaftlich mit ihnen zusammen. Ich versuche nicht, mich selbst zu kurieren. Und das sollten auch Sie nicht tun. Suchen Sie sich also einen in der Schul- oder alternativen Medizin oder auf beiden Gebieten bewanderten Arzt, einen Heilpraktiker oder Homöopathen als Begleiter in Sachen Gesundheit. Und zeigen Sie ihm auch dieses Buch.

Meine Geschichte

Ehe ich fortfahre, sollte ich vielleicht erklären, wie ich dazu komme, mich für die Behandlung der Schilddrüsenunterfunktion stark zu machen. Denn Ärztin oder eine andere professionelle Gesundheitsexpertin bin ich nicht. Ich habe einen Abschluss in International Business von der Universität Georgetown und bin Autorin und selbstständige Kommunikationsberaterin. Mein persönlicher Kampf mit der Schilddrüsenunterfunktion hat mich irgendwann dazu gebracht, im Internet eine populäre, patientenorientierte Webseite über Schilddrüsenkrankheiten aufzumachen und den – in den USA einzigen – Newsletter mit Neuigkeiten zu Schilddrüsenkrankheiten aus schulmedizinischer und alternativer Sicht ins Leben zu rufen.

Im Rückblick kann ich den Beginn meines Schilddrüsenproblems mit ziemlicher Sicherheit auf Anfang 1993 datieren, als ich gerade zweiunddreißig Jahre alt war. Als Teenager und bis zu meinem dreißigsten Lebensjahr hatte ich keine Gewichtsprobleme gekannt. Ich aß, wonach mir der Sinn stand, und hatte ich mal ein paar Pfund zugenommen, wurde ich sie spielend wieder los. »Früher«, so witzele ich manchmal, »musste ich nur alle zwei Tage auf meine Packung Kartoffelchips verzichten und ein, zwei Wochen lang Cola Light trinken, um 2 Kilo abzunehmen«. Ich trieb keinen Sport. Ich arbeitete wie ein Pferd. Mein Essgewohnheiten waren katastrophal. Und zu alledem rauchte ich noch mehr als zehn Jahre lang eineinhalb Schachteln Zigaretten am Tag.

Zwischen meinem dreißigsten und zweiunddreißigsten Jahr legte ich fast fünf Kilo und zwei Kleidergrößen zu, verschwendete aber kaum einen Gedanken daran. Im Winter 1993 veröffentlichte ich mein erstes Buch. Monatelang ackerte ich in meinem Vollzeitjob, kam nach Hause und arbeitete bis spät in die Nacht an diesem Buch. Auch einen neuen Freund hatte ich. Es war eine lange Phase aufregender und aufreibender Arbeits- und Lebenserfahrung mit zu wenig Schlaf, schlechten Essgewohnheiten und Unmengen von Kaffee und Zigaretten. Und sie endete mit dem schlimmsten Bronchialinfekt meines bisherigen Lebens, der sich zu einem so schweren Fall von Epstein-Barr auswuchs, dass ich mich vier Wochen lang weder zum Aufstehen aufraffen noch zur Arbeit gehen konnte. So benebelt und deprimiert wie ich damals war, konnte ich mir nicht vorstellen, jemals wieder fit genug zu sein, um klar denken zu können – von arbeiten ganz zu schweigen. Zwar ließ ich meine Schilddrüse damals nicht testen, aber nachdem ich meine Symptome durchgegangen bin und mit vielen anderen, die ähnliche körperliche Krisen und die sie begleitende Benommenheit und Depression erlebten, gesprochen habe, bin ich überzeugt, dass mein Schilddrüsenleiden damals begann.

Ein Jahr später – weitgehend wieder hergestellt, aber immer noch sehr schlapp – begann ich, langsam aber stetig zuzunehmen. Im Juli 1994 verlobte ich mich mit meinem Freund, und im September desselben Jahren hörte ich mit dem Rauchen auf. Danach eskalierte mein Gewicht. Zwischen September und meiner Hochzeit im Januar 1995 nahm ich trotz äußerst fettarmer Ernährung und allabendlichem 30- bis 45-minütigem Training sieben Kilogramm zu. Bei meiner Hochzeit trug ich Größe 44/46.

Entnervt angesichts meines Gewichts und zunehmend depressiv begann ich, wieder zu rauchen. Ich nahm danach weder ab noch zu, litt immer noch unter Depressionen und begann, sechs Monate später, im Juli 1995, unter Atembeschwerden zu leiden. Es sei Asthma, meinte meine Ärztin. Worauf ich – für immer – mit dem Rauchen aufhörte und noch ein paar Pfund zulegte. Einen Monat, nachdem ich mit dem Rauchen aufgehört hatte, ließ meine Ärztin ein paar Bluttests durchführen, weil ich mich erneut über Unwohlsein beklagte. Ein paar Tage später rief sie mich an, um mir zu sagen, dass ich an Schilddrüsenunterfunktion leiden würde. Sie verschrieb mir eines der gängigen Medikamente und meinte, ich solle in etwa sechs Wochen zur Untersuchung kommen. Ich wusste weder, wozu eine Schilddrüse gut war, noch wo sie sich befand.

Nach der Diagnose entwickelte ich weiterhin alle möglichen Symptome, die meiner Ärztin und mir einige Rätsel aufgaben. Meine Augen waren trocken und grießig, meine Periodenblutungen traten stärker und häufiger auf, meine Haut begann sich zu schälen. Ich litt unter Kopfschmerzen. Ob es denn mit der Schilddrüse zusammenhängen könne, fragte ich. Meine Ärztin war sich nicht sicher und schickte mich zu einem Facharzt für Infektionskrankheiten, außerdem zu einem Lungenspezialisten und einem Internisten. Ich ließ ein Kernspintomogramm anfertigen. Und ich konsultierte eine Endokrinologin, die einräumte, dass zumindest einige meiner Symptome vermutlich auf die Schilddrüsenunterfunktion zurückzuführen seien. Auf meine Bitte hin führte sie einen Antikörpertest durch, meinte jedoch, es sei eigentlich nicht notwendig, weil die Ursache meiner Unterfunktion ja keine Rolle spiele. Der

Test erbrachte tatsächlich Antikörper, die wiederum auf Hashimoto-Thyreoiditis hinwiesen. Auf meine Rückfrage hin, erwiderte die Endokrinologin, an der Behandlung ändere sich dadurch nichts, und ich müsse mir deswegen keine Gedanken machen.

Es sei nur ein Zufall – so die Endokrinologin –, dass ich vor meinem Schilddrüsenproblem Größe 38 getragen hatte, trotz meiner unkontrollierten Essgewohnheiten nicht zunahm und nun – nicht einmal ein Jahr später – Größe 42 brauchte. Ganz abgesehen davon, schaffte ich es trotz striktester Weight-Watchers-Diät kaum, die vierzehn Kilogramm Übergewicht im Zaum zu halten. Alle anderen Symptome würden allmählich abklingen. Oder wie sie es ausdrückte:

»In etwa vier Monaten werden Sie zurückschauen und sehen, wieviel besser Sie sich schon fühlen. Das alles wird sich relativieren, ganz allmählich, ohne dramatische Veränderungen. Eines Tages werden sie einfach spüren, dass es Ihnen besser geht als heute.«

Ich wartete vier Monate. Und fühlte mich immer noch nicht so besonders. Schon viel besser als vorher, sicherlich, aber immer noch nicht toll. Folglich las ich – las und las. Und dann schaffte ich mir einen Computer an, und ich begann, im Internet zu surfen und traf auf andere Schilddrüsenpatienten, mit denen ich mich austauschte. Und ich stellte fest: Haarausfall, merkwürdige Perioden, Probleme beim Abnehmen, Karpaltunnelsyndrom sowie Depressionen gehörten zu den ganz normalen Symptomen der Schilddrüsenunterfunktion. Manche dieser Informationen machten mich nicht gerade glücklich, doch zu wissen, was mit meiner Schilddrüse zusammenhing und was nicht, war weit besser, als weiterhin in Ahnungslosigkeit zu verharren. Zeitweise fürchtete ich sogar um mein Leben. Litt ich womöglich an einer unheilbaren Krankheit, die den Ärzten entgangen war? Die Erkenntnis, dass die Symptome von der Hypothyreose herrührten, gaben mir auch ein Ziel: meine Schilddrüse zu kurieren – anstatt ziellos herumzuhetzen, eine Unmenge von Pillen zu schlucken und bei jedem neuen, tatsächlich aber von der Schilddrüse verursachten Symptom einen weiteren teuren Spezialisten aufzusuchen.

Später ordnete ich einen Großteil meiner Informationen und gestaltete eine Webseite, auf der die unterschiedlichsten Aspekte zum Thema Schilddrüsenkrankheiten behandelt werden (Adresse der englischsprachigen Homepage siehe Seite 2). Und nebenbei war ich trotz Hypothyreose sogar bei meinem wichtigsten Projekt erfolgreich, indem ich Ende 1997 meine wundervolle Tochter Julia zur Welt brachte.

In den letzten fünf Jahren habe ich mich tagtäglich ausgiebigst mit Schilddrüsenerkrankungen im Allgemeinen und der Hypothyreose im Besonderen beschäftigt. Im Rahmen meiner Aufklärungsarbeit habe ich Tausende von E-Mails aus den U.S.A., Kanada, England, Deutschland, Australien, Indonesien, Saudi-Arabien, Pakistan und Brasilien beantwortet. Immer wieder schreiben die Leute und schütten mir ihr Herz aus, wobei sich die Sorgen und Probleme weitgehend gleichen. Hier ein typisches Beispiel:

»Fünf Jahre lang litt ich an immer schlimmer werdenden Symptomen, und kein Arzt sah den eindeutigen Zusammenhang zwischen diesen Krankheitsanzeichen und der Schilddrüsenunterfunktion. Mir war kalt, ich war andauernd erschöpft,

schlief an Wochenenden mitunter achtzehn bis zwanzig Stunden pro Nacht und auch unter der Woche zwölf. Ich hatte niedrigen Blutdruck, Probleme mit Allergien und den Nebenhöhlen, Knochen- und Gelenkschmerzen, Depressionen, litt unter Gedächtnisverlust, einer permanenten Schläfrigkeit sowie ständigen Stimmungsschwankungen. Auch Sie wären launisch, wenn Sie sich andauernd erschöpft und häufig verwirrt fühlen würden und gänzlich überfordert von Dingen, die früher eine Kleinigkeit für Sie waren. Innerhalb von fünf Jahren entwickelte ich mich von einer überaus produktiven, sehr geselligen und fürsorglichen Frau, zu einem Menschen, der sich am liebsten zurückzog und sich wie ein absoluter Versager fühlte. Ich hatte mich isoliert; fürchtete schon insgeheim, an den Anfangssymptomen der Alzheimer Krankheit oder sogar an einem nicht diagnostizierten Krebs oder einer anderen schweren Krankheit zu leiden.«

ALICE

Neue Wege beschreiten

In diesem Buch werde ich ein wenig über die Ärzte wettern, aber ich führe keineswegs einen Rachefeldzug gehen den gesamten Ärztestand. Ich danke dem Himmel, dass es Ärzte wie auch andere Therapeuten gibt, denen die Medizin und die Behandlung und Heilung von Menschen eine Herzensangelegenheit ist. Diese wunderbaren Ärzte stellen immer wieder die richtigen Fragen, suchen unausgesetzt nach besseren Antworten, hören ihren Patienten wirklich zu und suchen mit leidenschaftlichem Engagement nach neuen Wegen, uns bei unserer Suche nach Wohlbefinden zu unterstützen. Ich habe viele solcher Ärz-

te kennen gelernt – darunter die, die zu diesem Buch bei-
trugen, sowie meine eigenen Ärzte –, und es handelt sich
um kompetente Frauen und Männer, die ich als meine
Freunde, Kollegen und Partner in Sachen Gesundheit be-
trachte. Sie tanzen nach niemandes Pfeife – ich respektie-
re sie absolut.

Doch leider sind nicht alle so. Manche Ärzte glauben
tatsächlich, alles Wissenswerte zu Diagnose und Behandlung der Schilddrüsenunterfunktion sei bereits gesagt und
bekannt. Beängstigend – meinen Sie nicht? –, wie einige
medizinische Profis – Leute, denen wir unser Leben an-
vertrauen – derart engstirnig sein können!

Der Leser wird in der Folge rasch erfahren, dass neueste
Forschungen die Aussagekraft der TSH-Bluttestwerte in
Frage stellt. Weitere Studien haben ergeben, was viele Hypothyreose-Patienten seit langem wissen –, dass man sich
mit Levothyroxin allein nicht so gut fühlt wie mit einer
Kombination dieses Wirkstoffes mit einem zweiten Schilddrüsenhormon. Dieser Bericht erschien im *New England
Journal of Medicine.* Dennoch schwören manche Ärzte weiterhin auf den TSH-Test und Levothyroxin und verurtei-
len ihre Patienten zu unzureichend behandelter Hypothyreose mit der Konsequenz eines mittelmäßigen bis
schlechten Gesundheitszustandes und verminderter Lebensqualität.

Eine an Schilddrüsenunterfunktion leidende Frau fragte
mich:

»Warum kümmern sich die Ärzte nicht um die berech-
tigten Sorgen ihrer Patienten und ignorieren es, wenn sich
deren Gesundheitszustand fortwährend verschlechtert?
Warum versteifen sie sich auf die Ergebnisse eines einzi-

gen Tests und die Behandlung mit einem einzigen Medikament?« Diese wichtige Frage werde ich in diesem Buch zu beantworten versuchen.

Jetzt aber wird es Zeit, dass Sie lesen, wie Sie Ihre Chance für mehr Lebensqualität ergreifen können.

TEIL I

Ursache, Symptome,
Diagnose
und Behandlung

1
Was ist Hypothyreose?

Zweifellos verleihen sie ihren
Krankheiten überaus
merkwürdige und neumodische Namen.
PLATON

Die Schilddrüse ist kein besonders bekanntes oder gut er-
forschtes Organ. Manche Menschen wissen gerademal, dass
sie sich im Hals befindet, und verbinden ihr Nichtfunk-
tionieren mit Gewichtszunahme beziehungsweise einem
Kropf. Dabei ist die Schilddrüse ein äußerst wichtiges Organ, das fast sämtliche Aspekte unserer Gesundheit beeinflusst. Auf lange Sicht kann man ohne die von der Schilddrüse erzeugten Hormone nicht leben. Denn diese regeln
den Energieverbrauch des Körpers und erfüllen damit eine
entscheidende Funktion für Leben und Gesundheit.

Was ist die Schilddrüse?

Die Schilddrüse, die in ihrer Form einem Schmetterling
gleicht, befindet sich im unteren Teil des Halses, direkt vor
der Luftröhre. Um eine ungefähre Idee davon zu erhalten,

sollte man sie sich hinter dem Adamsapfel liegend vorstellen – der bei Männer in der Regel stärker hervortritt als bei Frauen.

Der Fachbegriff für die Schilddrüse ist *Glandula thyreoidea*, wobei das lateinische *glans* »Drüse«, das griechische thyreoeides »schildförmig« bedeutet. Die beiden »Flügel« des Schmetterlings werden als Lappen der Schilddrüse, die Verbindung zwischen rechtem und linkem Lappen als Isthmus bezeichnet.

Bei Drüsen handelt es sich, grob gesprochen, um separate, weiche Körper, die aus zahlreichen Gefäßen bestehen und deren Aufgabe in der Erzeugung, Speicherung und Absonderung einer Substanz besteht. Eine dieser Drüsen ist die Schilddrüse.

Einige Drüsen sondern ihre Sekrete außerhalb, andere innerhalb des Körpers ab. Die, die ihre Sekrete, wie Hormone und Stoffwechselsubstanzen, innerhalb des Körpers freisetzen, werden als endokrine Drüsen bezeichnet. Zu ihnen zählt – ebenso wie die Nebenschilddrüsen, die Nebennieren, die Bauchspeicheldrüse und die Hirnanhangdrüse – auch die Schilddrüse. Ärzte, die sich auf die Behandlung von Patienten mit endokrinen Problemen spezialisiert haben, heißen Endokrinologen.

Hormone sind innere Absonderungen, die vom Blut zu den verschiedenen Organen transportiert werden. Der Hauptzweck der Schilddrüse besteht in der Erzeugung, Speicherung und Freisetzung zweier Schlüsselhormone: Trijodthyronin (T_3) und Thyronin (T_4). Die Schilddrüsenzellen sind die einzigen Zellen unseres Körpers, die Jod absorbieren können. Über die Nahrung, jodiertes Salz oder Nahrungsergänzungen nimmt die Schilddrüse Jod auf, vermischt es mit der Aminosäure Tyrosin und wandelt die Jod-Tyrosin-Mischung in T_3 und T_4 um. Die Zahlen 3 und 4 beziehen sich auf die Anzahl der Jodmoleküle im einzelnen Schilddrüsenhormon-Molekül. Eine gesunde funktionstüchtige Schilddrüse erzeugt etwa 80 Prozent T_4 und 20 Prozent T_3. Letzteres gilt als das biologisch aktive Hormon und ist um ein Vielfaches stärker als T_4. (Anmerkung: In der Fachsprache schreibt man Iod, iodieren, Iodid; in diesem Buch werden so weit wie möglich die populären [älteren] Formen benutzt, also Jod, jodieren, Jodid.)

Die T_3- und T_4-Schilddrüsenhormone wandern mit dem Blut durch den Körper und helfen den Zellen bei der Umwandlung von Sauerstoff und Kalorien in Energie. Schilddrüsenhormone steuern den Stoffwechsel – jenen Vorgang, durch den Sauerstoff und Kalorien in von Zellen und Organen konsumierbare Energie umgesetzt werden. Es existiert keine Körperzelle, die hinsichtlich Steuerung und Energiezufuhr nicht vom Schilddrüsenhormon abhängig ist.

Nur eine gewisse Menge an T_3 wird von der Schilddrüse direkt erzeugt, der Rest des benötigten T_3 wird durch Entfernung eines Jodmoleküls vom meist inaktiven T_4 gebildet. Dieser Prozess (T_4-zu-T_3-Konversion/Mono-Deiodination) kann auch in einigen anderen Organen stattfinden, unter anderem im Hypothalamus, einem Teil des Gehirns.

Die Schilddrüse: Der Schrittmacher

Wenn die Schilddrüse normal funktioniert, erzeugt und sondert sie die zum Ablauf zahlreicher Körperfunktionen notwendigen Mengen an T_4 und T_3 ab. Allerdings tut sie das nicht allein, sondern arbeitet im Rahmen eines Systems, zu dem auch die Hirnanhangdrüse (Hypophyse) und der Hypothalamus gehören. Die Hirnanhangdrüse ist eine an der Unterseite des Gehirns befindliche endokrine Drüse.

Und so funktioniert das System: Der Hypothalamus überwacht fortwährend die Geschwindigkeit des Ablaufs einer großen Anzahl von Körperfunktionen. Er kontrolliert auch eine Reihe anderer Faktoren, unter anderem äußere, wie Hitze, Kälte und Stress, und reagiert auf sie. Wenn der Hypothalamus registriert, dass bestimmte Anpassungen nötig sind, er also auf irgendeinen dieser Faktoren reagieren muss, erzeugt er das TRH – das Thyreotropin Releasing Hormon (Thyreotropin freisetzendes Hormon).

Der Hypothalamus schickt das TRH zur Hirnanhangdrüse und bewirkt an deren Vorderlappen die Freisetzung von TSH – des Thyreoidea stimulierenden Hormons (TSH). Die Hirnanhangdrüse überwacht darüber hinaus auch den Körper und kann entsprechend dem Schilddrüsenhormonspiegel des Bluts TSH freisetzen. Das TSH wird zur Schilddrüse geleitet, wo es die Erzeugung, Speicherung und Ausschüttung weiterer T_3 und T_4 auslöst.

Freigesetzte Schilddrüsenhormone gelangen mittels eines als Träger fungierenden Plasmaproteins namens Thyroxin bindendes Globulin (TGB) in den Blutkreislauf und geben auf diesem Wege Befehle an verschiedene Körperorgane weiter. Bei ihrer Ankunft in einem bestimmten Gewebe interagieren die Schilddrüsenhormone mit Rezeptoren, die sich in den Zellkernen befinden. Daraufhin bekommt das Gewebe Anweisung hinsichtlich seiner »Arbeitsgeschwindigkeit«.

Sobald der Hypothalamus registriert, dass die verstärkte Schilddrüsenhormonproduktion nicht mehr notwendig ist, reduziert er die Erzeugung von TRH, vermindert die Hirnanhangdrüse die Produktion von TSH, und es verringert sich in Reaktion darauf auch die Erzeugung der Schilddrüsenhormone. Dieses System gewährleistet, dass die »überwachten« Körperfunktionen in der richtigen und angemessenen Geschwindigkeit ablaufen.

Ursache der Schilddrüsenunterfunktion

Wenn die Schilddrüse beginnt, zu große Mengen an Schilddrüsenhormonen zu produzieren, und das Ausgleichssystem nicht mehr richtig funktioniert, leidet man unter Schilddrüsenüberfunktion (Hyperthyreose). Der Körper läuft auf zu hohen Touren, wird immer schneller, was zu erhöhtem Puls, Blutdruck und einer rascheren Kalorienverbrennung führt. Wenn umgekehrt die Schilddrüse nicht richtig funktioniert, teilweise oder ganz entfernt worden ist, so fehlt es an Schilddrüsenhormonen und man leidet unter einer Unterfunktion des Organs – an Hypothyreose. Der ganze Körper läuft in einem niedrigeren Gang, Puls, Blutdruck und Körpertemperatur sinken, man verbrennt weniger Kalorien – und diese langsamer als sonst.

Bei der Hypothyreose – der Schilddrüsenunterfunktion – werden nicht genügend Schilddrüsenhormone gebildet. Sie wird häufig von der Autoimmunstörung Hashimoto-Thyreoiditis oder anderen Formen der Thyreoiditis (Entzündung der Schilddrüse) verursacht. Zur Hashimoto-Krankheit kommt es, wenn sich Antikörper an Proteine im Schilddrüsengewebe anlagern. Der Anlagerungsprozess stellt eine Kriegserklärung an das restliche Immunsystem dar: Immunzellen fallen über die Schilddrüse her und zerstören in einem fehlgeleiteten Versuch, den wahrgenommenen Eindringling abzuwehren, nach und nach das Hormon erzeugende Schilddrüsengewebe.

Mitunter entwickelt sich Hypothyreose auch als Resultat einer Behandlung der Basedowkrankheit (Morbus Basedow), einer Autoimmunkrankheit, bei der die Schilddrüse in eine unkontrollierte Überproduktion verfällt. Normalerweise wird sie mit Medikamenten oder einer Radiojodtherapie (Behandlung mit radioaktivem Jod) behandelt. Bei beiden Methoden wird die Funktion der Schilddrüse teilweise oder ganz zerstört. Zuweilen erfordert die Basedowkrankheit auch eine Entfernung der Schilddrüse.

Manchen Menschen wird im Rahmen einer Krebs-Knoten- oder Strumabehandlung oder bei anderen Schilddrüsenproblemen ein Teil oder die gesamte Schilddrüse operativ entfernt. Dieser Eingriff führt häufig zur Hypothyreose.

Auch schwerer Jodmangel und in manchen Fällen sogar ein Übermaß an Jod können Schilddrüsenunterfunktion hervorrufen. Als Verursacher der Hypothyreose gelten darüber hinaus einige Medikamente, wie etwa Lithium und Amiodaron. Ebenso wie Bestrahlungen und Krebsbehandlungen in der Hals- und Brustgegend. Einen Überblick über die Risikofaktoren und Ursachen der Schilddrüsenunterfunktion finden Sie in Kapitel 2.

Diagnose der Schilddrüsenunterfunktion

Bei der Diagnose stützen sich die meisten Schulmediziner auf den TSH-Test. Das ist ein Bluttest, der die Menge des Thyreoidea stimulierenden Hormons (TSH) im Blut misst. Ist die Schilddrüse gesund und funktioniert normal, bleibt der TSH-Spiegel im Normalbereich. Ein erhöhter TSH-Spiegel wird als Anzeichen für Schilddrüsenunterfunktion betrachtet.

Der Normalwert oder Referenzbereich wird nicht von allen Medizinern einheitlich bewertet. In Nordamerika reicht der TSH-Referenzbereich (basal) von 0,3-0,5 bis 4,7-5,5 (Einheit = mU/L), in deutschsprachigen Ländern erstreckt sich der Normalwert von 0,27 bis 4,20. In dem Labor, in dem mein Blut untersucht wird, betrachtet man einen TSH-Spiegel von über 5,5 als Indikator für Unterfunktion, einen unter 0,5 als Anzeichen für Überfunktion des Organs. Alles dazwischen Rangierende gilt als normal.

Schilddrüsen-überfunktion	Werte unter 0,3 bis 0,6 werden in der Regel als Anzeichen einer Überfunktion betrachtet
0,3 bis 0,6	Unteres Ende des Bereichs (die Bewertung kann variieren)
Normaler TSH-Bereich	Normaler TSH-Bereich heißt, dass im Gegensatz zur Hypothyreose oder zur Hyperthyreose eine Euthyreose beziehungsweise normale Schilddrüsenfunktion vorliegt

4,7 bis 6	Oberes Ende des Bereichs (die Bewertung kann variieren)
Schilddrüsen-unterfunktion	Werte über 4,7 bis 6 werden in der Regel als Indikator einer Unterfunktion betrachtet

Die Vorstellung, dass niedrige TSH-Spiegel Schilddrüsenüberfunktion, hohe TSH-Konzentrationen Schilddrüsenunterfunktion bedeuten, kann verwirren. Man sollte nicht vergessen, dass die Hirnanhangdrüse das TSH je nach der im Blut vorhandenen Schilddrüsenhormonmenge ausschüttet. Das TSH wird als Bote betrachtet, der unserer Schilddrüse mitteilt: »Produziere mehr Hormone!« Reicht die Hormonmenge oder sind sogar zu viele Schilddrüsenhormone vorhanden, bedarf es keines weiteren TSH zur Übermittlung der Produktionsbotschaft. Angesichts des bereits ausreichenden Hormons sinkt der TSH-Spiegel ab und ist folglich bei Überfunktion niedrig. Sind dagegen wegen einer nicht ausreichend aktiven oder nicht vorhandenen Schilddrüse nicht genügend Schilddrüsenhormone vorhanden, wird zusätzliches TSH erzeugt, um der Schilddrüse ständig die Botschaft »Produziere mehr Hormone!« einzuhämmern. Folglich müssen die TSH-Konzentrationen, wenn Sie unter Schilddrüsenunterfunktion leiden, hoch sein.

Dies erklärt auch, weshalb Ärzte die Hormondosis bei niedrigem TSH-Spiegel verringern und bei hohem TSH erhöhen.

Testverfahren für andere Schilddrüsenhormone

Neben dem TSH-Spiegel wird häufig auch auf andere Blutwerte getestet:

Gesamt-T_4/Gesamt-Thyroxin: Der Normalbereich liegt etwa zwischen 4,5–5,0 und 12–12,5. Ein Wert von weniger als 4,5 in Kombination mit erhöhtem TSH-Spiegel wird als Anzeichen von Hypothyreose betrachtet. Das Zusammentreffen von niedrigem T_4-Wert mit niedrigem TSH-Spiegel kann auf ein Problem mit der Hypophyse hinweisen.

Freies T_4/Freies Thyroxin: Der Normalbereich erstreckt sich von 0,7-0,8 bis 1,85-2,2; weniger als 0,7 wird als Anzeichen einer eventuellen Hypothyreose betrachtet.

Gesamt-T_3: Bei diesem Test gilt ungefähr 80 bis 220 als Normalbereich; weniger als 80 kann als Anzeichen von Schilddrüsenunterfunktion betrachtet werden.

Freies T_3: Der Normalbereich liegt etwa zwischen 2,3 bis 4,2; weniger als 2,3 kann auf Hypothyreose hinweisen.

Antikörpertest

Neben dem TSH-Test testen viele Ärzte auch auf Antikörper beziehungsweise Schilddrüsenantikörper. Mit Hilfe dieses Tests wird festgestellt, ob eine Autoimmunerkrankung der Schilddrüse vorliegt. Bei einer Autoimmunreaktion reagiert der Körper so, als ob eines seiner Organe eine fremde Substanz sei und versuche, ihn anzugreifen. Geschieht dies mit der Schilddrüse, so werden Antikörper gegen die Schilddrüse entwickelt, die entweder ihre Funktionstüchtigkeit untergraben (Hashimoto-Hypothyreose) oder Überaktivität bewirken (Basedowkrankheit/Hyperthyreose).

TRH-Test

In einem Artikel der Zeitschrift Alternative Medicine nannte Dr. Rafael Kellman den TRH-(Thyreotropin Releasing Hormon)-Stimulationstest den »Goldenen Standard für die exakte Erkennung einer Schilddrüsenunterfunktion«. Bei einem TRH-Test wird vor Injektion des TRH das TSH gemessen. Etwa eine halbe Stunde später misst man das TSH erneut. Normalerweise sollte die TRH-Injektion die Hirnanhangdrüse zur Ausschüttung von TSH stimulieren. Wird kein TSH abgesondert und steigt der TSH-Spiegel nicht, so kann man die Hirnanhangdrüse auf eine Abnormalität untersuchen, oder aber es liegt eine Hyperthyreose vor. Fällt der zweite TSH-Wert dagegen hoch aus, so kann der Test auf Hypothyreose hinweisen. Dr. Kellman ist der Ansicht, dass ein TSH-Spiegel von mehr als 10 bei einem TRH-Test eine Unteraktivität beziehungsweise Hypothyreose indiziert. Andere Ärzte wiederum meinen, dass erst ein Anstieg auf über 20 oder gar 30 auf Schilddrüsenunterfunktion hinweist.

Dr. Kellman schreibt: »Von den Patienten mit drei oder mehr typischen Unterfunktionssymptomen, die in den Standardtests als normal eingestuft wurden, leiden, dem

TRH-Test zufolge, tatsächlich 35 bis 40 Prozent an Hypothyreose.«

Dr. Kellman glaubt auch, dass der TRH-Test die physiologischen Ursachen einer Unterfunktion aufdecken kann, während andere Tests lediglich die Unterfunktion an sich diagnostizieren.

rT3-Test (Test auf Reverse-Trijodthyronin)

Statt T4 in T3 (die aktive, auf Zellebene wirkende Form des Schilddrüsenhormons) zu konvertieren, produziert unser Körper bei Stress zwecks Energieersparnis eine inaktive Form des T3-Hormons, das Reverse-T3 (rT3). Manche Ärzte meinen, dass bei einigen Menschen auch bei nachlassendem Stress weiterhin rT3 statt aktivem T3 erzeugt wird. Was wiederum ein Schilddrüsenproblem auf Zellebene zur Folge hat, obgleich sich die Laborwerte für TSH im Normalbereich befinden können. Daher erfreuen sich rT3-Tests bei aufgeschlossenen Ärzten, denen die Einschätzung der gesamten Schilddrüsenfunktion eines Menschen wichtig ist, wachsender Beliebtheit. Die Messung von rT3 kann im Rahmen eines Bluttests erfolgen.

Test auf Grundlage der basalen Körpertemperatur

Dass Schilddrüsenhormone eine direkte Wirkung auf den Basal-, Ruhe- oder Grundumsatz hat, ist nachgewiesen. Aber auch wenn Hypothermie oder unnormale Körperwärme ein bekanntes und von Medizinern akzeptiertes Symptom der Schilddrüsenunterfunktion darstellt, bleibt die Verwendung der Körpertemperatur als diagnostisches

Hilfsmittel dennoch umstritten. Der Arzt Broda Barnes hat die Öffentlichkeit auf die Basaltemperatur als Symptom und diagnostisches Mittel der Hypothyreose aufmerksam gemacht. Sie wird von zahlreichen alternativen Medizinern und Heilpraktikern zur Diagnose und Kontrolle eingesetzt. Auch ist sie die einzige Methode, mit der ein Patient seine Stoffwechselfunktionen messen kann.

Benutzen Sie zum Messen der Basaltemperatur ein Quecksilberthermometer (oder ein spezielles Basalthermometer, das Sie in der Apotheke bekommen). Schütteln Sie das Thermometer vor dem Zubettgehen herunter (Basalthermometer auf Null stellen), und legen Sie es in Reichweite ans Bett. Sofort nach dem Aufwachen steckt man es sich mit minimalem Bewegungsaufwand unter die Achsel, wo es zehn Minuten verbleiben muss. Notieren Sie sich die Ablesetemperatur an drei bis fünf aufeinander folgenden Tagen. Frauen, die menstruieren, sollten sich nicht während der ersten fünf Tage der Periode messen, sondern erst am fünften Tag damit beginnen. Männer, Mädchen und Frauen, die nicht menstruieren, können den Test jederzeit durchführen.

Liegt die Durchschnittsbasaltemperatur unter 36,4°C, werden viele Alternativmediziner die Möglichkeit einer Schilddrüsenunterfunktion oder ungenügender Schilddrüsenhormon-Substitution in Erwägung ziehen. Als normal betrachtet man eine Durchschnittsbasaltemperatur zwischen 36,6 und 36,8°C. Temperaturen zwischen 36,4 und 36,7 werden als Indikator einer möglichen und Temperaturen unter 36,4 als Anzeichen einer wahrscheinlichen Hypothyreose gedeutet.

Die Patienten von Dr. Susan Osborne, einer Osteopathin aus Floyd, Virginia, kontrollieren ihre Schilddrüsen-funktion, indem sie sich zu verschiedenen Tageszeiten Körpertemperatur und Puls messen. Dr. Osborne meint dazu:

»Wir lassen unsere Patienten ein Tagebuch über ihre Tempe-ratur- und Pulswerte führen. Dies erleichtert zunächst die Di-agnose und später – während der Behandlung – die Feststellung, ob zu bestimmten Tageszeiten womöglich zu viel Schilddrüsen-medikamente freigesetzt werden. Wir bitten unsere Patienten, das Tagebuch (ein einfaches Heft) immer mitzubringen. Die Messungen kosten nichts und der Patient kann sie zu jeder belie-bigen Zeit durchführen.«

2
Wann besteht die Gefahr einer Schilddrüsenunterfunktion?

Steter Tropfen füllt den Krug.
Buddha

Risikofaktoren für Hypothyreose

Werfen wir zunächst einen Blick auf die verschiedenen Risikofaktoren für Hypothyreose. Auch wenn einer oder sogar viele dieser Risikofaktoren gegeben sind, muss das nicht heißen, dass der Betreffende an Hypothyreose erkrankt. Hegt man jedoch den Verdacht, an einer nicht erkannten Schilddrüsenunterfunktion zu leiden, so kann eine erneute Überprüfung der verschiedenen Faktoren ein wichtiger Schlüssel für die Diagnose sein. Aber auch wenn Sie sich nach der Diagnose fragen, weshalb Sie an Unterfunktion leiden, können Sie hier vielleicht einige Anregungen finden.

Schilddrüsenprobleme in der Familie

Falls ein Elternteil, Geschwister oder Kinder an Autoimmunerkrankungen der Schilddrüse, Knoten oder Kropf leiden, so besteht auch für Sie ein höheres Risiko, an einem Schilddrüsenproblem zu erkranken. Studien haben ergeben, dass bis zu 50 Prozent der Blutsverwandten ersten Grades von Menschen mit Autoimmunerkrankungen der Schilddrüse auch selbst Schilddrüsenantikörper in sich tragen (die ein Hinweis auf den späteren Ausbruch der Krankheit sein können).

Denkbar ist auch, dass ein Verwandter ein Schilddrüsenproblem hat, ohne dass Sie davon wissen. Ihm oder ihr ist es einfach peinlich, darüber zu sprechen. Jahrelang wurden Schilddrüsenerkrankungen heruntergespielt, missverstanden und bagatellisiert.

Fragen Sie zum Beispiel Ihre Mutter nach ihren Krankheiten, so wird sie die Schilddrüse selten erwähnen. Fragen Sie aber ganz gezielt danach, so erinnert sie sich womöglich an eine Schilddrüsenstörung nach einer Schwangerschaft. Mitunter erhält man auch nur vage Auskünfte, etwa über jene Tante, die übergewichtig ist, weil »sie ein Problem mit den Drüsen hat und Medikamente dagegen einnehmen muss«. Oder ein Onkel erwähnt in einem Nebensatz: »Kröpfe liegen in der Familie.«

Fragen Sie! Erkundigen Sie sich nach Schilddrüsenleiden, Kröpfen, Stoffwechselproblemen, »Drüsengeschichten« – wie immer die Leute die Sache auch umschreiben. Wer bei sich selbst ein Schilddrüsenleiden vermutet, muss mitunter ein wenig Detektiv spielen, um etwas über seine diesbezügliche Familiengeschichte in Erfahrung zu bringen. Haben Sie jedoch mit einem Arzt zu tun, der Sie nicht testen will, so kann eine eindeutige familiäre Vorbelastung Ihrem Verlangen nach einer Diagnose Nachdruck verleihen.

Als Nancy ihre familiäre Vorgeschichte im Hinblick auf Schilddrüsenleiden recherchierte, geschah Folgendes:

»Ich aß mit meinen Eltern, die inzwischen 75 und 76 Jahre alt sind, zu Abend und erzählte Ihnen meine Erlebnisse der vergangenen Woche, dazu gehörte auch mein Schilddrüsen-Abenteuer. Ich fragte sie, ob sie je etwas mit der Schilddrüse zu tun gehabt hätten. Eben beginne er mit der Einnahme von Schilddrüsenmedikamenten gegen Überfunktion, antwortete mein Vater, und meine Mutter rief: ›Oh, ja! Gleich nach deiner Geburt 1949 hat mir der Arzt Schilddrüsenmedikamente verschrieben, weil ich anämisch war. Aber nach unserem Umzug ein Jahr später habe ich sie abgesetzt!‹ Und ich sagte daraufhin: ›Na, toll, Mama, und über deinen niedrigen Blutdruck oder darüber, dass du in den vergangenen Jahrzehnten jeden Tag ein Nickerchen machen musstest und immer größere Gewichtsprobleme hattest, hast du dir nie Gedanken gemacht?‹«

Überflüssig zu sagen, dass ab diesem Zeitpunkt sowohl Nancy als auch ihre Mutter wegen Hypothyreose in Behandlung waren.

Eigene Probleme mit der Schilddrüse

Wenn Sie selbst schon einmal Probleme mit der Schilddrüse hatten, so haben Sie natürlich auch ein größeres Hypothyreoserisiko. Mitunter sagen uns unsere Ärzte, dass sie unsere Schilddrüse »im Auge behalten« wollten, weil die Bluttests nicht ganz schlüssig oder an der Grenze seien. Vielleicht hat der Arzt auch einen Kropf oder Knoten diagnostiziert, aber eine Behandlung für unnötig befunden. Manche Betroffene erinnern sich vielleicht gar nicht mehr an die Diagnose, wissen aber, dass sie vor Jahren einmal eine Zeit lang ein Schilddrüsenhormon einnahmen. Womöglich hatten sie auch einmal Schilddrüsenprobleme nach einer Schwangerschaft oder einer Krankheit, die als transiente oder vorübergehende Thyreoiditis oder Hypothyreose bezeichnet wurden. Vergangene Schilddrüsenstörungen erhöhen die Wahrscheinlichkeit einer späteren Schilddrüsenunterfunktion.

Hyperthyreose-Behandlung – Schilddrüsenoperationen, radioaktives Jod (RAJ) oder Schilddrüsenmedikamente

Erstaunlicherweise verdeutlichen manche Ärzte ihren Patienten nicht klar genug, dass die Entfernung oder Inaktivierung der Schilddrüse zu Hypothyreose führen kann. Bei manchen Menschen wurde im Rahmen einer Behandlung von Knoten oder der Basedowkrankheit ein Teil oder die gesamte Schilddrüse operativ entfernt. In anderen Fällen wird die Hyperthyreosetherapie mit radioaktivem Jod (RAJ) oder Medikamenten durchgeführt – beides legt die Schilddrüse teilweise oder völlig lahm.

In einem Teil der Patientenbroschüren wird die Tatsache, dass nicht jeder nach einer Radiojodbehandlung an Hypothyreose erkrankt und Hormonsubstitution benötigt, übertrieben betont. Es stimmt, dass einige davon verschont bleiben. Im Allgemeinen jedoch erkranken sehr viele daran und müssen, um die Hypothyreosesymptome zu unterbinden, Schilddrüsenhormone einnehmen.

Falls Sie eine Schilddrüsenoperation oder RAJ hinter sich, beziehungsweise Schilddrüsenmedikamente eingenommen haben, sollten Sie sich sorgfältig auf die Anfangssymptome der Hypothyreose hin beobachten. Und gleichzeitig regelmäßige TSH-Bluttests durchführen lassen, um die Schilddrüsenfunktion auch auf diesem Wege überwachen zu lassen.

Operative Behandlung von Schilddrüsenkrebs

Hat man Ihnen wegen eines Schilddrüsenkarzinoms die Schilddrüse ganz oder teilweise entfernt hat, so wird man Ihnen wahrscheinlich aus zwei Gründen Schilddrüsenhormone verschreiben: Erstens, um die daraus resultierende Hypothyreose zu behandeln; zweitens, um Metastasen zu verhindern. Die meisten erfahrenen Schilddrüsenkrebs-Experten empfehlen, das TSH auf einem sehr niedrigen Niveau zu halten, um eine Neubildung des Krebses zu verhindern. Vor der Untersuchung auf eventuell vorhandene Metastasen hin müssen die Patienten jedoch häufig ihre Medikamente absetzen und die damit einhergehenden Hypothyreosesymptome auf sich nehmen, weil man für ein exaktes Ergebnis einen erhöhten TSH-Spiegel benötigt.

Tumore und Erkrankungen der Hirnanhangdrüse

Eine weniger verbreitete, aber dennoch bekannte Ursache der Schilddrüsenunterfunktion sind Probleme mit der Hirnanhangdrüse (Hypophyse), darunter Krankheiten oder

Tumore, die ein Versagen der Hypophyse sowie Hypothyreose zur Folge haben.

Andere Autoimmun- oder endokrine Erkrankungen

Falls Sie oder enge Verwandte von Ihnen an anderen Autoimmun- oder endokrinen Krankheiten leiden, ist ihr Risiko, an einem Autoimmunleiden der Schilddrüse zu erkranken, leicht erhöht. Zusammenhänge mit den Autoimmunkrankheiten der Schilddrüse vermutet man vor allem beim *chronic fatigue immune dysfunction syndrome* (auch als CFS oder CFIDS bekannt) und Fibromyalgie. Dasselbe gilt auch für Morbus Crohn, Addison-Krankheit, insulinabhängigen Diabetes (Typ I), multiple Sklerose, perniziöse Anämie, Sklerodermie und Sjögren-Syndrom.

Epstein-Barr-Virus (EBV) und Pfeiffersches Drüsenfieber

Obgleich nur an Hand von Einzelfällen belegt, vermuten manche Ärzte einen Zusammenhang zwischen dem Epstein-Barr-Virus (EBV) und/oder dem Pfeifferschen Drüsenfieber sowie dem späteren Ausbruch einer Autoimmunerkrankung der Schilddrüse. Mit siebzehn hatte ich Pfeiffersches Drüsenfieber und mit einunddreißig einen sehr heftigen EBV-Ausbruch. Ich vermute, dass die totale Erschöpfung und fast zweimonatige Genesungsphase sowie die darauf folgende Gewichtszunahme den Beginn meiner Schilddrüsenprobleme markieren. In E-Mails berichteten mir viele Hypothyreose-Betroffene gleichfalls von Mononukleose während ihrer Teenagerjahre und dem erneuten Aufflackern von Epstein-Barr unmittelbar vor ihrer Hypothyreosediagnose.

Alter

Falls Sie die sechzig überschritten haben, erhöht sich Ihr Risiko, an der Schilddrüse zu erkranken. In den westlichen Industrieländern sind wahrscheinlich 15 bis 20 Prozent der Menschen über fünfundsechzig von Schilddrüsenproblemen betroffen. Da die Symptome der Hypothyreose denen des Alterungsprozesses mitunter sehr ähneln, fällt den Ärzten die Erkennung von Schilddrüsenerkrankungen bei älteren Patienten schwerer.

Fertilität, Schwangerschaft und Hormone

Frau zu sein heißt auch, mit größerer Wahrscheinlichkeit an einem Schilddrüsenleiden zu erkranken als ein Mann. Der American Medical Women's Association zufolge besteht bei Frauen eine fünf- bis achtmal höhere Wahrscheinlichkeit, an einer über- oder unteraktiven Schilddrüse zu leiden als bei einem Mann, und etwa eine von acht Frauen entwickelt im Laufe ihres Lebens eine Schilddrüsenstörung.

Wenn Sie im vergangenen Jahr ein Kind bekommen haben, ist auch Ihr Risiko für eine Reihe von Schilddrüsenproblemen – unter anderem einer vorübergehenden Störung, die als postpartale Thyreoiditis bezeichnet wird – erhöht. Nach der Geburt können bisher latent vorhandene Schilddrüsenprobleme zutage treten und diagnostiziert werden. Manche Ärzte schätzen, dass 5 bis 10 Prozent der Frauen nach der Entbindung an Schilddrüsenstörungen leiden. Die meisten von ihnen hatten nie zuvor mit der Schilddrüse zu tun. Einige Ärzte testen inzwischen sehr sorgfältig auf Hypothyreose, da sie vielen Fällen von postpartaler Depression zugrunde liegt.

Während einige der postpartalen Hypothyreosen temporär bleiben, erweist sich die Nach-Schwangerschaftsphase auch als Zeit, in der chronische Schilddrüsenprobleme zutage treten. Bess war fünfunddreißig und hatte eben ihr drittes Kind geboren, als ihr Arzt eine postpartale Hypothyreose diagnostizierte:

»Damals stillte ich noch meinen fünf Monate alten Sohn. Obwohl er bereits zusätzlich Babynahrung aß, wachte er zu den nächtlichen Stillzeiten immer noch auf. Ich war erschöpft, deprimiert, übergewichtig und sah grässlich aus. Mein Gesicht war verquollen, ich fror die ganze Zeit. Morgens wachte ich auf und weinte, weil ich nicht aus dem Bett wollte.

Meine Mutter wollte mich zum Arzt schicken, aber ich schlurfte nur durch die Wohnung und dachte, dass ich es einfach nicht schaffe mit dem neuen Baby und den anderen Kindern. Schließlich ging ich doch zum Arzt. Es fehle mir, meinte der, ›nichts, was sich mit Diät und Sport nicht kurieren ließ‹. Aber er machte auch ein paar Bluttests. Zwei Tage später rief er mich an. Ich solle sofort in die Praxis kommen. Und da erfuhr ich dann, wieso ich so fix und fertig war. Die Ergebnisse des Tests überraschten den Arzt offensichtlich, und er meinte: ›Sie sind nicht mal mehr auf den Tabellen‹, und ich sei so krank, dass es schlimmer nicht mehr ging. Obwohl er mir erklärte, was eine Schilddrüsenkrankheit ist, war er zuversichtlich, dass ich letztendlich wieder in Ordnung käme ... Wie auch immer, da sitze

ich nun und schlucke für den Rest meines Lebens ein Medika-
ment. So viel zur postpartalen Hypothyreose.«

Leider scheinen nicht alle Ärzte zu wissen, dass es Phasen gibt – wie etwa nach der Entbindung –, in denen eine
Frau eher zur Entwicklung von Schilddrüsenproblemen
neigt. Eine junge Mutter, die sich an mich wandte, hatte
offenbar einen solch eigenartigen Arzt. Sie schrieb mir:

»Als ich den Endokrinologen aufsuchte, beteuerte er, dass ich
kein Schilddrüsenproblem hätte. Seine stärkste Behauptung
lautete: ›Würden Sie tatsächlich unter Hypothyreose leiden, wä-
ren Sie überhaupt nicht schwanger geworden.‹«

Auch Fehlgeburten werden inzwischen mit dem Vorhandensein von Schilddrüsenantikörpern, TSH-Werten im
überhöhten Bereich oder mit latenter und nicht diagnostizierter Hypothyreose in Verbindung gebracht. Das Risiko
einer Fehlgeburt ist bei einer Schilddrüsenantikörper-po-
sitiven Frau erhöht; einige Forscher glauben, um das Doppelte. Darüber hinaus stellt man nun auch fest, dass das
Vorhandensein von Antikörpern vor der Fehlgeburt womöglich die danach einsetzenden Schilddrüsenprobleme
auslöst.

Menopause

Sehr viele Frauen unterziehen sich mit Beginn der Wechseljahre einer Hormonersatztherapie, dennoch leiden etwa
ein Drittel von ihnen unter Stimmungsschwankungen,
Depressionen und Schlafstörungen, die auf die Menopause zurückgeführt werden, tatsächlich aber vielleicht von
nicht diagnostizierten Schilddrüsenproblemen herrühren.

Leider nehmen nicht alle Ärzte dieser Frauen eine intensive Untersuchung auf Schilddrüsenerkrankungen vor.

Schilddrüsenprobleme treten bekanntlich in hormonellen Umbruchsphasen auf, vor allem unmittelbar vor oder in den Wechseljahren. Genau wie beim Alterungsprozess sind sie hier schwer zu erkennen, da sich die Symptome leicht mit denen der Menopause verwechseln lassen. Falls Sie sich in den Wechseljahren befinden und Ihre Hormonwerte überprüfen lassen, so achten Sie darauf, dass Ihr Arzt auch einen TSH-Test durchführt.

Raucher und ehemalige Raucher

Falls Sie rauchen oder geraucht haben, unterliegen Sie einem erhöhten Hypothyreoserisiko. Zigaretten enthalten Thiozyanat, einen Stoff, der die Schilddrüse schädigt und als Antischilddrüsen-Agens wirkt. Forscher haben herausgefunden, dass Rauchen das Risiko einer Hypothyreose bei Hashimoto-Thyreoiditis-Patienten erhöhen kann.

Falls Sie erst vor kurzem mit dem Rauchen aufgehört haben, so könnte jetzt eine latente Schilddrüsenerkrankung bei Ihnen zutage treten. Immer wieder habe ich von Frauen gehört, bei denen – wie bei mir – kurz nach ihrer Entwöhnung von der Zigarette die Schilddrüsendiagnose gestellt wurde. Ich habe mich sogar schon gefragt, ob es da vielleicht einen direkten Zusammenhang geben könnte. Ich halte es jedoch für wahrscheinlicher, dass der durchs Rauchen bewirkte Nikotin-Kick einen künstlich erhöhten Stoffwechsel schafft, der die üblicherweise mit der Hypothyreose verbundene Erschöpfung und Müdigkeit überdeckt und das Übergewicht unterdrückt. Wenn ein Raucher mit latenter Hypothyreose aufhört, trifft ihn die volle Breitseite der Krankheit, und der Stoffwechsel sackt rapide ab.

Befürworter des Nichtrauchens behaupten, der Durchschnittsmensch nehme nach dem Aufhören nicht mehr als zwei bis drei Kilogramm zu. Latente Schilddrüsenprobleme könnten eine Erklärung dafür bieten, warum manche Leute viel mehr zunehmen. Für einen Raucher mit nicht diagnostizierter Schilddrüsenunterfunktion wirkt die Rauchentwöhnung wie ein doppelter Tiefschlag für Stoffwechsel und Figur, da man die appetithemmende und stoffwechselanregende Wirkung des Nikotins verliert und die volle Wirkung der Hypothyreose zu spüren bekommt.

Natürlich ist das kein Grund, nicht aufzuhören! Nichtraucher sind immer noch besser dran als Raucher, die ein paar Pfunde zu viel auf die Waage bringen. Wünschen würde ich mir nur, dass die Gefahren von Schilddrüsenerkrankungen und das daraus resultierende lebenslange Ringen mit Hypothyreose und Gewicht – zusätzlich zu allen anderen Gefahren des Rauchens – offen mit Teenagern diskutiert würden, ehe sie überhaupt mit dem Rauchen beginnen.

Medikamente

Es gibt Arzneimittel, deren Wirkung auf die Schilddrüsenfunktion bekannt ist. Zu ihnen zählen bestimmte Antidepressiva, vor allem Lithiumsalze, manche Herzmittel und viele andere Arzneimittel. Falls Sie diese Medikamente einnehmen oder eingenommen haben, unterliegen Sie einem erhöhten Hypothyreoserisiko. (Sprechen Sie mit Ihrem Arzt darüber.)

Nahrung und Nahrungsergänzungen

In Jodmangelgebieten wie Deutschland gelten jodhaltige Nahrungsmittel als empfehlenswert. Man muss jedoch das Ganze differenziert und individuell betrachten. Eine übermäßige Zufuhr an Jod – ganz gleich aus welcher Quelle – kann das Risiko für eine Schilddrüsenerkrankung erhöhen. Falls Sie eigene Jodtabletten einnehmen oder zu viele jodhaltige Pflanzen, wie Seetang, Blasentang oder Lycopus virginicus (Bugleweed, eine Wolfstrapp-Art), konsumieren, schaffen Sie sich womöglich selbst ein erhöhtes Hypothyreoserisiko. Auch sollte man nicht vergessen, dass viele Multivitaminpillen, Präparate zur Unterstützung der Drüsenfunktion und diverse Wirkstoffkombinationen ebenfalls Jod enthalten.

Es gibt eine Kategorie von Lebensmitteln, die, in übergroßen Mengen verzehrt, Kropfbildung und Hypothyreose fördern kann. Sorgen bereitet dies nur Menschen, die noch eine Schilddrüse haben, und problematisch sind diese Nahrungsmittel nur bei rohem Verzehr. Gründliches Kochen kann ihr kropfförderndes Potenzial mindern beziehungsweise ganz aufheben. Zu diesen Lebensmitteln zählen unter anderem Rosenkohl, Steckrüben, Kohlrabi, Rettich, Blumenkohl, Afrikanischer Maniok, Weißkohl und Sojaprodukte.

Sojaprodukte, die auf Grund einer ganzen Anzahl gesundheitsfördernder Wirkungen immer beliebter geworden sind, haben nachweislich auch eine Antischilddrüsen- und kropffördernde Wirkung. Aus einigen Studien geht hervor, dass der Langzeitkonsum von Sojaprodukten die Bildung eines Kropfes und das Auftreten von Autoimmunerkrankungen der Schilddrüse begünstigen kann. Dies betrifft vor allem Säuglinge, deren Ernährung ausschließlich auf Sojapräparaten beruht, aber auch Erwachsene, die regelmäßig Sojaprodukte essen, Soja- oder Isoflavonzusätze sowie Sojaproteinpulver verwenden.

Umweltgefahren

Manche Fachleute sind der Ansicht, dass das in Trinkwasser und Zahnpasta vorkommende Fluor sowie das im Trinkwasser vorhandene Chlor die optimale Konversion des Schilddrüsenhormons stört und auf diese Weise zu Hypothyreose führt. Zur Vermeidung dieses Problems empfehlen sie, einzig und allein destilliertes Wasser zu sich zu nehmen. Eine umstrittene Empfehlung angesichts der Ansicht fast aller Ärzte, dass Kinder Fluor dringend benötigen, um das Risiko von Zahnverfall und -verlust zu mindern. Einige Alternativmediziner fürchten auch, dass das in Zahnfüllungen vorkommende Quecksilber das Vermögen der Schilddrüse zur T_4/T_3-Konversion untergräbt und auf diesem Wege Hypothyreose verursacht.

Bestrahlung oder Radiumtherapie

Von den 1920ern bis in die Mitte der 1960er-Jahre therapierte man Mandel-, Polypen-, Lymphknoten- und Thymusprobleme sowie Akne, indem man Kopf, Hals oder Brust einer Röntgenbestrahlung unterzog. Ein Zusammenhang zwischen diesen Behandlungsmethoden und Störungen der Schilddrüse, unter anderem deren Unterfunktion, ist nicht zu leugnen. Auch in jungen Jahren durchgeführte Bestrahlung von bösartigen Leiden, wie der Hodgkin-Krankheit oder Kehlkopfkrebs, können zur späteren Entwicklung von Schilddrüsenknoten und Hypothyreose führen. Mitte der 1960er wurden diese Behandlungen weitgehend eingestellt. (Verwechseln Sie diese Therapie aber nicht mit den Ultraviolettbestrahlungen bei Akne oder dem üblichen Röntgen zu Diagnosezwecken, zum Beispiel beim Zahnarzt!)

Von den 1940ern bis in die 1960er existierte auch eine Spezialbehandlung, die gegen Mandelentzündung, Erkältungen, wiederkehrende Polypenprobleme sowie bei U-Boot-Besatzungen und Piloten, die Schwierigkeiten mit wechselnden Druckverhältnissen hatten, zum Einsatz kam. Bei dieser Behandlung, der so genannten Radiumtherapie, wurde ein Stäbchen mit 50 Milligramm Radium durch die Nasenlöcher nach oben geschoben und sechs bis zwölf Minuten lang gegen die Öffnung der eustachischen Röhren gehalten. Über einen Zeitraum von mehreren Monaten wiederholt, erreichte man auf diese Weise eine Gewebeschrumpfung. Nach Schätzungen wurden in den USA viele tausende von U-Boot-Matrosen, Piloten und Kindern von Soldaten behandelt. Erst in den letzten Jahren ist der Zusammenhang zwischen Radiumbehandlungen und Schilddrüsenerkrankungen wie auch anderen Autoimmunerkrankungen deutlich zutage getreten.

Halswirbelsäulen- oder Schleudertrauma

In einigen Studien wurde vorgebracht, dass Halswirbelsäulentraumen, zum Beispiel das Peitschenschlag-Phänomen nach einem Autounfall, oder ein gebrochener Halswirbel zu Hypothyreose führen können. Es wird angenommen, dass dies unter Umständen direkt auf die Verletzung des Schilddrüsengewebes zurückzuführen ist.

Kernkraftwerke

Kernkraftwerke können – auf Grund von Betriebsunfällen – unabsichtlich radioaktives Material freisetzen, das die Schilddrüse in Mitleidenschaft zieht. Wer sich in der Zeit nach dem nuklearen Unfall vom 26. April 1986 in der Nähe des Kraftwerks von Tschernobyl aufhielt, unterliegt einem erhöhten Risiko für Schilddrüsenerkrankungen. Zu den Hauptrisikogebieten zählen Weißrussland, die Russische Föderation und die Ukraine. Ein wenn auch vermindertes Risiko besteht darüber hinaus für Polen, Österreich, Dänemark, Finnland, Deutschland, Griechenland und Italien. Von Kernkraftwerken, Nuklearwaffenfabriken oder Nukleartestgeländen gehen im schlechtesten Fall immer riesige Gefahren aus. In Bezug auf Erkrankungen der Schilddrüse reicht es aber womöglich schon, in der Nähe solcher Plätze zu leben, wie dieses Beispiel zeigt: Vor einigen Jahren veröffentlichte die Zeitung *The Tennessean* die Ergebnisse einer Recherche, die das mysteriöse Auftreten von Erkrankungen im Umkreis des Atomkraftwerks von Oak Ridge in Ost-Tennessee zum Thema hatte. Dieselben Verbreitungsmuster waren der Zeitung zufolge auch im Umkreis anderer Kernkraftwerke in Tennessee, Colorado, South Carolina, New Mexico, Idaho, New York, Kalifornien, Ohio, Kentucky, Texas und Washington State zu beobachten gewesen. Eine ganze Reihe von Leuten, die für den Tennesseean-Artikel interviewt wurden, berichteten von Krankheiten im Zusammenhang mit der Schilddrüse, die sie als Folge ihrer Nachbarschaft zu diesen Kraftwerken und deren vermuteten Jod-131-Ausstoß betrachteten.

Kontakt mit toxischen Chemikalien

Unser Verständnis hinsichtlich dessen, wie ein langjähriger Kontakt mit toxischen Chemikalien die Schilddrüse beeinflusst, beginnt sich gerade erst herauszubilden. Doch es gibt überzeugende Hinweise darauf, dass der Kontakt mit bestimmten Giftstoffen das Risiko einer Schilddrüsenkrankheit erhöht. Zu den betreffenden Stoffen zählen Dioxine, das als MTBE bekannte Methyltertiärbutyl, ein mit Sauerstoff angereicherter Stoff, der dem Benzin zugefügt wird, sowie andere Chemikalien, die als »endokrine Störfaktoren« agieren.

Krankheiten, die den Verdacht auf Schilddrüsenunterfunktion nahe legen

Von einer ganzen Reihe von Leiden weiß man, dass sie bei Menschen mit Hypothyreose häufiger vorkommen und/oder schwieriger zu behandeln sind und/oder sich der Standardmedikation widersetzen. Falls Sie eines dieser Probleme haben, vor allem falls die Behandlung nicht bei Ihnen anschlägt, so besteht ein höheres Hypothyreoserisiko, und Sie sollten – um eine latente Störung auszuschließen – Ihre Schilddrüse testen lassen.

Karpaltunnelsyndrom und Sehnenentzündung

Falls Sie unter Karpaltunnelsyndrom leiden, kann mitunter Hypothyreose die Ursache sein. Dieses Syndrom wird auch als Repetitive Strain Injury (RSI, das heißt Verletzung durch wiederholte Belastung) bezeichnet. Der Karpaltunnel – ein Tunnel aus Knochen und Bändern im Handgelenk – drückt dabei auf die Nervenbahnen, die zu den Fingern und zum Daumen hin verlaufen, wobei sich Sehnen im Handgelenk entzünden. Das Karpaltunnelsyndrom kann Brennen, Jucken, Schmerz und Taubheit in Handgelenk, Fingern und Unterarm verursachen, außerdem ein Brennen vor allem im Daumen, Zeige-, Mittel- und Ringfinger. Auch festes Zupacken, das Ballen der Faust sowie das Halten einer Tasse kann Schwierigkeiten bereiten. Eine Studie von 1998 zeigt, dass viele daran Erkrankte an nicht erkannten klinischen Krankheiten, wie etwa Hypothyreose, leiden, die sich als Ursache des Syndroms erweisen. Falls Sie dieses Syndrom oder eine andere Sehnenentzündung haben, aber nicht als schilddrüsenkrank diagnostiziert wurden, so sollten Sie Ihrem Arzt – ehe Sie mit anderen Therapien beginnen – einen Schilddrüsentest vorschlagen ebenso wie Tests auf andere Krankheiten, die das Karpaltunnelsyndrom nahe legt, zum Beispiel Diabetes mellitus und diverse Arthritisleiden.

Polyzystisches Ovarialsyndrom

Dies ist eine recht verbreitete Krankheit, von der etwa fünf Prozent der jüngeren Frauen betroffen sind. Das Syndrom wird bei seit langem bestehenden Symptomen wie Ovulationsproblemen, Unfruchtbarkeit, starken oder unregelmäßigen oder ausbleibenden Perioden, hohen Konzentrationen männlicher Hormone (Androgenen) sowie kleiner Zysten rings um die Ovarien (polyzystische Ovarien) diagnostiziert. Auch wird das Syndrom mit Insulinresistenz in Verbindung gebracht und betrifft häufiger übergewichtige Frauen. Frauen mit dem Stein-Leventhal-Syndrom, einer Sonderform des polyzystischen Ovarialsyndroms erkranken wiederum öfter an Autoimmunerkrankungen der Schilddrüse sowie an Hypothyreose.

Mitralklappen-Prolaps-Syndrom (MPS)

Falls man ein Mitralklappen-Prolaps-Syndrom (MPS) bei Ihnen diagnostiziert hat, besteht auch ein erhöhtes Risiko für Autoimmunstörungen der Schilddrüse wie etwa die Basedowkrankheit und Hashimoto-Thyreoiditis. MPS wird mitunter auch als Klick-Syndrom, Barlow-Syndrom oder Floppy-valve-Syndrom bezeichnet. MPS ist die verbreitetste Herzklappen-Abnormalität. 80 Prozent der Betroffenen sind Frauen. Falls Sie MPS haben, ist eine oder sind beide Klappen der Mitralklappe – einer der vier Herzklappen – vergrößert. Das heißt, wenn sich das Herz zusammenzieht, schließen sich die Klappen nicht mehr vollständig, und kleine Blutmengen können durch die Klappe zurückfließen und möglicherweise Herzgeräusche verursachen. Typische Symptome des MPS sind beschleunigter Herzschlag bis hin zum Herzrasen, Erschöpfung, Schwäche, geringe Belastbarkeit, Brustschmerzen, Panikattacken, Kopfschmerzen, Migräne, Schlaflosigkeit, Schwindel, Ohnmacht, Darmprobleme und Kurzatmigkeit.

Obwohl sich bei mir schon immer ein flatternder Herzschlag (vor allem nach Koffeingenuss), Kurzatmigkeit und andere MPS-Symptome zeigten, konnte mein Hausarzt nie etwas Ungewöhnliches an meinem Herzen feststellen. Mein MPS wurde entdeckt, als ich mich bei einem Internisten durchchecken ließ, der ein besonderes Talent dafür hatte, auch schwer definierbare Geräusche zu erlauschen. Er hörte mich nur kurz ab und schon hatte er das typische »Klicken« einer »defekten« Mitralklappe registriert. Ein Besuch beim Kardiologen zur Anfertigung eines Echokardiogramms bestätigte das Geräusch. Und wie lauteten nun die Ratschläge der Mediziner? Ich sollte vor und nach Zahnbehandlungen Antibiotika nach Anweisung schlucken, außerdem vor Operationen die Ärzte auf mein MPS hinweisen, damit sie mir Antibiotika verabreichen können. Und ich bekam ein Rezept für einen Betablocker. Der Kardiologe meinte, dieses Medikament solle ich nehmen, sobald ich Herzrhythmusstörungen beziehungsweise Herzrasen verspüre. Seit der Diagnose habe ich es zwar nur selten gebraucht, allerdings versuche ich auch meinen Koffeinkonsum zu drosseln, da er mein MPS zu verschlimmern scheint.

Depressionen

Depressionen werden in den folgenden Kapiteln noch ausführlich erörtert, hier will ich nur explizit darauf hinweisen, dass anhaltende Depressionen und vor allem solche, die sich der Behandlung mit Antidepressiva widersetzen, häufig ein Symptom von Hypothyreose sein können.

Andere Faktoren

Zweifellos werden wir mit dem wachsenden Verständnis der Forscher für die Ursachen von Autoimmunerkrankungen auch mehr über die Entwicklung von Schilddrüsenkrankheiten erfahren sowie über die Gründe ihres scheinbar häufigeren Auftretens in den letzten Jahren. Womöglich wird man entdecken, dass ein Mangel an bestimmten Vitaminen, Enzymen und Mineralien beziehungsweise übermäßiger Konsum und Kontakt mit spezifischen Lebensmitteln und chemischen Stoffen eine entscheidende Rolle für Funktion und Gesundheit der Schilddrüse spielen. Mit Sicherheit jedoch lässt sich sagen, dass die Zunahme von Autoimmun- und Schilddrüsendysfunktionen auf die höhere Konzentration von Chemikalien in unserem Wasser und unserer Umgebung zurückzuführen ist.

3
Symptome
der Hypothyreose

*So lange wir suchen, werden
wir auch Antworten finden.*
Joan Baez

Wenn Sie Broschüren und Artikel über die Hypothyreose vergleichen, werden Sie feststellen, dass es so etwas wie eine Standardliste »typischer« Hypothyreosesymptome gibt: Man fühlt sich zerschlagen, träge, deprimiert, lustlos, verfroren, müde ... verliert das Interesse an den alltäglichen Aktivitäten ... hat trockenes, sprödes Haar, trockene und juckende Haut, leidet unter Verstopfung, Muskelkrämpfen, heftigeren und häufigeren Periodenblutungen. Diese Symptomliste sollte bei jedem gut ausgebildeten Arzt den Verdacht auf Hypothyreose wecken; doch darf man auch ohne weiteres behaupten, dass sie nur die winzige Spitze des Eisbergs darstellt.

Eine Leidensgenossin – Joyce – spricht einige der zahlreichen Symptome an, unter denen Hypothyreose-Patienten leiden.

»Das Irritierendste an der Hypothyreose ist ihr launischer und langsamer Beginn. Ein paar Pfunde da, ein bisschen Lustlosigkeit dort. Na und? Nehmen Sie noch das, was ich ›Haare wie Stahlwolle und Haut wie Dörrpflaumen‹ nenne, dazu, und die ersten roten Warnlämpchen leuchten auf. Allmählich gesellen sich ganz verstohlen ein paar weitere Plagen dazu, die in erster Linie nerven. Sie gucken morgens in den Spiegel und fragen sich, wer zum Teufel die äußere Hälfte der Augenbrauen geklaut hat? Und was – verflixt – ist mit den Wangenknochen passiert? Mein Gesicht ist plötzlich so aufgedunsen, ich sehe aus wie ein gestrandeter Wal! Oder Ihre bessere Hälfte fragt leicht erstaunt: ›Warum hast du zwei Paar Socken, zwei Sweatshirts und deinen Bademantel an? Hier drinnen sind 22 Grad.‹«

Mit dem Anstieg des TSH-Spiegels können sich die Hypothyreosesymptome verschlimmern. Doch scheint die Anzahl und Schwere der Symptome bei jedem Menschen verschieden zu sein. Manche leiden schon bei einem TSH-Spiegel von 15 ganz entsetzlich. Andere schrieben mir, dass sie sich »nicht ganz auf der Höhe« fühlten und dann feststellten, dass der ihre über 200 lag.

Die Liste der oben genannten »Standardsymptome« reicht offensichtlich nicht aus, um die zahlreichen Möglichkeiten an Beschwerden wiederzugeben. Daher führte ich eine Umfrage unter 150 Patienten durch, die jene Symptome beschrieben, die sie beim Ansteigen ihres TSH-Spiegels über das Normalniveau erlebten. Außerdem griff ich bei der Erstellung der Liste auf eine Vielzahl angesehener Quellen zurück.

Gewichtszunahme
(mitunter auch Gewichtsverlust)

Nicht nachvollziehbare Gewichtszunahme beziehungsweise vergebliche Versuche abzunehmen, sind Schlüssel-
symptome der Hypothyreose. So nahm ich trotz fett- und
kalorienarmer Diät und täglich einer Stunde Training auf
dem Fahrradergometer unerbittlich ein bis zwei Pfund in
der Woche zu. Später – mein TSH-Spiegel lag nach Ansicht meines Arztes nicht in einem Besorgnis erregen-
den Bereich – ging ich zu den Weight Watchers. Ich be-
folgte deren Anleitungen geradezu buchstabengetreu und
nahm dennoch meistens ein halbes bis ganzes Pfund in der
Woche zu, während die anderen zwei bis drei Pfund ab-
nahmen.

Falls Sie plötzlich zunehmen oder es trotz Befolgung einer vernünftigen (konsequent durchgeführten!) Diät nicht
schaffen, abzunehmen, könnte dies ein Symptom für
Schilddrüsenunterfunktion sein.

Rechnen Sie jedoch nicht damit, dass jeder Arzt Ihnen
Glauben schenkt. Kathryn musste sich lange mit ihrem
unkontrollierbaren Gewicht herumschlagen, ehe sie ihre
Hypothyreosediagnose erhielt. Sie erzählte mir:

*»Als ich bei dem ersten Arzt, den ich wegen meiner Gewichts-
probleme aufsuchte, die Möglichkeit einer Schilddrüsenerkrankung erwähnte sowie die Tatsache, dass meine Mutter und
meine Großmutter mütterlicherseits an Hypothyreose litten beziehungsweise leiden, winkte er lachend ab und meinte, ich solle
lieber auf Chips und Kekse verzichten! Damals aß ich allerdings
kaum noch etwas, weil ich einfach zu fertig war, mich nach der
Arbeit noch in die Küche zu stellen.«*

Obwohl bei Hypothyreose Gewichtszunahme häufiger vorkommt, und man Gewichtsverlust eher mit dem überaktiven Stoffwechsel der Schilddrüsenüberfunktion in Verbindung bringt, kann man auch bei Unterfunktion abnehmen. Vielleicht fällt es Ihnen schwer, Ihr Gewicht zu halten, oder Sie nehmen schneller ab als sonst, oder aber Sie stellen fest, dass Sie, um Ihr Gewicht zu halten, mehr essen müssen als gewöhnlich. Die Beziehung zwischen Hypothyreose und Gewicht wird in Kapitel 9 noch ausführlicher erörtert.

Verstopfung

Ein häufiges Symptom der Schilddrüsenunterfunktion ist die Verstopfung. Und oft handelt es sich dabei um eine Verstopfung, die weder auf vermehrte Ballaststoffzufuhr noch auf größeren Wasserkonsum oder Abführmittel anspricht.

Niedrige Körpertemperatur, Kälteempfinden

Frieren ist ein verbreitetes Symptom der Hypothyreose. Vielleicht ist Ihnen kalt, wenn anderen heiß ist, oder Sie tragen Socken im Bett und einen Pullover im Sommer. Vor allem Hände und Füße können betroffen davon sein. Hypothermie (anormale Körpertemperatur) gilt als mögliches Anzeichen für Schilddrüsenprobleme.

Manche Ärzte benutzen die Basaltemperatur – in Verbindung oder mitunter sogar an Stelle der TSH-Tests –, um Hypothyreose zu diagnostizieren. Eine Basaltemperatur unter 36,6 bis 36,8 °C kann eine Schilddrüsenunterfunktion indizieren.

Müdigkeit und Schwäche

Wie immer man die Sache auch umschreibt – ob als Erschöpfung, Schwäche, Lethargie oder als Gefühl von Abgeschlagenheit, Lustlosigkeit und völliger Übermüdung –, es handelt sich um eines der verbreitetsten Symptome der Schilddrüsenunterfunktion. Womöglich stellen Sie fest, dass Sie einen Mittagsschlaf brauchen, um bis zum Abendessen durchzuhalten. Oder Sie schlafen 10 bis 12 Stunden pro Nacht und wachen dennoch erschöpft auf. Sportliche Betätigung fällt immer schwerer, und die Ausdauer leidet unter der körperlichen Schwäche oder Lethargie. Oder man läuft mit derselben Schlafmenge völlig benommen durch die Gegend.

Da Erschöpfung auch ein Symptom von Schlafmangel ist, wird es häufig von Ärzten übersehen und nicht als Anzeichen einer Schilddrüsenkrankheit gedeutet. Viele Menschen schlafen nur sieben Stunden pro Nacht oder noch weniger, sodass Schlafmangel ein verbreitetes Problem darstellt und von den Ärzten gern als Hauptursache chronischer Müdigkeit interpretiert wird.

Michele war nie eine Langschläferin, bis die Aktivität ihre Schilddrüse allmählich nachließ:

»Im letzten Jahr, als es anfing und ich schon gegen drei Uhr Nachmittag furchtbar müde wurde, fand ich das komisch. Erst glaubte ich, ich wäre schwanger, denn das war meiner Erinnerung nach die einzige Zeit, in der ich mich so ausgelaugt gefühlt hatte. Als mir dann nur noch ein heimliches Nickerchen im Auto auf dem Firmenparkplatz über die Runden half, suchte ich einen Arzt auf. Interessanterweise leiden sowohl meine Mutter als auch meine Schwester an Schilddrüsenproblemen. Meine

Mutter war etwa in meinem Alter, als sie schwer erkrankte, bei meiner Schwester begann es noch früher. Ich hatte keine Ahnung, dass Schilddrüsenprobleme vererbbar sind, sodass ich nie von alleine darauf gekommen wäre.«

Benommenheit

Hypothyreose kann mit schwerer Benommenheit einhergehen, die jede Konzentration oder Erinnerung erschwert. Die an Schilddrüsenunterfunktion erkrankte Joyce erlebte mehrere schwere Anfälle solcher Benommenheit:

»Ehe ich an Hypothyreose erkrankte, stellte ich mir jede Art von Listen im Kopf zusammen – ich konnte mich an alles erinnern, gerade so, als hätte ich einen kleinen Computer im Kopf. Als die Symptome allmählich schlimmer wurden, hängte ich überall Zettel auf mit Listen, die mir sagten, was ich als Nächstes tun musste, weil ich mir nichts mehr merken konnte: Listen für besondere Vorhaben, für Verabredungen, Einkaufslisten und Zettel, die mich daran erinnerten, wo die anderen Listen hingen. Wenn meine Schilddrüse ›verrückt spielte‹, stellte sich etwas ein, das ich als Watte-Hirn-Syndrom bezeichne. So nämlich fühlt es sich an – als habe man eine Menge Watte im Kopf und sonst gar nichts.«

Träger Puls und niedriger Blutdruck

Puls oder Herzfrequenz variieren abhängig von Alter, körperlicher Fitness und anderen Faktoren. Generell jedoch beläuft sich eine durchschnittliche Herz- oder Pulsfrequenz auf 60 bis 85 Schläge pro Minute. Falls Sie keine – eventuell Blutdruck senkenden – Medikamente einnehmen oder keine besonders hervorragende Kondition haben (ein trainierter Sportler kann einen Normalpuls von 40 bis 60 Schlägen pro Minute haben), und Ihre Pulsfrequenz dennoch niedriger als 40 bis 60 Schläge pro Minute liegt, kann es sich um ein Symptom für Schilddrüsenunterfunktion handeln.

Im Durchschnitt wird ein Blutdruck von 120/80 für Erwachsene als normal betrachtet; 105/65 gilt als etwas zu niedrig. Niedriger Blutdruck kann ein Hypothyreosesymptom sein!

Hoher Cholesterinspiegel

Ein ungewöhnlich hoher Cholesterinspiegel kann auf eine latente Hypothyreose hinweisen. Manche Menschen berichteten, dass ihr Cholesterinspiegel trotz normaler Ernährung jenseits jeglicher (altersabhängiger) Normalwerte lag, nämlich bei 300 bis 500 mg/dl, aber zu normalen oder nur leicht erhöhten Werten zurückkehrte, sobald die Schilddrüsenunterfunktion behandelt wurde. Falls Sie hohe Cholesterinwerte haben, die nicht auf Diät oder Cholesterin senkende Mittel ansprechen, kann Hypothyreose der Grund dafür sein.

Haar, Haut und Nägel

Probleme mit Haar, Haut und Nägeln sind häufige Hypothyreosesymptome. Ihr Haar – sowohl Körper- wie Kopfbehaarung – fällt womöglich rascher aus als sonst, wird spröder und bricht leichter. Es kann sich auch grob, widerspenstig und trocken anfühlen. Möglicherweise stellen Sie fest, dass Haare vom äußeren Teil der Augenbraue ausfallen, was ebenso wie ausgehende Wimpern als eindeutiges Hypothyreosesymptom gilt.

Ein weiteres Symptom sind Hautveränderungen. Die Haut kann rau, spröde, trocken, schuppig werden, jucken und sich an manchen Stellen verdicken. Es kommt leichter zu Ausschlägen. Auch Nägel können bei Schilddrüsenunterfunktion Probleme bereiten, sie werden oft trocken und brüchig und splittern leichter als sonst.

Tiefe belegte Stimme

Veränderungen der Stimme können auf Hypothyreose hinweisen. Meistens klingt die Stimme belegt, heiser oder rau. Manche Frauen berichteten sogar, dass man sie während ihrer Erkrankung an Hypothyreose am Telefon für einen Mann hielt.

Muskel- und Gelenkschmerzen

Schmerzen und Steifheit in verschiedenen Muskeln und Gelenken, vor allem in Händen und Füßen, kommen bei Hypothyreose häufig vor. Die Schmerzen können so schlimm werden, dass Ärzte sie mit Arthritissymptomen verwechseln oder eine Fibromyalgie diagnostizieren.

Menstruationsstörungen, Fertilitätsprobleme

Unregelmäßigkeiten im Menstruationszyklus sind bei Hypothyreose häufiger als sonst. Dazu zählen längere oder stärkere Perioden als gewohnt, ein kürzerer oder auch unregelmäßigerer Zyklus. Vor meiner Erkrankung beispielsweise hatte ich alle achtundzwanzig Tage meine fünftägige Periode. Die ersten beiden Tage blutete ich stark, vom dritten bis fünften klang der Blutfluss allmählich ab.

Als ich an Hypothyreose erkrankte, setzte die Periode jeden 21. bis 24. Tag ein, dauerte bis zu sieben Tage und war vier bis fünf Tage lang sehr, sehr stark. Jetzt, nachdem mein TSH-Wert wieder im normalen Bereich liegt, habe ich meine Periode alle 26 Tage fünf Tage lang, und sie ist zwar noch stärker als vor meiner Schilddrüsenerkrankung, aber nicht so stark wie in meinen kränksten Zeiten.

Probleme, schwanger zu werden, bewirken mitunter, dass eine Frau eine noch nicht diagnostizierte Hypothyreose entdeckt. Bei einigen Frauen kann die Unterfunktion der Schilddrüse den Eisprung völlig oder aber hin und wieder verhindern. Ansonsten kann sie den Zeitpunkt der Ovulation verzögern beziehungsweise wird sie auch mit dem (mit Infertilitätsproblemen assoziierten) Stein-Leventhal-Syndrom beziehungsweise Polyzystischen Ovarien in Verbindung gebracht.

Hypothyreose kann das Risiko einer Fehlgeburt erhöhen, weswegen Fehlgeburt in gewisser Weise ebenfalls als »Symptom« einer undiagnostizierten Hypothyreose gelten kann.

Stimmung, Depression

Zu den verbreitetsten Symptomen der Schilddrüsenunterfunktion zählen Stimmungsänderungen, die sich meistens als Depressionen äußern. Vielleicht haben Sie Zeiten, in denen Sie sich niedergedrückt und traurig fühlen, oder Ihr Arzt diagnostiziert – statt einer Hypothyreose – sogar eine klinische Depression. Die Stimmungsänderung kann Sie rastlos machen, vielleicht aber wechselt auch Ihre Stimmung nur allzu rasch. Sie fühlen sich womöglich wertlos, haben Schwierigkeiten, sich zu konzentrieren, oder das Gefühl, völlig benebelt zu sein. Sie verlieren das Interesse an Ihren Alltagsaktivitäten, sind vergesslicher als sonst und finden es schwieriger, mit Ihrer Arbeit, Ihren Terminen und anderen Dingen zurechtzukommen.

Die Unterfunktion der Schilddrüse kann auch die Schuld daran tragen, dass Antidepressiva bei Ihnen nicht die gewünschte Wirkung zeigen. Einige wissenschaftliche Studien gehen davon aus, dass 80 Prozent der Menschen, die Antidepressiva einnehmen, eine Vielzahl unklarer Symptome – wie etwa Gewichtszunahme, Lethargie, sexuelle Unlust – aufweisen, die auch häufige Symptome von Schilddrüsenerkrankungen sind. Ein beträchtlicher Prozentsatz von Antidepressiva-Konsumenten könnte also in der Tat an einer nicht diagnostizierten Hypothyreose leiden.

Verminderte Libido

Verminderte Libido wie der Arzt sagt oder keine Lust auf Sex wie der Rest von uns es nennt, ist ein verbreitetes, wenn auch nicht unbedingt häufig erörtertes Symptom der Schilddrüsenunterfunktion. Es trifft auf beide Geschlechter zu und ist in der Tat oft jenes Symptom, das Männern zu ihrer Diagnose verhilft. In einer Anfang 1999 im *Journal of the American Medical Association* veröffentlichten bedeutenden Forschungsarbeit wurde festgestellt, dass etwa 43 Prozent der Frauen und 31 Prozent der Männer aus einer Vielzahl von Gründen an »sexueller Unzulänglichkeit« leiden. Zu den Gründen gehören unter anderem: Unlust, Leistungszwang, vorzeitige Ejakulation. Studien ergaben, dass viele dieser sexuellen Probleme wahrscheinlich behandelbar wären, da sie auf körperliche Ursachen – darunter auch hormonelle Störungen wie Hypothyreose – zurückzuführen sind.

Augenprobleme

Es gibt eine Form der Augenerkrankung, die sich Exophtalamus nennt und vor allem in Verbindung mit der Basedowkrankheit auftritt. Es handelt sich dabei um eine Entzündung des Auges, bei der das Gewebe rund ums Auge anschwillt und die Augäpfel hervortreten. In der Mehrzahl der Fälle ruft die Entzündung keine ernsthaften oder chronischen Probleme hervor. Zu den frühen Krankheitsanzeichen gehören: Hervortreten der Augen auf Grund der Entzündung des Gewebes hinter dem Augapfel; verschwommene oder verminderte Sicht; rote beziehungsweise entzündete Augen; Doppeltsehen.

Viele Experten glauben, dass die Schwellung durch Antikörper verursacht wird, die das Gewebe des Augenmuskels angreifen. Auch Lichtempfindlichkeit sowie das permanente Gefühl, es befinde sich etwas Körniges oder ein Fremdkörper im Auge, können auftreten. Zuletzt tritt dann der Augapfel hervor, weil das Gewebe hinter dem Auge anschwillt und sich entzündet und dabei den Augapfel nach vorne schiebt. Die vordere Oberfläche des Auges wird dabei mitunter trocken.

Während Exophtalamus vor allem mit der Basedowkrankheit assoziiert wird, scheint Hypothyreose auch eine Vielzahl anderer irritierender Augenleiden zu verursachen. Folgende Symptome können dabei auftreten:

▶ Die Augen fühlen sich grießig und trocken an und schmerzen.

▶ Die Augen sind trocken und die Sicht verschwommen.

▶ Die Augen sind lichtempfindlich, was zu Kopfschmerzen führen kann.

▶ Auch Nystagmus, ein Augenzittern, das durch die damit verbundene rasche Änderung der Blickrichtung Schwindelgefühle bewirkt, kommt vor.

Beschwerden in Hals und Kehle

Ein Kropf (Struma) beziehungsweise der geschwollene Hals ist ein ziemlich offensichtlicher Hinweis auf eine potenzielle Schilddrüsenerkrankung. Doch auch ohne Kropf oder Schwellung, die ein Arzt zu ertasten vermag, kann man merkwürdige Gefühle in Hals und Kehle haben. Diese Empfindungen hat man häufig als »Kloß im Hals«, als Unbehagen beim Tragen von Krawatten oder engen Krägen, als Druckempfinden in Hals und Kehle, als Erstickungsgefühl oder als Schluckbeschwerden umschrieben.

Gehör/Tinnitus

Forschern zufolge kann das Vorkommen von Tinnitus zur Schwere der Hypothyreose in Beziehung gesetzt werden. Unter Tinnitus versteht man ein Leiden, bei dem wir etwas zu hören glauben – etwa ein Zischen, Heulen, Pfeifen, Klicken, Klingeln – obwohl objektiv keine Geräusche vorhanden sind. Meistens wird es als »Ohrenklingen« bezeichnet. Tinnitus kann sich zu einer lähmenden Belastung auswachsen und ist heutzutage ein recht weit verbreitetes Leiden.

Häufige Infektionen und verminderte Resistenz

Manche Ärzte halten häufige Infektionen oder verminderte Krankheitsabwehr für Hypothyreosesymptome. Viele Menschen mit Schilddrüsenproblemen berichten in der Tat, dass sie häufiger unter Erkältungen und Sinusinfektionen leiden beziehungsweise länger brauchen, um sich wieder davon zu erholen.

Allergien

Die Entwicklung von Allergien beziehungsweise die Verschlimmerung bereits bestehender – einschließlich Heuschnupfen, saisonalen und Lebensmittelallergien – können Hypothyreosesymptome sein.

Schlafapnoesyndrom und Schnarchen

Schnarchen kann ein Symptom des Schlafapnoesyndroms sein und dieses wiederum ein Symptom von Hypothyreose. Beim Schlafapnoesyndrom kommt es während des Schlafs zum kurzzeitigen Atemstillstand, was von lautem Schnarchen und einem keuchendem Nach-Luft-schnappen begleitet ist; gleichzeitig fühlt man sich – gleichgültig, wie viel man schläft – permanent müde.

Atembeschwerden

In Patientenbroschüren ist nie von Atem- oder asthma-ähnlichen Beschwerden die Rede, aber viele Menschen haben mir von diesen Hypothyreosesymptomen berichtet. Einmal habe ich es auch schon selbst erlebt: diese gewisse Kurzatmigkeit und das Gefühl von Enge in der Brust. Manche Leute beschreiben dieses Gefühl so: »Mir ist als müsste ich richtig tief gähnen, damit ich endlich mal genug Sauerstoff kriege.« Manchmal wird diese Empfindung mit Asthma verwechselt, was auch ich zu Beginn tat. Doch mein Arzt meinte, das könne nicht stimmen, weil das typische asthmatische Keuchen fehle. Auch fiel mir selber auf, dass bei mir diese Beschwerden nur dann auftraten, wenn mein TSH im hohen Normalbereich oder höher lag und hypothyreoseverdächtige Werte aufwies.

Benommenheit und Schwindel

Schwindel ist eine Art von Benommenheit, begleitet von der Illusion von Bewegung. Wenn einem schwindlig ist, hat man oft das Gefühl, man selbst oder die Dinge um einen herum drehten sich. Benommenheit und Schwindel können Symptome von Schilddrüsenunterfunktion sein. Charakteristisch für sie ist, dass sie sich bei höherem TSH-Spiegel verschlimmern.

Schwellungen

Das Anschwellen verschiedener Körperteile – das Ärzte als Ödem bezeichnen – kann auf eine Schilddrüsenunterfunk-

tion hinweisen. Es kann Augen, Lider und Gesicht betreffen und an Füßen und Händen mitunter überaus schmerz-
haft wie auch sichtbar sein.

Hypothyreosesymptome bei Kindern und Säuglingen

Zu den Symptomen bei Säuglingen zählen das aufgedun-
sene Gesicht, die geschwollene Zunge, heiseres Schreien,
kalte Extremitäten, fleckige Haut, niedriger Muskeltonus,
Appetitlosigkeit, dichtes grobes Haar mit tiefem Haaransatz, große Fontanelle, anhaltende Gelbsucht, Nabelbruch, Lethargie, vermehrtes Schlafbedürfnis, Eindruck
von Müdigkeit auch während der Wachzeiten, permanente Verstopfung, geblähtes Aussehen und wenig bis gar kein
Wachstum.

Bei Kindern bestehen die Symptome in erster Linie im
mangelnden Wachstum, aber auch in Schulproblemen,
Konzentrationsstörungen, verzögerter Pubertät sowie
vielen der anderen auch bei Erwachsenen auftretenden
Symptomen, einschließlich ungewöhnlicher Müdigkeit,
Gewichtszunahme, Verstopfung, Kälteempfindlichkeit,
trockener Haut und Haarausfall.

Anmerkung

Wenngleich diese Symptomliste die meisten der üblichen
in Patientenbroschüren veröffentlichten Listen an Um-
fang übertrifft, ist sie dennoch nicht als vollständig zu betrachten. Vielleicht haben Sie ganz einmalige Symptome,
die für Ihre eigene Hypothyreose und Gesundheit typisch

sind. Eine Möglichkeit, sich besser mit den eigenen Symptomen vertraut zu machen, ist das Führen eines Tagebuchs oder einer Übersicht, in der man die Symptome nach Tagen und Tageszeit oder anderen Variablen – wie Sport, Ernährung, Nahrungsergänzungen oder Bluttestwerten – verzeichnet. Dies verhilft zu einem immer besseren Verständnis dafür, wie der eigene Körper auf die Hypothyreose reagiert.

4
Checklisten für die Diagnose der Hypothyreose

Nichts im Leben muss man fürchten.
Nur verstehen muss man es.
MARIE CURIE

Mit Hilfe der folgenden Checkliste können Sie Ihrem Arzt Ihre Risikofaktoren und Symptome vermitteln, um auf diese Weise zu einer zutreffenden Hypothyreosediagnose zu gelangen. Auch als Hintergrundinformation bei der Besprechung und Feinabstimmung der Dosierung von Medikamenten kann die Liste dienen. Denn wohl fühlt man sich nur bei optimalem TSH-Spiegel. Am Ende dieses Kapitels finden Sie Basal- und Wilson-Syndrom-Temperatur-Tabellen, damit Sie sich einen Überblick über Ihre Temperaturwerte verschaffen und sie auch Ihrem Arzt zeigen können.

Risikofaktoren für Hypothyreose

Kreuzen Sie die Faktoren an, die auf Sie zutreffen.

Faktoren, die sich auf
die Schilddrüse beziehen

☐ In meiner Familie (bei Eltern, Geschwistern, Kindern) wurden bereits Schilddrüsenerkrankungen diagnostiziert.

☐ Meine Schilddrüse wurde bereits in der Vergangenheit wegen Störungen untersucht.

☐ Ich war bereits in der Vergangenheit wegen Schilddrüsenerkrankungen in Behandlung.

☐ Man hat bereits einen Kropf/Knoten bei mir diagnostiziert beziehungsweise ich wurde darauf hin behandelt.

☐ Ein Test auf Schilddrüsenantikörper ergab ein positives Ergebnis.

☐ Ich wurde bereits in der Vergangenheit gegen Hypothyreose behandelt.

☐ Ein Arzt hat mir in der Vergangenheit Schilddrüsenhormone verschrieben.

☐ Ich hatte während oder nach einer Schwangerschaft Schilddrüsenprobleme.

☐ In der Vergangenheit hatte ich ein Problem mit der Schilddrüse, das sich ohne weitere Behandlung von selbst erledigte. (Es wurde eine temporäre oder transiente Thyreoiditis oder eine transiente Hypothyreose diagnostiziert.)

☐ Ich habe momentan einen Kropf oder Knoten.

☐ Mir wurde wegen eines Karzinoms ein Teil der Schilddrüse beziehungsweise die gesamte entfernt (Thyreoidektomie).

☐ Mir wurde zur Behandlung eines Kropfes oder Knotens ein Teil der Schilddrüse beziehungsweise die gesamte entfernt.

☐ Mir wurde zur Behandlung der Basedowkrankheit/Hyperthyreose ein Teil der Schilddrüse beziehungsweise die gesamte entfernt.

☐ Ich wurde mit radioaktivem Jod gegen die Basedowkrankheit/Hyperthyreose oder Schilddrüsenkrebs behandelt.

☐ Ich wurde wegen der Basedowkrankheit/Hyperthyreose mit Schilddrüsenmedikamenten behandelt.

Faktor: endokrine Drüsen

☐ Ich leide/litt unter einem Tumor und/oder einer Erkrankung der Hypophyse.

Autoimmunkrankheiten

☐ Ich leide unter chronischer Erschöpfung (*chornic fatige syndrome-CFS*) und/oder Fibromyalgie.

☐ Ein oder mehrere Familienangehörige (Eltern, Geschwister, Kinder) leiden unter CFS und/oder Fibromyalgie.

☐ Ich habe eine andere Autoimmunkrankheit, zum Beispiel Morbus Crohn, insulinabhängiger Diabetes (Typ I), multiple Sklerose, perniziöse Anämie, Sklerodermie, Sjögren-Syndrom, Lupus usw.

☐ Ein oder mehrere Angehörige (Eltern, Geschwister, Kinder) leiden/litten unter einer anderen Autoimmunkrankheit.

Alter

☐ Ich bin über sechzig.

Frauenspezifisch

☐ Ich bin weiblich.
☐ Ich komme bald in die Wechseljahre.
☐ Ich bin in den Wechseljahren.
☐ Ich habe in den letzten neun Monaten ein Kind geboren.
☐ Ich hatte bereits mehr als eine Fehlgeburt.
☐ Ich leide unter Infertilität (Unfruchtbarkeit).

Rauchen

☐ Ich rauche zur Zeit.
☐ Ich habe vor kurzem mit dem Rauchen aufgehört.
☐ Ich habe früher geraucht.

Medikamente und Nahrungsergänzungsstoffe

☐ Ich wurde in der Vergangenheit oder werde gegenwärtig mit Lithium oder Medikamenten, die den Wirkstoff Amiodaron enthalten, oder Jod behandelt.
☐ Ich habe mich selbst mit Jod, Kelp, Blasentang und/oder *Lycopus Virginicus* (Bugleweed) behandelt.

Bestrahlung oder Radiumtherapie

☐ Ich erhielt Bestrahlungen an Kopf, Hals oder im Brustbereich.

☐ Ich unterzog mich einer Strahlentherapie zur Behandlung meiner Mandeln, Polypen, Lymphknoten, Störungen der Thymusdrüse oder Akne.

☐ Ich unterzog mich irgendwann zwischen den 1940er- und 1960er-Jahren einer »nasalen Radiumtherapie« zwecks Behandlung von Mandelentzündung, Erkältungen sowie anderen Leiden beziehungsweise als Mitglied einer U-Boot-Besatzung oder als Pilot wegen meiner Probleme mit drastischen Druckveränderungen.

Ernährung

☐ Ich verzehre beträchtliche Mengen der folgenden Lebensmittel: Rosenkohl, Kohlrüben, Steckrüben, Kohlrabi, Rettich, Blumenkohl, Afrikanischer Maniok, Hirse, Babassu (eine in Afrika und Brasilien beliebte Palmfrucht), Weißkraut und Grünkohl.

☐ Ich verzehre beträchtliche Mengen an Sojaprodukten, beispielsweise Tofu, Sojamilch, Sojaprotein, Sojakapseln und Sojapulver.

Schleudertrauma

☐ Ich hatte ein ernsthaftes Schleudertrauma, zum Beispiel das Peitschenschlag-Phänomen, nach einem Verkehrsunfall.

Gefährdung durch Chemikalien

☐ Ich wohne in der Nähe einer Fabrik, die Raketentreib-
stoff herstellt, beziehungsweise bin ich bei meiner
Arbeit dem Kontakt mit chemischem Perchlorat ausgesetzt.

Gefährdung durch Radioaktivität

☐ Ich lebte oder lebe in der Nähe eines Kernkraftwerkes.
☐ Ich hielt mich in der Gegend um Tschernobyl in den
Wochen nach der Atomkatastrophe (GAU) vom
26. April 1986 auf. (Das Hauptrisiko entfiel auf die
Länder Weißrussland, Russische Föderation, Ukraine.
Ein geringeres Risiko bestand für Polen, Österreich,
Dänemark, Finnland, Deutschland, Griechenland,
Italien.)

Krankheitsgeschichte

In letzter Zeit oder in der Vergangenheit wurden die fol-
genden Krankheiten oder Leiden bei mir diagnostiziert,
die bekanntermaßen häufig bei Menschen mit Schilddrü-
senerkrankungen vorkommen:
☐ Karpaltunnelsyndrom
☐ Sehnenentzündung (Tendinitis)
☐ Polyzystisches Ovarialsyndrom
☐ Polyzystische Ovarien
☐ Stein-Leventhal-Syndrom
☐ Mitralklappen-Prolaps-Syndrom – MPS (Herz-
geräusche, Herzrhythmusstörungen, Herzrasen)

- [ ] Epstein-Barr-Virus (EBV)
- [ ] Pfeiffersches Drüsenfieber
- [ ] Depression

Hypothyreosesymptome

Ich leide an folgenden Hypothyreosesymptomen:
- [ ] Gewichtszunahme (oder -verlust)
- [ ] Ich nehme in nicht nachvollziehbarem Maße zu.
- [ ] Ich schaffe es trotz angemessener Diät und Bewegung nicht, abzunehmen.
- [ ] Ich nehme in unverhältnismäßigem Maße ab.

Verdauungsprobleme

- [ ] Ich leide – mitunter ernsthaft – an Verstopfung.

Körpertemperatur

- [ ] Es wurde Hypothermie (anomale Körpertemperatur) bei mir diagnostiziert.
- [ ] Meine normale Basaltemperatur liegt unter 36,6 bis 36,8°C.
- [ ] Mir ist kalt, wenn anderen heiß ist. Ich brauche einen zweiten Pullover, wenn andere schwitzen.
- [ ] Ich friere, vor allem an Händen und/oder Füßen.

Müdigkeit/Schwäche

- [ ] Ich fühle mich erschöpfter als sonst.
- [ ] Ich fühle mich schwach.

☐ Ich fühle mich kaputt, lustlos, lethargisch.
☐ Mir ist, als bekäme ich nicht genug Schlaf, obwohl ich so lange schlafe, dass ich eigentlich gut ausgeruht sein müsste.

Puls/Blutdruck

☐ Ich habe einen langsamen Puls.
☐ Ich habe niedrigen Blutdruck.

Cholesterinspiegel

☐ Ich habe einen hohen Cholesterinspiegel.
☐ Ich habe einen hohen Cholesterinspiegel, der sich jeder Diät oder Medikamentierung widersetzt.

Haare, Haut, Nägel

☐ Mein Haar ist rau, trocken, spröde, brüchig.
☐ Ich habe stärkeren Haarausfall als sonst.
☐ Meine Augenbrauen oder Wimpern fallen mir aus.
☐ Meine Haut ist rau, trocken, schuppig, verdickt und juckt.
☐ Meine Nägel sind trocken, spröde und brechen leicht.
☐ Ich leide unter Hautausschlägen.

Stimme

☐ Meine Stimme ist heiser, belegt und rau geworden.

Schmerzen und Beschwerden

☐ Ich leide unter Schmerzen und Steifheit in verschiedenen Gelenken, in Händen und Füßen.

☐ Ich habe ein Karpaltunnelsyndrom entwickelt oder mein bereits existierendes hat sich verschlimmert.

Fertilität, Menstruation

☐ Ich habe unregelmäßige Perioden (längere, stärkere oder häufigere).

☐ Ich habe Schwierigkeit, ein Kind zu empfangen.

☐ In meinen Ovarien haben sich Zysten gebildet.

☐ Ich habe eine oder mehrere Fehlgeburten erlitten.

Stimmung, Depression

☐ Ich fühle mich deprimiert.

☐ Ich fühle mich rastlos.

☐ Meine Stimmungen wechseln sehr rasch.

☐ Ich leide unter Minderwertigkeitskomplexen.

☐ Ich habe Konzentrationsschwierigkeiten.

☐ Ich fühle mich traurig.

☐ Ich nehme ein Antidepressivum ein, aber es scheint nicht anzuschlagen.

☐ Ich verliere das Interesse an den normalen Alltagsaktivitäten.

☐ Ich bin vergesslicher geworden.

☐ Ich fühle mich manchmal völlig benebelt.

Sexualleben

☐ Ich empfinde kein oder nur wenig sexuelles Begehren.

☐ Ich habe Schwierigkeiten, zum Orgasmus zu kommen.

Augen

☐ Meine Augen fühlen sich grießig und trocken an.

☐ Meine Augen sind sehr lichtempfindlich.

☐ Meine Augen reagieren nervös (Tic), was mich schwindlig macht und Kopfschmerzen verursacht.

Hals, Kehle

☐ Ich habe merkwürdige Gefühle im Hals oder in der Kehle, etwa ein Gefühl von Völle oder Druck, ein Erstickungsgefühl oder Schwierigkeiten beim Schlucken.

☐ Es kommt mir vor, als hätte ich einen Kloß oder eine Art Tumor im Hals.

Gehör, Tinnitus

☐ Ich leide unter Tinnitus (Ohrenklingen).

Infektionen, körpereigene Abwehr

☐ Ich habe häufigere und länger andauernde Infektionen.

☐ Ich erkranke immer wieder an Sinusinfektionen.

Allergien

☐ Ich habe Allergien entwickelt beziehungsweise bestehende Allergien haben sich verschlimmert.

Schlafen, Schnarchen

☐ Ich schnarche in letzter Zeit mehr als früher.
☐ Ich leide (womöglich) unter dem Schlaf-apnoesyndrom.

Atmung

☐ Ich leide an Kurzatmigkeit und einem Engegefühl in der Brust.
☐ Ich habe das Bedürfnis zu gähnen, um mehr Sauerstoff zu bekommen.

Benommenheit

☐ Mir ist häufig schwindlig.
☐ Ich fühle mich zuweilen benommen.

Schwellungen

☐ Meine Augen sind verquollen und mein Gesicht ist aufgedunsen.
☐ Ich habe angeschwollene Füße.
☐ Ich habe angeschwollene Hände.
☐ Meine Lider sind geschwollen.

Symptome bei Säuglingen

Mein Säugling
- [ ] wird mit Soja ernährt.
- [ ] hat Angehörige (Eltern, Geschwister), die unter Schilddrüsenerkrankungen leiden.
- [ ] hat ein aufgedunsenes Gesicht.
- [ ] hat eine geschwollene Zunge.
- [ ] hat eine heisere Stimme.
- [ ] hat kalte Extremitäten.
- [ ] hat fleckige Haut.
- [ ] hat einen niedrigen Muskeltonus.
- [ ] isst nicht gut.
- [ ] hat dichtes, grobes Haar und einen niedrigen Haaransatz.
- [ ] leidet unter anhaltender Gelbsucht.
- [ ] hat einen Nabelbruch.
- [ ] ist lethargisch.
- [ ] schläft fast die ganze Zeit.
- [ ] wirkt auch während der Wachzeiten müde.
- [ ] leidet unter chronischer Verstopfung.
- [ ] fühlt sich gebläht und voll an.
- [ ] wächst zu langsam oder gar nicht.

Symptome bei Kindern

Mein Kind
- [ ] wurde als Säugling mit Soja ernährt.
- [ ] hat Angehörige (Eltern, Geschwister), die an Schilddrüsenerkrankungen leiden.

- [ ] erreicht nicht das für sein Alter normale Längenwachstum.
- [ ] hat Schulprobleme.
- [ ] leidet unter einer Verzögerung der Pubertät.
- [ ] ist außergewöhnlich abgeschlagen, erschöpft oder schläft weit mehr als normal.
- [ ] nimmt unverhältnismäßig zu.
- [ ] leidet unter schwerer Verstopfung.
- [ ] ist kälteempfindlich.
- [ ] hat raue, trockene, spröde und leicht brechende Haare.
- [ ] leidet unter Haarausfall.
- [ ] leidet unter Ausfall der Härchen von Augenbrauen oder Wimpern.
- [ ] hat raue, trockene, schuppige, verdickte und juckende Haut.
- [ ] hat eine Stimme, die heiser, belegt oder rau geworden ist.
- [ ] klagt über Schmerzen und Steifheit in verschiedenen Gelenken, etwa in Händen und Füßen.
- [ ] wirkt deprimiert.
- [ ] wirkt rastlos.
- [ ] hat Schwierigkeiten, sich zu konzentrieren.
- [ ] zeigt immer weniger Interesse an normalen Alltagsaktivitäten.
- [ ] scheint in letzter Zeit vergesslicher zu werden.
- [ ] beklagt sich über merkwürdige Empfindungen in Hals oder Kehle oder Schwierigkeiten beim Schlucken.
- [ ] klagt über eine Art Völlegefühl oder das Gefühl einer Geschwulst in der Halsgegend.
- [ ] hat häufigere und langwierigere Infektionen.

☐ schnarcht in letzter Zeit.

☐ gähnt häufig, um genügend Sauerstoff zu erhalten.

☐ ist um die Augenpartie und im ganzen Gesicht aufgedunsen.

☐ hat geschwollene Füße, Hände oder Augenlider.

Basaltemperatur-Tabelle

Benutzen Sie ein Quecksilberthermometer aus Glas. Schütteln sie es vor dem Zubettgehen herunter, und platzieren Sie es in Reichweite des Bettes. Stecken Sie sich das Thermometer, sobald sie aufwachen, mit minimalem Bewegungsaufwand, unter die Achsel, und behalten Sie es dort 10 Minuten lang. Notieren Sie sich die Ablesetemperaturen an drei bis fünf aufeinander folgenden Tagen. Frauen, die menstruieren, sollten sich nicht am 1., 2., 3. und 4. Tag der Periode messen, sondern frühestens am 5. damit beginnen. Männer sowie noch nicht menstruierende Mädchen können sich jederzeit messen.

1. Tag _____ Grad Celsius (Tag des Monatszyklus: _____)

2. Tag _____ Grad Celsius (Tag des Monatszyklus: _____)

3. Tag _____ Grad Celsius (Tag des Monatszyklus: _____)

4. Tag _____ Grad Celsius (Tag des Monatszyklus: _____)

5. Tag _____ Grad Celsius (Tag des Monatszyklus: _____)

Durchschnittstemperatur: _____ Grad Celsius

Wilson-Syndrom-Temperatur-Tabelle

Benutzen Sie ein Quecksilberthermometer. Messen Sie sich drei Stunden nach dem Aufwachen, dann drei Stunden später und ein letztes Mal nach weiteren drei Stunden.

1. Tag: (Tag des Menstruationszyklus: _____)

       Aufwachzeit: _____

       Erste Temperatur/Zeit: _____ Grad Celsius

       Zweite Temperatur/Zeit: _____ Grad Celsius

       Dritte Temperatur/Zeit: _____ Grad Celsius

1. Tag Durchschnittstemperatur: _____ Grad Celsius

2. Tag: (Tag des Menstruationszyklus: _____)

       Aufwachzeit: _____

       Erste Temperatur/Zeit: _____ Grad Celsius

       Zweite Temperatur/Zeit: _____ Grad Celsius

       Dritte Temperatur/Zeit: _____ Grad Celsius

2. Tag Durchschnittstemperatur: _____ Grad Celsius

3. Tag: (Tag des Menstruationszyklus: _____)

       Aufwachzeit: _____

Erste Temperatur/Zeit: _____ Grad Celsius

Zweite Temperatur/Zeit: _____ Grad Celsius

Dritte Temperatur/Zeit: _____ Grad Celsius

3. Tag   Durchschnittstemperatur: _____ Grad Celsius

4. Tag: (Tag des Menstruationszyklus: _____)

Aufwachzeit: _____

Erste Temperatur/Zeit: _____ Grad Celsius

Zweite Temperatur/Zeit: _____ Grad Celsius

Dritte Temperatur/Zeit: _____ Grad Celsius

4. Tag   Durchschnittstemperatur: _____ Grad Celsius

5. Tag: (Tag des Menstruationszyklus: _____)

Aufwachzeit: _____

Erste Temperatur/Zeit: _____ Grad Celsius

Zweite Temperatur/Zeit: _____ Grad Celsius

Dritte Temperatur/Zeit: _____ Grad Celsius

5. Tag   Durchschnittstemperatur: _____ Grad Celsius

5
Hypothyreosetherapie und Schilddrüsen-hormon-Substitution

Die Medizin ist nicht nur eine Wissenschaft, sie ist auch eine Kunst. Sie besteht nicht aus dem Verfertigen von Pillen und Pflastern; sie beschäftigt sich mit den innersten Prozessen des Lebens, die man verstanden haben muss, ehe man sie lenken kann.
PARACELSUS

Wurde eine Hypothyreose bei Ihnen diagnostiziert, ist es sinnvoll, sich mit Ihrem Arzt zusammenzusetzen, um Antworten auf einige entscheidende Fragen zu erhalten. Stellen Sie Ihrem Arzt folgende Fragen, und lassen Sie nicht locker, bis Sie befriedigende Antworten bekommen haben.

Welcher TSH-Bereich wird in dem Labor, in das Sie mein Blut eingeschickt haben, als normal betrachtet, und wie hoch war mein TSH-Spiegel?
Abgesehen von Ihrem eigenen TSH-Spiegel sollten Sie auch die Normal-TSH-Werte des Labors kennen, denn

diese Zahlen haben einen bedeutenden Einfluss auf ihre Aussichten, möglichst gut mit Ihrer Hypothyreose zu leben.

Welcher TSH-Spiegel wäre Ihrer Ansicht nach optimal für mich?

Dies ist eine ganz grundlegende Frage, die es allerdings in sich hat. Die Antwort Ihres Arztes/Ihrer Ärztin wird Ihnen seine/ihre Auffassung bezüglich »normaler« TSH-Spiegel verraten.

Manche Ärzte glauben, ihr einziges Ziel müsse es sein, das TSH bis zum oberen Ende des Normalbereichs abzusenken, und damit sei die Sache erledigt. Ginge man etwa vom 5,5-TSH-Spiegel meines Labors aus, so wäre mancher Arzt davon überzeugt, eine völlig ausreichende Therapie bestünde in der Senkung meines TSH-Spiegels auf 5,4. Viele konventionelle Ärzte scheinen sich an dieser Richtschnur zu orientieren. Wenn ich mich aber mit 5,4 nicht wohl fühle, so muss es mir an etwas anderem fehlen, denn an meiner Schilddrüse kann es ja dann nicht mehr liegen. Die Vorstellung, dass sich unterschiedliche Menschen bei unterschiedlichen TSH-Werten – innerhalb eines gewissen Bereichs – wohl fühlen, hat sich unter Endokrinologen und anderen Ärzten noch nicht sehr weit herumgesprochen.

Die Tendenz einiger Ärzte, ihre Patienten am oberen Ende des Normalbereichs zu belassen, hat auch mit ihren Befürchtungen hinsichtlich Osteoporose zu tun. Es gibt einige Hinweise darauf, dass unbehandelte Schilddrüsenüberfunktion den Patienten einem erhöhten Osteoporoserisiko aussetzen. Allerdings existieren auch Untersuchungen, die kein erhöhtes Osteoporoserisiko für Menschen zeigen, die sich einer Schilddrüsenhormon-Substitution zur Senkung des TSH-Werts in den Normalbereich oder sogar auf Überfunktionswerte (etwa nach Schilddrüsenkrebs) unterzogen. Es gibt keinen definitiven Beweis dafür, dass niedrige oder herabgesetzte TSH-Werte ein eindeutiges Osteoporoserisiko darstellen, weswegen Sie sich von Ihrem Arzt auch nichts anderes weismachen lassen sollten.

Welches Schilddrüsenhormon haben Sie mir verschrieben?

Hier geht es darum, ob es sich um ein Markenprodukt oder ein Generikum handelt. Die Schilddrüsenhormone von Markenherstellern gelten als zuverlässiger. Generika (Fertigarzneimittel, die unter einem nicht geschützten Namen – *generic name* – im Handel sind) können unberechenbar sein und sollten daher gemieden werden.

Was darf ich erwarten? Wie rasch wird mein TSH angesichts der von Ihnen verschriebenen Dosis wieder auf einen Normalwert sinken?

Hier geht es darum, ob Ihr Arzt Ihnen eine kleine Dosis an Schilddrüsenhormonen verschreibt, um zu sehen, was bei einer sehr langsamen Entwicklung geschieht, oder ob er Sie so rasch wie möglich in den Normalbereich bringen möchte. Für beide Ansätze sprechen gute Gründe, aber es ist wichtig, Bescheid zu wissen. Manche Ärzte setzen Sie auf eine Minidosis und erzählen Ihnen, dass Sie sich schon in vierzehn Tagen besser fühlen werden. Wenn Sie sich dann aber nicht besser fühlen, bilden Sie sich womöglich ein, dass es an Ihnen liegen muss.

Wie oft werden Sie mein TSH noch testen, bis es mir wieder gut geht?

Hier wollen Sie hören, dass Ihr Arzt Ihre Behandlung und Genesung im Auge und unter Kontrolle behalten wird. Das heißt, dass Sie ihn, bis sie sich besser fühlen und ihre TSH-Resultate normal sind, wahrscheinlich alle sechs bis acht Wochen zu einem Test und einer Neubestimmung ihrer Dosis aufsuchen werden.

Was meinen Sie, wie oft soll ich – sobald ich mich wieder besser fühle – den TSH-Test wiederholen, um sicherzustellen, dass die Dosis noch immer ausreicht?

Falls Ihnen der Arzt »einmal pro Jahr« (oder noch seltener) antwortet, sollten Sie sich Gedanken machen. Die meisten Ärzte empfehlen während der ersten beiden Jahre einen halbjährlichen Test, danach sollte mindestens einmal pro Jahr getestet werden.

Über Schilddrüsenhormonbehandlungen

Wenn Sie unter Hypothyreose leiden, produziert ihr Körper nicht genügend Schilddrüsenhormone, und Sie müssen die fehlenden Hormone zuführen. Dieses Verfahren zur Behandlung von Unterfunktion durch Einnahme von Schilddrüsenhormonpräparaten bezeichnet man als Schilddrüsenhormon-Substitution. Sie kann durch verschiedene Arten von Schilddrüsentherapeutika erfolgen, die folgende Wirkstoffe enthalten:

Levothyroxin oder L-Thyroxin: Die synthetische Form von Thyroxin, auch als T4 bekannt.

Liothyronin: Die synthetische Form von Trijodthyronin, T_3.

Liotrix: Ist eine synthetische Kombination aus Levothyroxin und Liothyronin, ein synthetisches T_4/T_3-Präparat.

Natürliches Schilddrüsenhormon: Es handelt sich um ein nicht-synthetisches Schilddrüsenhormon-Substitut, das aus den Schilddrüsen von Schweinen gewonnen wird und T_4, T_3 sowie andere unspezifische Komponenten des Schilddrüsenhormons enthält.

Levothyroxin/Synthetisches T_4

Mittel mit Levothyroxin werden häufig als Schilddrüsenhormon-Substitut verschrieben. Die meisten Marken haben sich als bio-äquivalent erwiesen. Was die Präparate vor allem unterscheidet, sind die Füllstoffe und Bindemittel. Einige wenige Patienten reagieren offenbar allergisch auf Füllstoffe des einen oder anderen Medikaments. Falls Sie also nach Einnahme bestimmter Marken ungewöhnliche Reaktionen, etwa Ausschläge und andere allergische Phänomene, registrieren, sollten Sie Ihren Arzt bitten, es mit einer anderen Marke zu probieren.

Liothyronin/Synthetisches T_3 und Liotrix, Synthetisches T_3/T_4

Synthetisches Levothyroxin bietet lediglich T_4 und muss sich auf die Fähigkeit des Körpers verlassen, das T_4 in jenes T_3 zu konvertieren, das auf Zellebene benötigt wird.

Wenn die Konversion im Körper gut funktioniert, dann funktioniert auch die Levothyroxin-Therapie – wie etwa bei einigen von Hypothyreose Betroffenen, die ihre Pille nehmen, sich gut und normal fühlen und nur dann an ihre Unterfunktion denken, wenn sie zu ihrem alljährlichen Bluttest müssen.

Gibt es Hinweise darauf – etwa trotz normaler TSH-Werte anhaltende Symptome – , dass die Konversion nicht optimal vonstatten geht, verschreiben einige Ärzte zusätzliches T_3. Ärzte, die mit T_3-Präparaten arbeiten, sind häufig Osteopathen, Naturheilkundler oder ganzheitlich orientierte Mediziner. Es gibt auch einige Endokrinologen, die diese Präparate benutzen, wenn die Behandlung eines speziellen Patienten sie erfordert. Auch von manchen Psychiatern weiß man, dass sie T_3 zur Behandlung von Depressionen bei Hypothyreose-Patienten sowie bei hartnäckigen Depressionen Nicht-Schilddrüsenkranker einsetzen.

Natürliches Schilddrüsenhormon

Natürliches Schilddrüsenhormon wird aus den getrockneten Schilddrüsen von Schweinen gewonnen. Diese enthalten – neben anderen Schilddrüsenhormonbestandteilen – T_4, T_3, T_1 und T_2. Natürliches Schilddrüsenhormon ist außer bei Ganzheitsmedizinern und Naturheilpraktikern auch bei einigen Schulmedizinern populär. Oft sind das Ärzte, die ihre Patienten jahrelang erfolgreich damit behandelten, und dann zusehen mussten, wie sich deren Gesundheit beim Wechsel zu synthetischen Hormonen drastisch verschlechterte.

Einnahme Ihres Schilddrüsenhormons

Wenn Sie Ihr Schilddrüsenhormon abholen, drücken Ihnen einige Apotheker ein Informationsblatt in die Hand. Andere geben abgesehen vom Aufdruck auf der Flasche beziehungsweise der Verpackung und Beipackzettel keine weiteren Informationen. Auf jeden Fall sollten Sie genau wissen, wie Sie Ihr Schilddrüsenhormonpräparat aufbewahren und einnehmen müssen und ob es Wechselwirkungen mit bestimmten Nahrungsmitteln oder anderen Medikamenten gibt. Lesen Sie den Beipackzettel sorgfältig, und falls Sie etwas nicht verstehen, fragen Sie Ihren Arzt.

Achten Sie darauf, ob der Hersteller des Präparats eine bestimmte Aufbewahrungsform empfiehlt, zum Beispiel kühl aufbewahren, und halten Sie sich bitte daran.

Auf allen Packungsanweisungen steht, dass Sie bei Auslassen einer Dosis diese umgehend nachholen sollten. Falls es schon fast Zeit für die nächste Einnahme ist, sollten Sie die versäumte Einnahme einfach überspringen und in Ihrem regelmäßigen Anwendungsplan fortfahren. Grundsätzlich gilt: Sie werden nicht gleich zusammenbrechen, wenn Sie einmal einen Tag versäumen.

Falls ich eine Einnahme vergessen habe, verteile ich sie in der Regel auf die nächsten beiden Tage. Aber das ist meine ganz persönliche Methode und kein ärztlicher Ratschlag. Fragen Sie Ihren Arzt, was er Ihnen beim Auslassen einer Dosis empfehlen würde.

Schwangerschaft: Jede Frau muss die Warnung, während der Schwangerschaft keine Medikamente einzunehmen, sehr ernst nehmen, und meistens handelt es sich dabei auch um einen guten Rat. Was aber das Schilddrüsenhormon angeht, so führt man dem Körper damit etwas Lebenswichtiges zu, das ihm fehlt. Die Einnahmen von Schilddrüsenhormonen sind keine Option, die einem irgendwie frei steht, sondern sind für das richtige Funktionieren des Körpers absolut unerlässlich. Noch unverzichtbarer aber sind sie für eine gesunde Schwangerschaft sowie zur Vermeidung schädigender Auswirkungen auf das sich entwickelnde Gehirn Ihres Kindes. Stellen Sie die Einnahme Ihres Schilddrüsenhormons also nicht ein! Wenn Sie es richtig dosieren, landet nur sehr wenig davon bei Ihrem Baby, und es gibt keinerlei Hinweise, dass es dieses in irgendeiner Weise schädigt. Schilddrüsenhormon wird als eines der sichersten Präparate betrachtet, die man während der Schwangerschaft einnehmen kann, sicherer noch als etwa Nasentropfen. Vergessen Sie jedoch nicht, dass Sie während der Schwangerschaft vermutlich eine Dosisanpassung benötigen.

Stillzeit: Schilddrüsenhormone sind nichts Fakultatives; sie sind für das richtige Funktionieren Ihres Körpers ebenso wie für seine Fähigkeit, Milch zu produzieren, absolut unerlässlich. Setzen Sie das Medikament also nicht während der Stillzeit ab. Falls Sie Ihr Schilddrüsenhormon angemessen dosieren, gelangt nur wenig davon in die Muttermilch, und es gibt keine Hinweise darauf, dass es Ihr Kind schädigen könnte. Die Dosierung kann sich jedoch bei vielen Frauen nach der Schwangerschaft ändern, weshalb Sie sich von Ihrem Arzt testen lassen müssen.

Wie man Schilddrüsenhormone einnimmt

Sollte man Schilddrüsenhormone zum Essen oder auf leeren Magen einnehmen?

Falls Sie bestimmte Medikamente zum Essen einnehmen, kann die Nahrung in Ihrem Magen die Absorption der Medikamente verzögern oder vermindern. Dies gilt auch für das Schilddrüsenhormon. Essen kann die Geschwindigkeit, mit der das Medikament in den Magen gelangt, verlangsamen, oder aber die Absorption des Medikaments beeinflussen, indem es dieses bindet. Beides vermindert die Fähigkeit des Körpers zur Absorption der Arznei, indem es entweder deren Auflösegeschwindigkeit oder aber das Säuregleichgewicht des Magens verändert. Dies spiele überhaupt keine Rolle, werden Ihnen manche Ärzte erzählen, doch den größtmöglichen Effekt, das heißt die beste Absorption erzielen Sie, wenn Sie Ihr Schilddrüsenhormon als erstes am Morgen auf leeren Magen und etwa eine Stunde vor dem Frühstück einnehmen.

Aber auch wenn Sie es nicht so einnehmen wollen, bleibt Konsequenz der Schlüssel zur Aufrechterhaltung eines stabilen Hormonwerts in Ihrem Blut. Falls Sie Ihr Schilddrüsenhormon zum Essen einnehmen, so sollten Sie es immer tun! Falls Sie von der Einnahme auf leeren Magen und auf die Einnahme zum Essen wechseln, sollten Sie etwa sechs bis acht Wochen nach dem Wechsel einen TSH-Test durchführen lassen, um sicherzustellen, dass Sie auch die richtige Dosis erhalten. Obgleich die Einnahme zum Essen die Absorption geringfügig reduzieren könnte, ermöglicht die Sicherheitskontrolle eines zusätzlichen Bluttests die eventuell nötige Dosierungsänderung. Wiederum aber ist Konsequenz das Entscheidende. Nehmen Sie das Medikament nicht ein paar Tage lang zum Essen, dann ein paar Tage lang auf leeren Magen ein, denn so ist schwankende Absorption garantiert, und es wird schwieriger, den TSH-Wert zu regulieren.

Wie wirkt sich eine ballaststoffreiche Ernährung aus?

Viele Menschen, die Schilddrüsenhormone einnehmen, kämpfen nicht nur um ihren TSH-Wert, sondern ringen auf einem zweiten Schlachtfeld um Gewichtsabnahme – wobei ein Wechsel zu ballaststoffreicher Ernährung durchaus hilfreich sein kann. Allerdings kann das auch die Schilddrüsenhormon-Absorption beeinflussen. Alles, was sich auf die Geschwindigkeit Ihrer Verdauung oder der Nahrungsabsorption im Magen auswirkt, kann sich auch auf die Absorption des Schilddrüsenhormons niederschlagen. Und da ballaststoffreiche Ernährung die Verdauung beschleunigt, setzt sie bei einigen Menschen auch die Absorption herunter. Sollten Sie also diese Kost lieber vergessen? Ganz und gar nicht! Ihre Vorzüge werden nicht umsonst hoch gelobt.

Ausschlaggebend ist wiederum die konsequente Anwendung. Falls Sie sich bereits ballaststoffreich ernähren und regelmäßig TSH-Tests durchführen lassen, ist Ihre Dosierung auf Sie und Ihre Ernährung abgestimmt. Falls Sie aber erst mit der ballaststoffreichen Kost beginnen, sollten Sie sich sechs bis acht Wochen nach dem Wechsel testen lassen, um eine angemessene Hormondosierung sicherzustellen. Bleiben Sie konsequent! Essen Sie nicht mal so, mal anders, denn auf diese Weise untergraben Sie nicht nur Ihre TSH-Werte, sondern auch Ihr Wohlbefinden!

Auch hier können Sie die Wirkungen abmildern, indem Sie Ihr Schilddrüsenhormon als Erstes am Morgen auf leeren Magen einnehmen und anschließend mindestens eine Stunde nüchtern bleiben. Denn dies garantiert – gleichgültig, was Sie essen – maximale Absorption!

Wie steht es mit Vitamin- und Eisenpräparaten?

Eisen kann sich – allein oder als Teil eines Multivitaminpräparats – auf die Absorption von Schilddrüsenhormonen auswirken. Stellen Sie die Eiseneinnahme dennoch nicht ein. Auch bei Schilddrüsenhormon-Substitution sind Eisenpräparate gestattet. Nur sollten Sie beides nicht gleichzeitig einnehmen. Um wechselseitige Störungen bei der Absorption auszuschließen, muss man zwischen beiden Einnahmen wenigstens zwei bis drei Stunden verstreichen lassen.

Wie steht es mit Kalziumpräparaten?

Viele Menschen, die sich einer Schilddrüsenhormon-Substitution unterziehen – vor allem Frauen, die sich wegen Osteoporose sorgen –, nehmen gleichzeitig Kalziumpräparate. Auch nach Schilddrüsenkrebsoperationen sind Kalziumpräparate bedeutsam, weil die bei Krebspatienten notwendigen Hormondosen das Risiko einer Osteoporose erhöhen können.

Mit Kalziumzusätzen sollte man jedoch vorsichtig umgehen. In einem Bericht des *Journal of the American Medical Association* aus dem Jahr 1998 wurde darauf hingewiesen, dass der Zeitpunkt der Einnahme der Schilddrüsenhormon-Substitution und der Kalziumtabletten zum Problem werden können. Dem Bericht zufolge registrierten einige mit Levothyroxin behandelte Patienten einen Anstieg ihrer TSH-Werte, nachdem sie mit der Kalziumeinnahme begonnen hatten. Als sie ihre Gewohnheiten änderten und Kalzium und Schilddrüsenhormone im zeitlichen Abstand von wenigstens vier Stunden einnahmen, kehrte der TSH-Spiegel auf den Ausgangswert zurück. Dieser Hinweis ist vor allem für Menschen, deren Schilddrüse operativ entfernt wurde und die auf ärztliche Anweisung Kalzium einnehmen müssen, von großer Bedeutung. Das gleichzeitig mit dem Hormon eingenommene Kalzium treibt den TSH-Spiegel mitunter in Höhen, die über den zur Vermeidung von Metastasen empfohlenen Werten liegen.

Falls Sie also Kalzium und Schilddrüsenhormone einnehmen: immer im Abstand von mindestens vier Stunden!

Stellen Antazida (säurebindende Mittel) ein Problem dar?

Säurebindende Mittel sowohl in flüssiger als auch in Tablettenform können die Absorption des Schilddrüsenhormons verzögern oder herabsetzen. Folglich sollten Antazida mindestens zwei Stunden vor oder nach dem Schilddrüsenhormon eingenommen werden.

Wie steht es mit frei verkäuflichen Medikamenten wie Hustensaft, Erkältungs- und Nasentropfen, auf denen man liest: »Nicht bei Schilddrüsenerkrankungen anwenden«?

Generell gilt: Menschen mit Schilddrüsenproblemen sollten niemals auf eigene Faust Medikamente einnehmen. Ob Arzt oder Heilpraktiker, jeder wird Ihnen sagen, welche frei verkäuflichen Mittel Sie bei »Wehwehchen« nehmen können. Auch wenn sich die oben genannte Warnung eher auf Menschen mit überaktiver Schilddrüse (Hyperthyreose) bezieht, sollten Sie keinerlei Risiko eingehen. Stimulanzien, wie Pseudo-Ephedrin – der Hauptbestandteil vieler Erkältungs- und Allergiemedikamente –, können Menschen mit Schilddrüsenüberfunktion gefährlich werden, indem sie ein bereits angegriffenes Herz zusätzlich belasten.

Für Menschen mit Unterfunktion scheint die Gefahr nicht so groß zu sein. Es existieren einige Berichte von Schilddrüsenkranken, die hypersensibel auf Stimulanzien reagierten. Manche Hypothyreose-Betroffene etwa scheinen eine Überempfindlichkeit gegen Koffein oder Pseudo-Ephedrin und sogar natürliches Ephedra zu entwickeln, ein Kraut, das in vielen Diät- und Energiesupplementen Verwendung findet. So vertrage ich keine Erkältungsmittel mehr, die Pseudo-Ephedrin enthalten. Andere Erkältungspräparate und Antihistamine bereiten mir keine Probleme.

Wie schon gesagt: Sprechen Sie, ehe Sie solche Produkte einnehmen, mit Ihrem Arzt darüber, und probieren Sie, falls er Ihnen grünes Licht gibt, eine sehr viel kleinere Dosis als die normale. Beobachten Sie, was passiert, und versuchen Sie, falls Sie sich wohl dabei fühlen, auf Normaldosis zu erhöhen.

Was ist zu Schilddrüsenhormon und Östrogen zu sagen?

Die Einnahme von Östrogenen, ob als Hormonersatztherapie oder in Form der Antibabypille, kann Ihre Schilddrüsentestergebnisse beeinflussen.

So müssen Frauen, die Östrogenpräparate anwenden, mitunter auch eine größere Menge an Schilddrüsenhormon einnehmen. Hormonersatztherapien sowie diverse

Antibabypillen erhöhen die Menge eines spezifischen Proteins, das Schilddrüsenhormone bindet und dadurch teilweise inaktiv macht. Auf diese Weise können sich bei Schilddrüsentests – fälschlicherweise – erhöhte Gesamt-T4-Werte ergeben. Vor allem bei Frauen ohne Schilddrüsen muss – da sozusagen kein Kompensationsorgan vorhanden ist – die Dosis leicht erhöht werden. Sich einer Schilddrüsenhormon-Substitutionstherapie zu unterziehen heißt sicherlich nicht, auf Östrogen oder vom Arzt verschriebene Verhütungspillen zu verzichten. Allerdings sollten Sie sechs bis acht Wochen nach Beginn der Östrogentherapie ihre Schilddrüse testen lassen, um zu überprüfen, ob das Östrogen eine Anpassung der Schilddrüsenhormondosis notwendig macht. Und informieren Sie den Arzt, der Ihnen das Östrogen oder die Pille verschreibt, über Ihre Schilddrüsenhormonbehandlung!

*Wechselwirkungen zwischen Antidepressiva und
Schilddrüsenhormonen*

Die mit der Anwendung von Schilddrüsenhormonen einhergehende Einnahme von trizyklischen Antidepressiva, die Wirkstoffe, wie beispielsweise Amitriptylin, Clomipramin, Doxepin oder Impramin, enthalten, kann die Wirkung beider Medikamente verstärken und die Wirkung des Antidepressivums beschleunigen.

Studien zufolge kann die gleichzeitige Einnahme von Schilddrüsenhormonen und einer der populären Serotoninwiederaufnahmehemmer (SSRI) die Wirksamkeit des Schilddrüsenhormons vermindern.

Auch hier gilt: Sollen Antidepressivum und Schilddrüsenhormon gemeinsam eingenommen werden, muss der

Arzt beides sorgfältig aufeinander abstimmen und mögliche Folgen im Auge behalten!

Wechselwirkungen mit anderen Medikamenten

Auch bei einer Reihe anderer Medikamente treten Wechselwirkungen mit Schilddrüsenhormon auf beziehungsweise wird die Schilddrüsenfunktion beeinflusst.

Insulin: Schilddrüsenhormon kann die Wirksamkeit von Insulin und ähnlichen Diabetes-Medikamenten vermindern. Sorgen Sie dafür, dass Ihr Arzt um die Einnahme des ersten weiß, ehe er das zweite verschreibt.

Cholesterin senkende Mittel: Manche der in diesen Medikamenten enthaltenen Stoffe, wie zum Beispiel Cholestyramin, das zu den Anionenaustauscherharzen zählt, binden Schilddrüsenhormon. Zwischen der Einnahme von Schilddrüsenhormon und der Anwendung solcher Medikamente sollte man daher mindestens vier bis fünf Stunden verstreichen lassen.

Antikoagulanzien (gerinnungshemmende Substanzen): Die Wirkung blutverdünnender Medikamente, die zum Beispiel Heparin enthalten, verstärkt sich mitunter, wenn Schilddrüsenhormon hinzugefügt wird. Informieren Sie Ihren Arzt, falls Sie das eine oder andere einnehmen.

Kortikosteroide/Adrenokortikosteroide: Diese Medikamente unterdrücken TSH und können bei manchen Menschen die Konversion von T_4 in T_3 blockieren.

Amiodaron HCL: Das unter dem Markennamen Cordarex bekannte Herzmedikament kann sowohl Hypothyreose wie Hyperthyreose verursachen als auch den T_4-Stoffwechsel stören. Wer dieses Mittel einnimmt, sollte sich regelmäßig auf Schilddrüsenveränderungen hin untersuchen lassen.

Maprotilin: Dieses Antidepressivum kann – gemeinsam mit Schilddrüsenhormonen eingenommen – das Risiko von Herzrhythmusstörungen erhöhen.

Theophyllin: Dieses Mittel gegen Asthma und Atemwegserkrankungen lässt sich bei von Hypothyreose Betroffenen meist nicht so rasch vom Körper abbauen, baut sich jedoch, sobald sich die Schilddrüse im Normalbereich befindet, auch wieder im üblichen Zeitraum ab.

Lithium: Ist dafür bekannt, dass es Hypothyreose hervorruft, indem es die Absonderung von T_4 und T_3 blockiert. Wer Lithium einnimmt, sollte sich von Zeit zu Zeit auf Schilddrüsenveränderungen hin untersuchen lassen.

Phenytoin und Carbamazepin: Sind in manchen Antiepileptika enthalten und können den Levothyroxin-Stoffwechsel beschleunigen, sodass Tests mitunter verminderte Gesamt-T_4-Werte ergeben.

Wie steht es mit kropffördernden Nahrungsmitteln?

Wie der Name schon sagt, fördern diese Lebensmittel die Entwicklung eines Kropfes (Strumas). Genauer gesagt, können sie die Fähigkeit unseres Körpers zur Jodverwendung hemmen, den Prozess, durch den Jod in die Schilddrüsenhormone T4 und T3 umgebaut wird, blockieren, die eigentliche Absonderung des Schilddrüsenhormons behindern und die periphere Konversion von T4 in T3 zu stören.

Falls Ihre Unterfunktion auf eine Thyreoidektomie zurückzuführen ist, brauchen Sie sich um kropffördernde Nahrungsmittel keine Gedanken zu machen. Wenn Sie aber noch eine Schilddrüse haben, ist größere Aufmerksamkeit nötig; vor allem dürfen Sie diese Nahrungsmittel nicht roh oder in allzu großen Mengen verzehren. Manche Fachleute glauben, dass die an der Bildung kropffördernder Materialien in Pflanzen beteiligten Enzyme durch Kochen zerstört werden, sodass durch Garen ein Teil oder gar Großteil dieses Gefahrenpotenzials vernichtet wird. Der Verzehr vernünftiger Mengen ist – ob roh oder gekocht – für die meisten Menschen wohl unbedenklich.

Kropffördernde Nahrungsmittel sind zum Beispiel Rosenkohl, Kohlrüben, Steckrüben, Kohlrabi, Rettich, Blumenkohl, Afrikanischer Maniok, Hirse, Weißkraut, Grünkohl und Sojaprodukte.

Saisonale Schwankungen bei der Schilddrüsenhormondosis

Ein bezüglich der Dosierung von Schilddrüsenhormon kaum bekanntes Thema sind für die meisten Schilddrüsenpatienten die jahreszeitlichen Schwankungen der Schilddrüsenfunktion.

Bisher liegen noch zu wenige Studien vor, die exakt zeigen, wie sich die benötigten Dosen ändern und wie man sie unter Berücksichtigung saisonaler Veränderungen anpassen sollte. Forschungen zeigen jedoch, dass das TSH in den kälteren Monaten auf natürliche Weise ansteigt und in den wärmsten Monaten auf niedrige Normal- oder sogar Überfunktionswerte sinkt. Manche Ärzte berücksichtigen dies, indem sie während der kälteren Monate leicht erhöhte Dosen verschreiben, dagegen während der warmen Jahreszeit die Dosis reduzieren. Die meisten aber sind sich dieser saisonalen Veränderung nicht bewusst, sodass die Patienten während der kalten Wintermonate über verschlimmerte Unterfunktionssymptome klagen beziehungsweise während der Sommermonate unter Überfunktion leiden.

Diese jahreszeitlichen Schwankungen kommen bei älteren Menschen und in besonders kalten Klimata stärker zum Tragen. Um hier optimales Wohlbehagen zu gewährleisten, sollten bei der Festlegung der Hormondosierung die saisonalen Variationen des TSH berücksichtigt werden. Und die Patienten sollten darauf bestehen, dass mindestens zwei jährliche Tests – einen im Winter und einen im Sommer – durchgeführt werden, damit eine angemessene generelle Substitutionsdosis sowie die notwendige jahreszeitenabhängige Modifizierung festgelegt werden kann.

Wie lange dauert es, bis man sich besser fühlt?

Sobald Ihre Diagnose steht und Sie mit der Schilddrüsenhormon-Substitution begonnen haben, ist das die nahe liegende Frage.

Viele Ärzte und Endokrinologen sagen ihren Patienten, dass es zwei Wochen dauern könnte, bis sie eine erste Besserung verspüren. Manchen geht es auch tatsächlich nach zwei Wochen schon besser – den meisten allerdings nicht.

Bei mir dauerte es fast vier Monate, bis ich mich allmählich wieder wie ein Mensch fühlte. Und es vergingen noch ein paar weitere Monate, bis mein TSH-Spiegel langsam wieder Normalwerte aufwies.

Es nimmt Monate oder Jahre und nicht nur ein paar Wochen in Anspruch, eine Schilddrüsenunterfunktion zu entwickeln. Und leider gibt es für die Umkehrung dieses Prozesses keine Zauberpille, die in Minutenschnelle wirkt wie Aspirin bei Kopfschmerzen. Wenn Sie mit der Einnahme eines T4-Medikaments beginnen, dauert es zwei Wochen, bis es sich in Ihren TSH-Werten niederschlägt. Dann muss Ihr Körper es absorbieren und für sich nutzbar machen, um alles, was schief gelaufen ist, wieder in Ordnung zu bringen.

Zu wissen, dass niemand von mir erwartete, dass ich gleich wieder fit und obenauf war, tröstete mich irgendwie. Natürlich wollte ich mich bald wieder besser fühlen, doch war ich auch zuversichtlich, dass es im Lauf der Zeit stetig bergauf gehen würde. Und realistische Erwartungen vermitteln meiner Ansicht nach auch, wenn man sich körperlich noch nicht perfekt fühlt, einfach ein besseres Selbstwertgefühl.

Manche behaupten, Autoimmunkrankheiten beträfen eher die so genannten Typ-A-Persönlichkeiten. Diese Menschen wollen alles im Griff haben, immer noch mehr tun und bestehen grundsätzlich aus schneller, höher, besser. Solch ein Leiden bremst sie dann aus und zwingt sie, das Heft aus der Hand zu geben. Es ist zum Verrücktwerden! Gelernt habe ich dabei aber eines: die ungeheure Bedeutung der Geduld. Mit Geduld ist es bei mir nicht weit her. Aber ich musste mich sehr darum bemühen. Und das müssen Sie auch.

Während Sie darauf warten, dass Ihre Schilddrüsenhormon-Substitution allmählich ihre Wirkung entfaltet, sollten Sie möglichst viel für sich tun. Gönnen Sie sich mehr Muße. Lassen Sie sich massieren oder akupunktieren. Machen Sie einen Yoga- oder Tai-Chi-Kurs. Werden Sie Mitglied in einem Fitnessstudio und treiben Sie Sport. Verwöhnen Sie sich nach Strich und Faden und stellen Sie sich vor, wie Sie damit zu Ihrer Genesung beitragen und – auf dem Wege zu einem besseren Leben – Ihren Körper bei seinem Heilungsprozess unterstützen.

TEIL II

*Herausforderungen
und Alternativen*

6
Herausforderungen bei Diagnose und Behandlung

Stelle alles in Frage, aber niemals dich selbst.
BOVEE

Auch bei eindeutigen Anzeichen für Hypothyreose ist es für manche Betroffenen nicht leicht, eine entsprechende Diagnose zu erhalten. Vielleicht haben Sie einen Arzt, der nur zögernd testet oder Laborbefunde zu konservativ interpretiert, oder aber andere Hindernisse verzögern die Diagnose.

Da die richtige Diagnose für Ihr Wohlbefinden aber eine so entscheidende Rolle spielt, ist es wichtig, sich die eventuellen diagnostischen und therapeutischen Schwierigkeiten sowie erfolgreiche Lösungsstrategien vor Augen zu führen.

Die Tendenz, den eigenen Gefühlen zu misstrauen

Im Rückblick – so erzählen mir viele Menschen – sehen sie, dass etwas verkehrt lief, aber damals haben sie nicht darauf geachtet und es auch nicht früh genug ihrem Arzt mitgeteilt. Manche von ihnen glaubten, ihre Gewichtszunahme beruhe auf der Änderung ihrer Ernährungsgewohnheiten und ihre ständige Erschöpfung auf den viel zu zahlreichen Verpflichtungen.

Geri, Autorin von Gesundheitsbüchern und Produzentin, aus New York erhielt ihre Hypothyreosediagnose nach einem Routine-Checkup, doch im Rückblick wurde ihr klar, dass sie die Anzeichen der Krankheit bereits seit Jahren verspürt hatte.

»Zur Zeit meiner Diagnose glaubte ich nicht, dass mir irgendwas fehlte. Aber im Rückblick sehe ich ganz klar, dass mir schon während der zwei Monate vorher furchtbar kalt gewesen war und ich mich ganz allgemein lustlos und kränklich gefühlt hatte. Ich schrieb es meiner allgemeinen Erschöpfung, Überarbeitung, meinen Winterdepressionen und dem näher rückenden 30. Geburtstag zu. Und wenn ich noch weiter zurückschaue, dann glaube ich, dass meine Schilddrüse schon vor fünf Jahren abzubauen begann. Damals hat nämlich 20 Monate lang meine Periode ausgesetzt, und ich habe zugenommen.«

Falls Sie argwöhnen oder glauben, dass etwas nicht stimmt, dann könnten Sie damit durchaus Recht haben. Vertrauen Sie auf Ihre Intuition, und konsultieren Sie Ihren Arzt lieber zu früh als zu spät.

Ihr Arzt und Sie

Manche Ärzte widersetzen sich Ihrer Bitte nach einem Schilddrüsentest – heutzutage häufig aus Kostengründen.

D. J., eine Patientin, hatte es mit einer solchen zögerlichen Ärztin zu tun:

»*Im Lauf von neun Monaten hatte ich wenigstens dreimal um einen Schilddrüsentest gebeten, und wurde jedes Mal auf etwas anderes getestet. Endlich stimmte sie – widerwillig – dem Schilddrüsentest zu. Und – Überraschung – mit meiner Ahnung lag ich genau richtig. Mein TSH war so hoch, dass die Laborantinnen glaubten, ihre Maschine sei defekt!*«

Nachdem D. J. ihre Diagnose hatte, suchte sie sich einen neuen Arzt, der sich von Patienten, die in ihre Behandlung einbezogen werden wollen, nicht bedroht fühlte.

Charl, die im Gesundheitswesen der Armee tätig war, ging zu ihrem Militärarzt, um ihre Schilddrüse abchecken zu lassen:

»*Während er mir den Hals abtastete, meinte er: ›Nun, Major, nicht jeder, der Übergewicht hat, leidet an Schilddrüsenunterfunktion. Aber davon mal abgesehen, wer ist hier eigentlich der Arzt, Sie oder ich?‹ Ich fragte ihn, ob zur Feststellung einer fehlerhaften Schilddrüsenfunktion ein Bluttest notwendig sei. Darauf er: ›Meinen Sie, Sie müssen mir hier erzählen, was ich zu tun habe?! Ihre Schilddrüse ist völlig normal. Gerade eben habe ich Ihren Hals untersucht!‹ Da fand ich, es sei höchste Zeit, einen Zivilistin aufzusuchen. Die Ärztin ordnete eine ganze Testreihe an und stellte fest, dass ich an Hashimoto-Thyreoiditis litt.*«

Geraten Sie an einen Arzt, der Ihre Schilddrüse partout nicht testen will, so sollten Sie sich umgehend einen neuen suchen. Bleiben Sie hartnäckig. Falls der Arzt behauptet, die Krankenkasse würde die gewünschten Tests nicht bezahlen, erkundigen Sie sich dort. Und wenn alle Stricke reißen, bezahlen Sie die Tests selber. Ist alles in Ordnung, haben Sie eine Sorge weniger. Stellt sich ein Schilddrüsenproblem heraus, übernimmt die Krankenkasse alle weiteren Kosten.

Werden nur Einzelsymptome diagnostiziert, verliert man leicht den Überblick

Manche Menschen gehen über Monate oder Jahre mit einem Hypothyreosesymptom nach dem anderen zum Arzt. Der Arzt behandelt jede Einzelbeschwerde – verschreibt Cholesterinmittel gegen erhöhten Cholesterinspiegel, Antidepressiva gegen Depression, Appetitzügler gegen Übergewicht – tritt aber kein einziges Mal zurück, um sich einen Gesamteindruck zu verschaffen und zu sagen: »Aha, da haben wir ja den geradezu lehrbuchmäßigen Symptomkatalog einer Hypothyreose. Vielleicht sollte ich mal einen Schilddrüsentest vornehmen.«

Anns Erfahrungen dokumentieren sehr schön, was manche Menschen auf diese Weise durchmachen. Es begann mit geschwollenen Augen, es folgten Kribbeln und Muskelschmerzen in den Beinen, undeutliche Aussprache, eine dicke Zunge und ein aufgedunsenes Gesicht. Bei jeder Station dieser Entwicklung meinte ihre Ärztin, es handle sich um Allergien, Sinusinfektionen, Vitaminmangel und so weiter. Sogar Anns Mutter und Ehemann fragten sich, ob es nicht an Anns Schilddrüse läge, und als Ann ihre Ärztin darauf ansprach, meinte diese nur, das glaube sie nicht. Nach vielen Monaten schließlich erklärte sie sich bereit, Anns Schilddrüse zu testen:

»Am Freitagabend bekam ich einen Anruf aus der Klinik. Es war meine Ärztin, die an diesem Abend Notdienst hatte.

*Meine Testergebnisse seien eben eingetroffen, und sie mache sich
große Sorgen und müsse mir sofort etwas verschreiben. Mein
Herz hämmerte, und ich glaube, ich weinte sogar am Telefon,
nur weil mir jemand bestätigte: ›Ja, mit Ihnen stimmt tatsächlich etwas nicht!‹ Mein T4 sagte sie, sei nicht mal grenzwertig.
Und einen höheren TSH-Wert – 460! – hätte sie noch nie gesehen.«*

Noch einmal: Wenn Ihr Instinkt und sogar andere Leute
Ihnen sagen, dass Sie ein Schilddrüsenproblem haben,
sollten Sie einen anderen Arzt ausprobieren und eine zweite Meinung einholen, um aus der Sackgasse der Ein-
zelsymptom-Diagnose herauszukommen. Mit Hilfe der
Hypothyreose-Checkliste fällt es Ihrem Arzt vielleicht
leichter, sich einen vollständigen Überblick über all Ihre
Symptome zu verschaffen und zu erkennen, wie sie sich zu
einer Diagnose zusammenfügen lassen.

Fehldiagnostizierung

Fehldiagnostizierung von Hypothyreose als Depression,
Stress oder prämenstruelles Syndrom – und sexistische
Vorurteile – kommen nicht gerade selten vor.

Der nachweisliche Zusammenhang zwischen Depression und Hypothyreose wird in Kapitel 10 ausführlicher erörtert. Im Stadium der Diagnose sollte man jedoch nicht
vergessen, dass wegen des häufigeren Vorkommens von
Depressionen auch eine größere Wahrscheinlichkeit besteht, eher die Diagnose »Depression« als einen Schilddrüsentest zu erhalten. Manche Forscher schätzen, dass bis
zu 15 Prozent oder noch mehr Menschen, bei denen De-

pression diagnostiziert wurde, in Wirklichkeit unter Hypothyreose leiden.

Nach Meinung zahlreicher fortschrittlicher Ärzte sollte man stets einen Schilddrüsentest durchführen, um eine Schilddrüsenerkrankung als Depressionsursache auszuschließen. Kate Lemmerman, M.D., etwa meint:

»Auch wenn jemand kommt und ausdrücklich über Depressionen klagt, bin ich der Ansicht, dass ein gründlicher Check-up einschließlich Schilddrüsentest notwendig ist, ehe man ein Antidepressivum verschreibt.«

Frauen sehen sich mit einer besonderen Version der Fehldiagnose konfrontiert. Es gibt Ärzte, die weibliche Beschwerden weniger ernst nehmen als die von Männern. Solche Ärzte glauben, dass Frauen emotionaler, ja manchmal sogar hysterisch sind und ihre Symptome beziehungsweise die Schwere ihrer Symptome übertreiben. Da Hypothyreose Frauen sehr viel häufiger betrifft als Männer, kann dieses sexistische Vorurteil zumindest zu einem Teil erklären, warum manche Ärzte einfach nicht in der Lage sind, die richtige Diagnose zu stellen.

Häufig wird angenommen, dass Schwankungen bezüglich des Gewichts, der Stimmung oder des Energieniveaus – die zu den typischen Hypothyreosesymptomen zählen – lediglich Folgen normaler zyklischer Veränderungen im Hormonhaushalt der Frauen seien. Zwar stimmt es, dass Gewicht, Stimmung und Energie sich auf Grund des Hormonsystems ändern können, doch auch die Schilddrüsenhormone – und nicht nur die Östrogene – sind Teil dieses Systems.

Wenn Sie feststellen, dass Ihre Symptome ignoriert werden, weil Sie eine Frau sind, so ist das besonders frustrierend. Dr. Kate Lemmerman erklärte, warum sich dieses Phänomen noch immer an einigen Ärzten beobachten lässt:

»Wenn Frauen sich über Gewichtszunahme, Erschöpfung, trockene Haut, Verstopfung und andere klassische Hypothyreosesymptome beklagen, wird oft angenommen, es stünden psychologische Ursachen dahinter – und man verschreibt ihnen ein Antidepressivum, ohne überhaupt nachzuprüfen, ob es einen organischen Grund für ihre Beschwerden geben könnte. Ich denke, wir betrachten Frauen noch immer als das schwächere Geschlecht und schreiben ihre Symptome daher leichtherziger und ohne angemessene Evaluierung ab.«

Wenn Schilddrüsenprobleme Frauen auch fünf- bis siebenmal häufiger betreffen, so gibt es auch viele Männer, die unter Hypothyreose leiden. Wegen des selteneren Vorkommens bei Männern, und weil Männer einige der Symptome eher verschweigen, kann es auch für sie schwierig werden, die richtige Diagnose zu erhalten.

Lee, ein Mann von Mitte vierzig, war den größten Teil seines Erwachsenenlebens mit Depressionen, Lethargie, trockener Haut und unglaublich eisigen Fingern geschlagen. Typische Schilddrüsensymptome, aber wie viele Männer hatte er noch weniger Aussichten, auf eine unteraktive Schilddrüse getestet zu werden als eine Frau. Schließlich testete ihn der Arzt wegen seiner extrem hohen und auf keine Behandlung ansprechenden Cholesterinwerte von über 300:

»Ich wollte die Tests gar nicht machen lassen. Dass dieser Arzt der erste war, der sich meine Lebensbeschreibung anhörte und dann die Tests vorschlug, schockiert mich irgendwie. Aber na-

türlich bin ich jetzt überglücklich, dass einige meiner Beschwerden zum ersten Mal richtig behandelt werden.«

Tom musste monatelang Ärzte konsultieren und sich als
depressiv diagnostizieren lassen, ehe er seine Diagnose erhielt:

*»Als Mann war es schwierig, die Ärzte zum Zuhören zu be-
wegen, und womöglich noch schwieriger, weil sie Schilddrüsenunterfunktion als Frauenleiden betrachten. Ich versuchte, ihnen
zu erklären, dass ich ja keineswegs behaupte, ich hätte ein Mens-
truationsproblem; auch eine Mammographie wolle ich nicht,
sondern ich wollte lediglich, dass man meine Schilddrüse behandelt, einen Teil der menschlichen Anatomie, die immer noch
Männern und Frauen gemeinsam war.*

*Ich frage mich oft, wie viele Männer wohl zu stolz oder zu
›männlich‹ sind, um zu kapieren, dass sie krank sind oder mit
der Fehldiagnose ›Depression‹ etikettiert umherlaufen und Medikamente schlucken, die ihnen nicht weiterhelfen.«*

Noch einmal: Haben Sie den Verdacht, als depressiv oder
hormonell gestört abgeschrieben zu werden – während Sie
in Wirklichkeit an einer latenten Schilddrüsenkrankheit
leiden –, dann seien Sie hartnäckig – bis ein Schilddrüsentest vorgenommen wird. Bestehen Sie darauf, dass eine
Kopie Ihrer Hypothyreose-Checkliste Ihrer Krankenakte
beigelegt wird. Und nicht vergessen: Je ruhiger und nüch-
terner Sie sind, umso besser können Sie Ihre Sache gegenüber dem Arzt vertreten. Es mag Ihnen schwer fallen,
Ihnen vielleicht auch ungerecht oder sogar lächerlich
vorkommen, dass Sie Ihren Arzt von der richtigen Vorgehensweise überzeugen müssen, doch vergessen wir all

das, und widmen wir uns lieber dem, was Ihrem Wohlbefinden nutzt.

Die diagnostische »Tyrannei des TSH«

Dr. John Lowe bezeichnet die ausschließliche Verwendung des TSH-Tests zur Diagnose und Überwachung der Schilddrüsenunterfunktion als »Tyrannei des TSH«. Und er hat Recht – TSH kann zum Tyrannen werden.

In der Vergangenheit diagnostizierte und behandelte man Schilddrüsenerkrankungen mit Hilfe von Bluttests und ärztlichen Untersuchungen unter Einbeziehung der Krankengeschichte sowie wiederholter Erörterung der Symptome. Manche Ärzte stützten sich auch auf die Basaltemperatur. Heute ist es jedoch manchmal schwierig, einen Schulmediziner zwecks Diagnose und Überwachung einer Hypothyreose zu mehr als einem TSH-Test zu veranlassen. Offensichtlich haben manche Mediziner die Erfahrung und diagnostischen Werkzeuge mehrerer Ärztegenerationen aufgegeben, um sich auf ein einziges Resultat – das des TSH-Tests – zu verlassen, das häufig nichts mit dem tatsächlichen Befinden der Patienten zu tun hat. In einer derartig mechanistischen Betrachtung von Krankheit gilt ein normaler TSH-Wert – oder das, was man als Euthyreose bezeichnet – als gleichbedeutend mit Schilddrüsengesundheit.

Eine solch rigide Interpretation des TSH-Tests wird mitunter bis zum Extrem betrieben. Manche Ärzte weigern sich sogar, einen Patienten mit Hypothyreosesymptomen, entsprechender Familiengeschichte und einem TSH-Wert von 4,9 TSH zu behandeln – falls denn erst ein

Wert über 5 als offizieller Indikator einer Unterfunktion gilt. Bei einem TSH-Wert von 5,1 werden dann dieselben Ärzte Hypothyreose diagnostizieren und auch ein Medikament verschreiben, doch sobald die Konzentrationen unter 5 absinken, behaupten sie womöglich, dass dieselben Symptome nun nichts mehr mit Ihrer Schilddrüse zu tun haben. Verkehrte Welt!

Von der Vorstellung, dass nur »normal normal ist« und dass Sie, solange Sie irgendwie in den Normalbereich fallen, richtig diagnostiziert und/oder auch angemessen behandelt werden, verabschieden sich manche Ärzte nur langsam. Es gibt vereinzelte Belege dafür, dass »normal« für die meisten Nicht-Schilddrüsenkranken tatsächlich unterhalb einer TSH-Konzentration von 2 liegt. Mein Endokrinologe und einige andere beispielsweise sind überzeugt, dass die meisten weiblichen Schilddrüsenpatienten sich im TSH-Bereich zwischen 1 und 2 am wohlsten fühlen, und dass es oberhalb dieses Wertes schwieriger wird, schwanger zu werden, Fehlgeburten zu verhindern, abzunehmen sowie andere Symptome zu beseitigen. Darüber hinaus habe ich von mehreren Angehörigen medizinischer Berufe erfahren, dass der Durchschnitts-TSH-Wert von Menschen ohne Schilddrüsenkrankheiten bei 1 liegt. Es handle sich keineswegs um einen breit gefächerten Bereich zwischen 0,5 und 5, nein, der Normalbereich der Gesunden konzentriere sich vielmehr eng um den TSH von 1.

Darüber hinaus gibt es mehr als nur vereinzelte Belege dafür, dass der »Normal«-Wert sich tatsächlich am unteren Ende des Bereichs konzentriert. So schreibt etwa A. P. Weetman, ein Medizinprofessor der Universität Sheffield, im angesehenen *British Medical Journal*:

»Thyreoidea stimulierende Hormon(TSH)-Konzentrationen von über 2 mU/L spiegeln eine Störung der Thyreoidea-Hypophyse-Achse wider, Werte oberhalb der höchsten Werte des typischen Bezugsbereichs (4,5 mU/L) sind eher als hoch signifikante Abweichungen denn als Ausläufer der Normaldistribution aufzufassen.«

Weetman fand auch heraus, dass ein TSH-Spiegel höher als 2 mit dem erhöhten Risiko einer künftigen Hypothyreose einhergeht. Seiner Ansicht nach sind Schilddrüsenerkrankungen so verbreitet, dass die »normalen« Referenzwerte auch viele »anormale« Personen einschließen, die bereits auf dem Weg zum Vollbild der Schilddrüsenunterfunktion sind. Daraus ergibt sich, dass der normale TSH-Wert für Menschen, die weder jetzt noch in Zukunft an Unterfunktion leiden werden, durchaus unter 2 anzusiedeln sein könnte.

Wenn Sie sich einem TSH-Test unterzogen haben, und man Ihnen gesagt hat, es sei alles normal, müssen Sie dennoch einige Dinge klären. Zunächst einmal: Akzeptieren Sie niemals den Satz »Sie sind im Normalbereich« als eine erschöpfende Auskunft über Ihr Ergebnis. Bitten Sie um die genauen Zahlen und eine Fotokopie der Testergebnisse, sodass Sie diese in Ihrer eigenen Akte abheften können.

Falls Sie um die genauen Zahlen nachgesucht haben, Ihr Arzt Sie Ihnen aber nicht nennt und darauf besteht, dass »alles normal« sei, »Sie die Zahlen nicht zu wissen« müssten oder Sie die Behandlung ihm überlassen sollten, so ist dies ein ernst zu nehmender Hinweis darauf, dass Sie einen neuen Arzt brauchen. Es gibt keinen vertretbaren Grund, weshalb Ihnen ein Arzt Ihre Laborergebnisse vorenthalten sollte. Tut er es dennoch, so liegt es entweder an seinem aufgeblähten Ego oder an seiner Überzeugung, dass Sie bei Ihrer eigenen Behandlung nichts mitzureden haben – wirklich gute Gründe, sich nach einem anderen Arzt umzusehen.

Vielleicht würden Sie auch gern Ihre Krankenakte durchgehen, um nachzusehen, ob Ihre Schilddrüse in der Vergangenheit schon einmal getestet wurde. Falls der Test vor dem Auftreten Ihrer Schilddrüsensymptome gemacht wurde, erfahren Sie womöglich sogar Ihren normalen TSH-Wert. Falls Ihr Arzt die Erhöhung von einem niedrigeren TSH-Normalwert auf einen hohen oder den Normalbereich sogar leicht überschreitenden Wert nachvollziehen kann, genügt ihm dies mitunter, um eine Hypothyreosediagnose zu erwägen.

Falls Sie zu den Menschen mit funktionaler Hypothyreose und normalem bis hohem normalen TSH-Wert gehören, so sind eventuell zusätzliche Tests – wie der Antikörpertest, TRH-Test, T_3- und rT_3-Test – nötig, um eine hieb- und stichfeste Diagnose Ihrer Hypothyreose zu erhalten. Falls Ihr Arzt nur auf TSH und nichts anderes zu testen bereit ist, kommen Sie auch hier ohne Arztwechsel wohl nicht viel weiter. Vor allem wenn Sie den rT_3- oder TRH-Test durchführen lassen wollen, werden Sie sich wahrscheinlich einen aufgeschlosseneren ganzheitlich praktizierenden Arzt oder Heilpraktiker suchen müssen.

Falls Sie sich bereits in einer Hypothyreosebehandlung befinden, und sich im mittleren oder hohen Normalbereich nicht recht wohl fühlen, sollten Sie mit Ihrem Arzt besprechen, ob nicht ein niedriger TSH-Wert anzupeilen wäre. Manche Ärzte sind strikt dagegen, da sie von niedrigeren TSH-Werten eine Erhöhung des Osteoporoserisikos befürchten. Dies ist eine sehr umstrittene Frage, die in Kapitel 14 ausführlicher erörtert werden soll. Vorerst ist es jedoch wichtig zu wissen, dass beide Auffassungen durch Studienergebnisse belegt sind. Der einen Seite zufolge gibt es kein erhöhtes Risiko beziehungsweise höchstens eines, das statistisch völlig insignifikant ist. Der anderen Ansicht zufolge ist dieses Risiko sehr real. Mit Sicherheit wissen wir nur, dass Ärzte, die behaupten, die Einnahme von zu viel Schilddrüsenhormon ziehe eine sichere Erhöhung des Osteoporoserisikos nach sich, nicht die ganze Wahrheit erzählen.

Ärzte, die sich weigern, »Borderline«- Hypothyreose zu behandeln

Ein selbst ernannter Schilddrüsenexperte – ein Internist, bei dem ich mir eine zweite Meinung zu meiner Hypothyreose einholen wollte – erzählte mir, dass ein Patient mit leichter Hypothyreose (TSH-Werten von 6, 8 oder 10) seiner Ansicht nach unmöglich Symptome haben könne.

Davon wollte er nicht abgehen und bestand darauf, dass kein Mensch Symptome verspüren könne, so lange das TSH nicht eindeutig über 10 liege. Als Patientin, die anhand ihrer Symptome den Unterschied zwischen TSH-Werten von 2 und 5 leicht ausmachen kann, konsultierte ich ihn kein zweites Mal – denn der Mann liegt absolut falsch. Viele Menschen haben sogar bei normalen und hohen normalen TSH-Werten Symptome, ganz zu schweigen von solchen, die auch den Laborstandards gemäß als Hypothyreose-Werte gelten.

Diann fand es ziemlich problematisch, feststellen zu müssen, dass ihr Arzt für ihren TSH-Spiegel kaum Behandlungsbedarf sah:

»In der Arztpraxis wurden meine Symptome derart heruntergespielt, dass man mir, wenn mein TSH-Wert eigentlich schon bei 12 war, lässig die Nachricht hinterließ, meine Tests seien ›ein bisschen hoch‹. Es dauerte eine ganze Weile, bis ich der Wahrheit auf die Spur kam. Kein Wunder, dass ich das Gefühl hatte, ich verliere meine Persönlichkeit, meine Fähigkeiten, meinen Mut und mich selbst. Hatte sich der Internist vielleicht je um Mitgefühl oder ein persönliches Gespräch bemüht? Nie! Seiner ›Lehrmeinung‹ entsprechend konnte ich ja nicht leiden.«

Auch Toy Lin litt jahrelang sinnlos an ihrer Hypothyreose, weil sie sich nicht nach den genauen Zahlen erkundigte, und ihr Arzt offensichtlich nicht glaubte, dass eine »Borderline«-Hypothyreose Behandlung erfordere:

»Ich bin so zornig!! In den letzten drei, vier Jahren ging es mit mir nur noch bergab. Ich habe dem Endokrinologen von all meinen Symptomen erzählt. Und er hat es ignoriert. Gerade eben habe ich die Kopien meiner Bluttests bekommen, aus denen hervorgeht, dass mein TSH von 1,6 vom Jahr 1994 auf 6,31 im Jahr 1996 angestiegen ist. Das Labor bezeichnet 6,31 als hohen Wert. Der Endokrinologe aber hat mir erzählt, dass alles normal sei. Ich habe unendlich viel Zeit verloren, war so lange träge und passiv, weil er mein persönliches Wohlbefinden völlig ignoriert hat.«

Wie Toy Lins Erfahrung zeigt, ist es sehr wichtig, seine TSH-Zahlen zu kennen und sich einer notwendigen und völlig gerechtfertigten Behandlung zu unterziehen.

Ärzte, die hohe Antikörperwerte nicht behandeln

Es ist nichts Ungewöhnliches, wenn Schilddrüsen-Antikörpertests trotz normalen TSHs positiv ausfallen. Die Kombination von Antikörpern und Hypothyreosesymptomen bedeutet in der Regel, dass die Schilddrüse auf ein Autoimmunversagen zusteuert. Zwar ist die Situation noch nicht so schlimm, dass sie sich in erhöhten TSH-Werten niederschlägt, aber sie ist auf dem Wege dorthin.

Viele Ärzte jedoch glauben, solange das TSH im Normalbereich liege, sei das positive Ergebnis eines Antikörpertests kein ausreichender Grund zur Verschreibung eines Schilddrüsenhormons, auch wenn der Patient bereits unter Symptomen leidet.

Einige Schulmediziner und noch mehr alternative Ärzte beziehungsweise solche, die Naturheilverfahren anwenden, sind jedoch überzeugt, dass Schilddrüsenantikörper, die gemeinsam mit Hypothyreosesymptomen auftreten, eine Behandlung rechtfertigen.

Zu diesen Ärzten zählt Dr. Elizabeth Vliet, die Leiterin zweier Frauen-Gesundheitskliniken: Nach ihrer Ansicht können Symptome, die mit erhöhten Schilddrüsenantikörpern und normalem TSH einhergehen, durchaus ein Anlass für eine Schilddrüsenhormontherapie sein:

»Problematisch ist meiner Ansicht nach, dass man Frauen zu oft mit der Auskunft, ihre Schilddrüse sei normal, abspeist, oh-

ne dass wirklich alle Schilddrüsentests durchgeführt wurden. Natürlich ist den meisten Leuten und auch vielen Ärzten nicht klar, dass ein ›Normalwert‹ auf einem Laborbericht nichts weiter darstellt als eben einen Wert. Für eine bestimmte Person können unter Umständen höhere oder niedrigere Werte nötig sein, damit sie sich wohl fühlt. Meiner Ansicht nach müssen wir sowohl die Laborresultate berücksichtigen als auch das klinische Bild, das uns die Patienten schildern. Ich habe eine Gruppe von über hundert Patienten, die bis auf zwei alles Frauen sind und die einen normalen TSH-Wert aber beträchtlich erhöhte Schilddrüsenantikörper-Werte aufwiesen. Und das bedeutete, dass sie Schilddrüsenmedikamente benötigten, um sich normal zu fühlen. Eine Frau kann Monate, ja Jahre an den Symptomen der Krankheit leiden, ehe der TSH-Spiegel steigt.«

Dr. Vliets überlegte und innovative Ansätze werden durch Forschungen gestützt, die zeigen, dass Schilddrüsensymptome, wie Erschöpfung und Depression, häufig bereits vor dem Ansteigen der Werte registriert werden. Interessanterweise stellten diese Forscher genau wie Dr. Vliet fest, dass Menschen mit erhöhtem Antikörper-, aber normalem TSH-Wert auf eine niedrig dosierte Schilddrüsenhormontherapie sowohl körperlich wie emotional positiv reagieren. Während die Einnahme des Schilddrüsenhormons weder Hyperthyreose noch sonstige Nebenwirkungen verursachte.

Darüber hinaus ist nachgewiesen, dass Schilddrüsenantikörper die Fertilität und die Fähigkeit, eine Schwangerschaft durchzustehen, beeinflusst. So kann sich das Risiko einer Fehlgeburt für Frauen mit Schilddrüsenantikörpern gegenüber gesunden bis aufs Doppelte erhöhen.

Ärzte, die keine TRH-Tests durchführen

Einige aufgeschlossene Ärzte benutzen den TRH-Test auch heute noch, um die tatsächliche Reaktion der Schilddrüse zu messen und Resistenz gegen Schilddrüsenhormone, einschließlich peripherer Resistenzprobleme, aufzudecken. Die meisten Ärzte glauben, dass der TRH-Test heutzutage angesichts der Exaktheit des TSH-Tests für die Hypothyreosediagnose nicht mehr nützlich und notwendig sei.

Ein Teil der Schwierigkeit bei der Suche nach einem Arzt, der einen TRH-Stimulationstest durchführt – meint Dr. John Lowe –, liege darin, dass einige Forscher glaubten, eine von der Hirnanhangdrüse herrührende Hypothyreose mit den üblichen Schilddrüsenfunktionstests diagnostizieren zu können. Wenn der Patient einen niedrigen TSH- und T4-Wert hat – so sagen sie –, sei die Funktion der Hypophyse beeinträchtigt, weil ein niedriger T4-Spiegel ein Ansteigen des TSH-Werts nach sich ziehen müsste. Dazu Dr. Lowe:

»Wir haben diese Frage untersucht und festgestellt, dass wir niemals voraussagen konnten, bei welchen Patienten sich (aufgrund des TRH-Stimulationstest) eine gestörte Hypophysenfunktion zeigen würde. Anders gesagt, es bestand kein Zusammenhang zwischen einer beeinträchtigten Hypophysenfunktion (gemäß dem TRH-Stimulationstest) und den TSH- und T4-Werten. Aus unserer Analyse ergibt sich, dass Patienten mit zentraler Hypothyreose ohne TRH-Stimulationstest aller Voraussicht nach keine Diagnose erhalten werden.«

Viele Menschen bitten ihre Ärzte vergeblich um TRH-Tests. Dr. Lowe, der in seiner Praxis regelmäßig TRH-Tests als Diagnosehilfe durchführt, empfiehlt Folgendes:

»Eine Möglichkeit für den Patienten besteht darin, verschiedene Arztpraxen anzurufen, bis er eine findet, die TRH-Stimulationstests durchführt. Und ich würde ihm vorschlagen, mit den ganzheitlich orientierten Medizinern zu beginnen. Viele dieser Ärzte stellen die Lehrmeinungen der Schulmedizin in Frage und bieten sinnvolle – wenn auch nicht der herrschenden Doktrin entsprechende – Test- und Behandlungsverfahren an.«

Ärzte, die Schilddrüsenhormon-Konversion und Resistenz-Probleme nicht anerkennen

Sobald man sich auf das Gebiet der Schilddrüsen-»Konversion« vorwagt, kommen die meisten Schulmediziner nicht mehr mit. Es handelt sich um jenen Bereich der Schilddrüsenphysiologie und -behandlung, der von der konventionellen Medizin noch immer am wenigsten verstanden wird und wo die meisten alternativen Schilddrüsendiagnose- und -therapieverfahren ihre Erfolge erzielen.

Um die Konversionsprobleme besser zu begreifen, wollen wir einen weiteren Blick auf die Funktionsweise der Schilddrüse werfen. Die gesunde Schilddrüse erzeugt T_4 und T_3. Je nachdem, welches Buch man dazu liest, bewegt sich der Prozentsatz zwischen 80 und 95 Prozent T_4 respektive 5 und 20 Prozent T_3. Da T_3 das biologisch aktive Hormon ist, wird T_4 für die Verwendung auf Zellebene in T_3 konvertiert.

Wir wissen, dass der normale Konversionsprozess von T_4 in T_3 durch verschiedene körperliche Belastungen

(Krankheit, Fasten, Schwangerschaft, hohe Stresshormon-
werte im Körper [Kortisol]) sowie andere Faktoren zeitweise bis zu einem gewissen Grad gehemmt sein kann.

Strittiger wird das Ganze im Folgenden: Die meisten
Schulmediziner gehen davon aus, dass der Körper praktisch ständig T_4 in T_3 konvertiert – und zwar in Mengen,
wie sie für die fortgesetzten Körperfunktionen benötigt
werden. Deswegen brauchen Sie, auch wenn Ihre Schilddrüse entfernt wurde oder unteraktiv ist, lediglich T_4 und
kein zusätzliches T_3. So lautet das Argument, das Sie von
den meisten Ärzten und Endokrinologen hören werden.

Manche Ärzte jedoch glauben, dass der Konversionsprozess bei einigen Menschen beeinträchtigt ist. Ihrer Ansicht nach wird das T_4 mitunter nicht richtig in T_3 konvertiert, sodass die T_3-Werte zu niedrig liegen. Oder aber die
Konversion ist auf Zellebene gestört, sodass die Zellen unteraktiv sind und es ihnen trotz normaler Testergebnisse
an Schilddrüsenhormon mangelt.

In manchen Fällen mag das Problem nicht einmal an der
Konversion liegen, sondern an der Fähigkeit der Zelle,
vom Schilddrüsenhormon überhaupt Gebrauch zu machen. Dr. Lowe bezeichnet dies als periphere Schilddrüsenhormonresistenz. Dr. Susan Osborne zufolge können
manche mit konventionellen Schilddrüsenmedikamenten
behandelte Patienten zwar normale TSH-Werte haben,
aber dennoch an Hypothyreose und ihren Symptomen leiden, weil sie Antikörper gegen das Enzym besitzen, das T_4
in T_3 konvertiert, sodass den Zellen keine ausreichende
Menge von T_3 zur Verfügung steht.

Wenn – wie in diesen Fällen – ein T_3-Mangel vermutet
wird, sind innovative Mediziner gern bereit, Patienten mit

T3 zu behandeln. Diese Ärzte verschreiben zusätzlich zur Standardmedikation Levothyroxin auch noch langsam wirkendes (*time-released*) T3. In manchen Fällen bevorzugen sie auch ein synthetisches T4/T3-Kombinationspräparat oder eines der natürlichen Schilddrüsenprodukte, die T4 und T3 enthalten.

Es ist ein medizinisches Faktum, dass der Körper in Zeiten physischer Belastung T4 in eine inaktive Form von T3, auch Reverse-T3 genannt, konvertiert. Ein inzwischen nicht mehr praktizierender Arzt spekulierte, dass der Körper quasi in diesem Modus verharren könne, sodass die Zellen trotz normaler Bluttestwerte an einer Unterversorgung mit Schilddrüsenhormon und an Hypothyreose litten. Diese Theorie, auch als Wilson-Syndrom bekannt, wurde nach Denis Wilson benannt, der diesen Prozess als Erster beschrieb und ihn für zahlreiche gesundheitliche Probleme verantwortlich macht. Wilson glaubt, dass große Belastungen – wie etwa Geburt, Scheidung, Operation, Unfall oder fortgesetzte Spannungen in der Familie oder im Beruf – den »Bewältigungsmechanismus« Körper verlangsamen können. So kann angesichts solcher Belastungen die Körpertemperatur sinken, was völlig normal ist. Wilsons Theorie besagt jedoch, dass die Körpertemperatur bei manchen Menschen niedrig bleibt, obwohl die Belastung überstanden ist.

Die Diagnose des Wilson-Syndroms stützt sich sowohl auf die Symptome als auch auf die Basaltemperatur, die mithilfe eines Quecksilberthermometers – beginnend drei Stunden nach dem Erwachen, alle drei Stunden und dreimal täglich – mehrere Tage lang gemessen wird (nicht jedoch in den drei Tagen vor der Menstruation, da die Temperatur während dieser Zeit ansteigt). Falls Sie also um 7 Uhr früh aufgewacht sind, messen Sie sich um 10, 13 und 16 Uhr. Die Ergebnisse werden jeden Tag addiert und durch drei geteilt, um die Durchschnittstemperatur zu ermitteln. Liegt der Durchschnitt unter 37° C, dann – so behaupten die Befürworter des Wilson-Syndroms – gehören Sie womöglich zu den Betroffenen. Das Wilson-Syndrom-Verfahren versucht, mit Hilfe von T_3 das T_3-Ungleichgewicht auszubalancieren.

Meiner Ansicht nach sollte das Wilson-Syndrom umbenannt werden und eine neutrale Bezeichnung erhalten, die weniger dazu angetan ist, den Zorn der Ärzte auf sich zu ziehen. Denn Wilson steht – um der Wahrheit die Ehre zu geben – in einem etwas zweifelhaften Ruf. Eine Reihe von Beschwerden und Anzeigen gegen ihn endeten in außergerichtlichen Vergleichen. Auf seiner Webseite behauptet er, seine juristischen Probleme hätten nichts mit ärztlicher Nachlässigkeit oder seinem Verfahren zu tun. Allerdings hat er seine ärztliche Tätigkeit offenbar nicht wieder aufgenommen, sondern widmet sich stattdessen seiner profitorientierten Wilson's Syndrome Foundation, mit der er Bücher, Kassetten und Informationsmappen über sein Verfahren vertreibt, das angeblich sämtliche Probleme vom Übergewicht bis zu Hautunreinheiten und chronischer Erschöpfung löst.

Ich misstraue allen, die meinen, die Antwort auf einen ganzen Strauß von Problemen sei genau das Produkt, das sie selber verkaufen. Doch was Wilson beschreibt, ist nichts Abwegiges. Über die Rolle, die T_3 und Reverse-T_3 bei der Linderung der Beschwerden der Patienten spielen, ist wenig bekannt. Reverse-T_3-Probleme könnten vielleicht wirklich einen Schlüssel zur Lösung des Rätsels Hypothyreose darstellen.

Erwähnen Sie das Konversionsproblem, Reverse-T_3 oder Wilson-Syndrom gegenüber einem Schulmediziner, so müssen Sie sich abgesehen von den üblichen Schmähungen auf eine Predigt über Quacksalber, pseudowissenschaftliches Gehabe und die Gefahren des Internets gefasst machen. Vielleicht sagt man Ihnen, dass Sie unmöglich unter der Wilson-Krankheit leiden können (einer seltenen Unfähigkeit zur Kupferverarbeitung, die nichts mit Ihrer Schilddrüse zu tun hat). Und falls Sie von Resistenz sprechen, werden sie auf den Unterschied zwischen peripherer und allgemeiner Resistenz stoßen. Periphere Resistenz bezieht sich auf das Vermögen der Organe und Zellen, T_4 in T_3 zu konvertieren, und könnte einigen Ärzten zufolge ein ziemlich verbreitetes Problem sein. Allgemeine Resistenz gegen Schilddrüsenhormone ist eine sehr seltene genetische Störung. Wenn Leute gegenüber ihren Ärzten die Vermutung äußern, dass sie vielleicht »gegen Schilddrüsenhormone resistent« seien, so wischen die Ärzte dies in der Regel schnell beiseite, denn sie glauben, ihr Patient spreche von allgemeiner Resistenz, was für die Mehrheit der Bevölkerung tatsächlich höchst unwahrscheinlich wäre.

Im schlimmsten Falle stoßen Sie auf Feindseligkeit, oder Sie bekommen gar die Tür gewiesen, wie es einem Schilddrüsenpatienten namens Tom passierte:

»Ich wollte meinen Arzt unbedingt dazu bringen, mir zuzuhören, aber er verdrehte nur die Augen und meinte: ›Ist mir egal, was für einen Quatsch Sie da im Internet gelesen haben.‹ Ich wollte ihm nur ein paar wohl überlegte Fragen stellen, die auf meiner Lektüre beruhten, und wurde von diesem Arzt be-

schuldigt, ihm vorschreiben zu wollen, wie er seinen Job zu ma-
chen habe. Und dann tat er etwas, was ich immer noch nicht
ganz fassen kann. Er besaß doch tatsächlich die Unverschämt-
heit, mir zu sagen: ›Sie sind hier nicht mehr willkommen. Pa-
cken Sie sich mit Ihren Laborberichten und Fragen und Kom-
mentaren; suchen Sie sich einen anderen Arzt. Ich mag Sie hier
nicht mehr sehen und mir Vorschriften machen lassen. Wenn Sie
mich fragen, dann haben Sie nur eine Depression. Die sollten
Sie vielleicht mal angucken lassen.‹ Ich sagte ihm, dass mir sei-
ne Art des Umgangs mit seinen Patienten ganz schön aufstoße,
und dass ich lediglich für mich selbst spräche und in meine Be-
handlung einbezogen sein wolle.«

Letztendlich war dieser Rausschmiss das Beste, was Tom
passieren konnte, denn er fand einen Arzt, der tatsächlich
eine Hypothyreose bei ihm diagnostizierte, und Tom fühlt
sich mittlerweile sehr viel besser.

Eine ausführlichere Erörterung verschiedener innovativer Ansätze und Forschungsergebnisse in Bezug auf T3
finden Sie in Kapitel 8. Falls Sie eine Diagnose- oder Be-
handlungsmöglichkeit für Konversionsprobleme suchen,
sollten Sie vielleicht einige ganzheitlich orientierte oder
alternative Ärzte kontaktieren und sich schon im Vorhinein erkundigen, ob sie diese Probleme als solche anerken-
nen und behandeln.

Den richtigen Arzt finden

In manchen Fällen liegt der Schlüssel zur richtigen Diagnose und Behandlung in einem Arztwechsel – der nicht jedem leicht fällt.

Wenn es um die Behandlung von Hypothyreose geht, tendiere ich eher zur ganzheitlich orientierten, alternativen Medizin. Meine Hausärztin vertritt diesen ganzheitlichen Ansatz und arbeitet mit mehreren Osteopathen zusammen. Sie ist auch selbst in Akupunktur und Osteopathie ausgebildet. Meine Ärztin kann zuhören, sich einfühlen, lernt gerne dazu, ist stets auf dem neuesten Stand, und sie hetzt mich nie, gibt mir nie das Gefühl, dass ich ihr die Zeit stehle, und sie tut die Kommentare ihrer Patienten nie als unwichtig ab. Doch um gerecht zu sein, es gibt auch Nachteile: Sie ist überaus populär und dementsprechend schwer ist es, einen Termin zu bekommen; meist lässt sie einen warten, ist sehr, sehr teuer und wird von keiner Krankenkasse bezahlt. Hin und wieder spreche ich daher bei einer konventionellen Endokrinologin vor, wobei deren Hauptbeitrag zu meiner Gesundheit bisher im Gedanken bestand, dass ein niedriger TSH-Wert zwischen 1 und 2 tatsächlich für viele Frauen optimal ist, um Symptome zu verhindern, sich wohl zu fühlen und sowohl fruchtbar zu sein als auch schwanger zu werden.

Nachdem die Hypothyreose für die Schulmedizin nun einmal ein so überaus heikles Leiden ist, sind mir die ganzheitlichen Ärzte einfach lieber. Falls Sie zu den Menschen mit erhöhten TSH-Werten gehören, die wunderbar auf Levothyroxin ansprechen, mag die konventionelle Therapie ja sehr gut für Sie funktionieren. Für alle anderen aber gibt es keine eindeutigen Verfahrensweisen, an die sich ein konventioneller Arzt halten könnte. Was seinen Denkansatz angeht, kommt er aus einem Ausbildungssystem, in dem die Übel irgendwelcher Krankheiten durch entsprechende Medikamente zu eliminieren sind. In der kurzen Zeit, die seine Ausbildung für Hypothyreose vorsieht, lernt er, dass es sich um ein leicht kurierbares Übel handelt, das mit Hilfe des TSH-Tests diagnostiziert und mit dem Medikament Schilddrüsenhormon behandelt wird.

Sieht man sich dagegen die Lehr- und Ausbildungspläne von Heilpraktikerschulen oder einer spezialisierten Ausbildung in ganzheitlicher, alternativer oder komplementärer Medizin an, so kann man hier eher eine Konzentration auf jene Art von Wechselbeziehungen erkennen, wie sie bei der Hypothyreose vorliegen. Die in diesen Schulen und Ansätzen ausgebildeten Ärzte haben im Allgemeinen eine größere Offenheit, den gesamten Reichtum diagnostischer Möglichkeiten auszuschöpfen: die Symptome der Patienten, Basaltemperatur, Antikörpertests, TRH-Tests und so weiter. Diese Ärzte sind in der Regel besser über alternative Schilddrüsenmedikamente und alternative und komplementäre Zusatzbehandlungen der Hypothyreose informiert. Sie lernen mehr über die Wichtigkeit des Zuhörens und über den Wert einer ganzen Reihe diagnostischer Werkzeuge sowie den ganzheitlichen Aspekt der menschlichen Gesundheit.

Trotz meiner Voreingenommenheit muss ich zugeben, dass es viele gute, mitfühlende und wunderbare Ärzte unter den Schulmedizinern gibt. Ebenso wie man Heilpraktiker oder Osteopathen findet, die engstirnig sind und deren Hauptziel darin besteht, Ihnen teure Vitamine, Tränke und Tinkturen anzudrehen und ebenso teuren – und verrückten – Tests zu unterziehen, die vor allem die eigene Tasche füllen sollen. Sie müssen also eine Auswahl treffen und sich die besten und – ehrlichsten – Ärzte herauspicken.

Sehen Sie sich also die verschiedenen Ärzte, die Sie konsultieren, genau an, und schätzen Sie ihre Stärken und Schwächen ein. Obwohl ich im Folgenden stark verallgemeinere, gibt es natürlich immer wunderbare Ärzte, die sämtlichen Klischees widersprechen. Dennoch werden Ihnen diese Richtlinien bei Ihrer Entscheidungsfindung vielleicht von Nutzen sein.

Endokrinologen

Der Endokrinologe ist auf die Krankheiten des endokrinen Systems spezialisiert. Seine beiden Hauptgebiete sind Diabetes und Schilddrüsenprobleme. Einige Endokrinologen haben zusätzliche Spezialisierungen, wie etwa reproduktive Endokrinologie (Fertilität), Nuklearmedizin, Wachstumsstörungen oder Osteoporose. Das Problem bei Endokrinologen ist – um ehrlich zu sein –, einen zu finden, der sich wirklich für Schilddrüsenerkrankungen interessiert. Die meisten konzentrieren sich auf Diabetes und behandeln Schilddrüsenprobleme nur nebenbei. Es haben eben mehr Menschen Diabetes als eine Schilddrüsenerkrankung. Diabetes hat mehr Nebenwirkungen und Komplikationen aufzuweisen, es gibt mehr Medikamente, mit denen man jonglieren kann, sodass er als Krankheit logischerweise auch größeres Interesse auf sich zieht.

Endokrinologen werden häufig als Zahlenfreaks bezeichnet, die das Lesen von Tabellen und TSH-Werten dem Umgang mit den Patienten und der kreativen Problemlösung vorziehen. Gehören Endokrinologen nicht der seltenen Rasse jener an, die wirklich offen für neue Erkenntnisse sind und unkonventionelle Lösungen anbieten, so sind sie weit gehend austauschbar. Alle Endokrinologen können eine TSH-Tabelle lesen und ein Standardmedikament verschreiben. Was einen Endokrinologen womöglich vom Rest seiner Zunft unterscheidet, ist – um es ganz offen zu sagen – Freundlichkeit, Persönlichkeit, Mitgefühl und Verständnis für seine Patienten.

Internisten und Allgemeinmediziner

Internisten und Allgemeinmediziner oder Hausärzte sind hinsichtlich ihres Stils oder ihrer Einstellungen schwerer über einen Kamm zu scheren, da sie buchstäblich in allen »Größen« und »Geschmacksrichtungen« vorkommen. Viele Patienten sind bei einem Internisten oder Allgemeinarzt, der ihre Hypothyreose behandelt, regelmäßig TSH-Tests durchführt und Rezepte für die gängigen Medikamente verschreibt, gut aufgehoben. Handelt es sich um eine konventionelle Praxis, so kann man davon ausgehen, dass der Arzt – ähnlich wie der Endokrinologe – weit gehend dem traditionellen Ansatz der Schilddrüsentherapie anhängt. Und für alle, die sich damit wohl fühlen, braucht es auch nicht mehr.

Wenn es Ihnen mit dem schulmedizinischen Verfahren nicht gut geht oder wenn Sie mehr über die zahlreichen Nebenwirkungen und Symptome von Hypothyreose erfahren wollen, so wird die recht konventionelle und eingeschränkte Sicht vieler Internisten und Allgemeinmediziner sie womöglich nicht befriedigen.

Osteopathen

Osteopathen sind wie allopathische Ärzte Vollmediziner, deren Behandlungen von den Kassen vergütet werden. Der Unterschied zwischen Osteopathen und Schulmedizinern liegt vor allem in ihrem Menschenbild. Statt an Einzelsymptomen herumzudoktern, betrachtet der Osteopath den Menschen ganzheitlich, versucht die tatsächliche Ursache der Krankheit aufzudecken und die gesamte Person zu behandeln. Osteopathen besitzen ein tiefes Verständnis für die Zusammenhänge und Wechselwirkungen zwischen den einzelnen Körpersystemen. Viele von ihnen bedienen sich auch physikalischer Manipulationen des Muskel- und Knochenapparats.

Osteopathen gelten als gute Zuhörer und versuchen, ihren Patienten bei der Entwicklung einer Einstellung und einer Lebensweise zu helfen, die nicht nur Krankheiten bekämpfen, sondern ihnen vorbeugen. Hinsichtlich der Behandlung von Hypothyreose sind manche von ihnen zwar konventionelle TSH-/Levothyroxin-Befürworter, tendieren jedoch eher zur Anwendung nicht-traditioneller verschreibungspflichtiger Schilddrüsenmedikamente wie natürlichen Schilddrüsenhormonen oder zur Einbeziehung von T_3 in die Behandlung. Auch gegenüber Kräutern, Vitaminen, Nahrungszusätzen und anderen Komplementärtherapien – die zur Behandlung des Immunsystems beziehungsweise anhaltender Symptome beitragen – sind sie aufgeschlossener.

Ganzheitlich orientierte Ärzte

Ganzheitlich orientierte Ärzte beziehen sich auf die gesamte Person und ihre Interaktionen mit der Umwelt, anstatt sich nur auf bestimmte Beschwerden, Krankheiten oder Körperteile zu konzentrieren. Ganzheitsmedizin wird von einer kleineren Anzahl von Schulmedizinern sowie einem größeren Teil der Osteopathen betrieben, die einige generelle Prinzipien befolgen. So bemühen sie sich ebenso sehr um ein Verständnis ihres Patienten wie um das seiner Beschwerden oder Krankheiten, und sie stellen ihm ihre Diagnose eher als Individuum, denn als »Fall einer bestimmten Krankheit«. Sie fördern die Autonomie ihrer Patienten, ein Arzt-Patient-Verhältnis, das die Bedürfnisse des Patienten ebenso ernst nimmt wie die des Arztes sowie die Heilkräfte der Zuneigung, Hoffnung, des Humors und anderer positiver Kräfte.

In Bezug auf die Hypothyreose tendieren ganzheitliche Ärzte am ehesten zur Verschreibung nicht-traditioneller Schilddrüsenmedikamente wie natürlichen Schilddrüsenhormonen oder den Therapien unter Einbeziehung von T_3. Auch hat man hier bessere Aussichten, mit Kräutern, Vitaminen, Ergänzungsstoffen für die Gesundheit von Schilddrüse und Immunsystem behandelt zu werden.

Tipps für die Arztsuche

Bei der Suche und Beurteilung eines guten Automechanikers, Steuerberaters oder Babysitters lassen sich die meisten Menschen etwas Zeit. Genauso sollten Sie bei der Arztsuche verfahren. Ein medizinisches Abschlusszeugnis an der Wand garantiert Ihnen nicht, dass der Arzt klug, sachkundig und sympathisch ist oder Sie erfolgreich behandelt. Es liegt ganz an Ihnen, den für Sie richtigen Arzt zu finden, bei dem Sie sich weder finanziell noch zeitlich (bei längerer Anfahrt) übernehmen.

Ehe Sie Ihre Wahl treffen, sollten Sie sich jedoch über Ihre Prioritäten und Auswahlkriterien klar werden.

Kosten

Manche Leute können es sich einfach nicht leisten, Arztrechnungen privat zu begleichen. Es ist hilfreich, diese Entscheidung gleich zu Beginn zu treffen, sodass man seine Suche entsprechend einengen kann.

Erfahrung

Wie viel Erfahrung Sie sich bei einem Arzt wünschen, hängt ganz von Ihnen ab. Jüngere Ärzte sind vielleicht offener für alternative Ansätze, während ältere Mediziner eingefahrener sein mögen, aber unter Umständen auch gelassener und sachkundiger und womöglich besser mit Patienten umgehen können.

Ausbildung

Eine über die Allgemeinmedizin hinausgehende Spezialisierung bedeutet, dass der Arzt eine mehrjährige Zusatzausbildung zum Facharzt absolviert hat. Das garantiert Ihnen zwar keine erfolgreiche Behandlung, kann Sie jedoch hinsichtlich der Kompetenz des Mediziners beruhigen. In

Bezug auf Hypothyreose wäre das Fachgebiet, nach dem Sie Ausschau halten müssten, die Endokrinologie.

Andere Faktoren

Weitere Faktoren sind unter anderem:

Innovation: Manche Menschen wollen einen Arzt, der innovativ und immer auf dem Laufenden ist, der alle Zeitschriften und Gesundheitsberichte liest und die neuesten Entwicklungen verfolgt.

Stil: Die einen bevorzugen den respektvollen, sachlichen Stil, andere wünschen sich eher einen herzlichen, freundlichen Arzt.

Konventionelle oder alternative Ausrichtung: Manche Leute schrecken vor Ärzten, die ihnen Akupunktur oder Kräuterbehandlungen empfehlen, zurück, andere würden einen Arzt ablehnen, der nicht für alternative Therapien aufgeschlossen ist.

Geschlecht: Manche Menschen wollen von einem Mann, manche von einer Frau behandelt werden.

Flexibilität: Manche Patienten wünschen sich einen Arzt, der Abend- oder Wochenendsprechstunden anbietet, mit dem man kurzfristig Termine vereinbaren kann und der auch telefonisch berät.

Erfolg: Die meisten Menschen wünschen sich einen Arzt, der bereits Patienten mit demselben Leiden erfolgreich behandelt hat. Diesbezügliche Informationen können Sie in der Regel nur von anderen Patienten oder vielleicht auch von einem anderen Arzt erhalten.

Empfehlung: Vielleicht hätten Sie gern einen Arzt, der Ihnen durch andere Ärzte empfohlen wird. Für derartige Informationen gibt es eine Vielzahl allgemein zugänglicher Quellen.

Ich selbst schätze Ärzte, die sich durch herzlichen, teilnahmsvollen Umgang auszeichnen und für alternative und komplementäre Behandlungen aufgeschlossen sind. Sie haben selbstverständlich andere und eigene Kriterien. Kathy wiederum, Überlebende einer Schilddrüsenkrebserkrankung, setzt andere Schwerpunkte und sucht nach einem Arzt, der besonders gut auf dem Laufenden ist:

»Jetzt, da über Internet und On-line-Selbsthilfegruppen so viele Informationen zugänglich sind, wünsche ich mir einen Arzt, der über sämtliche Fragen der Forschung und Behandlung auf dem neuesten Stand ist. Ich mag es nicht, wenn ich das Gefühl habe, mehr über meine Krankheit, die verschriebenen Medikamente und die Test- und Behandlungsmöglichkeiten zu wissen als mein Arzt. Und ich will auch, dass mein Arzt meine Recherchen ernst nimmt. Die Haltung mancher Ärzte, dass man bestimmte Probleme ohne ein Medizinstudium niemals kapieren wird, kann ich nicht ausstehen. Ich habe einen Uniabschluss, zwar nicht in Medizin, aber in Bezug auf naturwissenschaftliche Konzepte und Methoden zur Überprüfung von Hypothesen kann mir keiner was vormachen. Ich kann auch einen Bericht der Food and Drug Administration lesen, ohne dass ihn mir ein Pharmavertreter interpretieren muss.«

Checklisten für die Arztsuche

Sobald Sie die Auswahl auf einen kleinen Kreis von Ärzten eingeengt haben, wird es Zeit für eine kurzes telefonisches Interview, bei dem sie womöglich die folgenden Fragen stellen wollen:

▶ Nehmen Sie neue Patienten an, und falls ja, brauche ich eine Überweisung?

▶ Haben Sie eine Einzel- oder eine Gemeinschaftspraxis? Besteht die Möglichkeit, dass ich trotz eines mit Ihnen ausgemachten Termins ohne vorherige Benachrichtigung von einem anderen Arzt behandelt werde?

▶ Wer vertritt Sie, wenn Sie verhindert sind?

▶ Wie lange muss ein Patient bei Ihnen durchschnittlich auf einen Termin warten? (Wie lange im Vorhinein sollte ich meine Termine vereinbaren?)

▶ Stellen Sie nicht eingehaltene Termine in Rechnung?

▶ Nehmen Sie Telefonate von Patienten entgegen? Beschränken Sie telefonische Anfragen auf eine bestimmte Tageszeit? Wie rasch rufen Sie in der Regel zurück? Lassen Sie Ihre Arzthelferinnen zurückrufen?

▶ Beraten Sie auch telefonisch?

▶ Akzeptieren Sie E-Mails Ihrer Patienten?

▶ Akzeptieren Sie Faxe Ihrer Patienten?

▶ Wird die Behandlung von der Krankenkasse bezahlt?

▶ Nehmen Sie sich Zeit, Behandlungsalternativen zu erklären, Fragen zu beantworten und den Patienten in die Behandlung einzubeziehen?

▶ Werden Labor- und Röntgenuntersuchungen in der Praxis selbst durchgeführt? Schicken Sie Blutproben für TSH-Tests ins Labor oder führen Sie die Tests selbst durch?

▶ Wann haben Sie Sprechstunde?
▶ Empfehlen Sie Patienten alternative Behandlungen?

Falls man in einer Praxis kein Interesse daran zeigt, Ihnen zumindest einige dieser Informationen im Voraus zu geben, oder darauf besteht, dass Sie zu einem vereinbarten – und bezahlten – Termin selbst beim Doktor vorsprechen, dann vergessen Sie diesen Arzt – falls es nicht sehr viele andere Gründe gibt, die für ihn sprechen. Ärzte, die nicht begreifen, dass Patienten Kunden sind, denen sie einen Service anbieten, sind auf lange Sicht meist nicht sehr effizient.

Es gibt weitere Fragen, die sich leider erst dann beantworten lassen, wenn Sie Patient geworden sind. Vielleicht können Ihnen andere Patienten eine ungefähre Vorstellung vermitteln, aber vermutlich werden Sie den Arzt selbst ausprobieren müssen. Achten Sie, wenn Sie sich mit anderen Patienten unterhalten, mit der Praxis telefonieren oder sie zum ersten Mal besuchen, auf Folgendes:

▶ Erklärt der Arzt geduldig, weshalb bestimmte Tests und Behandlungen durchgeführt werden?
▶ Bietet er Ihnen auch andere Möglichkeiten an?
▶ Scheint er ein Interesse daran zu haben, Sie zu informieren, oder gibt er nur Befehle, die zu befolgen sind?
▶ Ermutigt er Sie, sich an den Entscheidungen bezüglich Ihrer Gesundheit zu beteiligen?
▶ Hält er etwas von alternativen oder komplementären Therapien?
▶ Nimmt er sich Zeit, Sie, Ihren biographischen Hintergrund, Ihre Lebensweise und Ihre Ansichten und Gefühle kennen zu lernen?
▶ Hört er wirklich zu?

▶ Beantwortet er Ihre Fragen zufrieden stellend?

▶ Werden Sie und die anderen Patienten von seinen Arzt-helferinnen und anderen Angestellten höflich und respekt-voll behandelt?

▶ Können Sie sich in der Praxis ungestört aus- und an-ziehen?

▶ Tratschen der Arzt und seine Angestellten über andere Patienten?

▶ Gibt der Arzt zu oder deutet er an, dass er sich mit sehr bestimmten oder informierten Patienten »nicht so wohl fühlt«?

▶ Nimmt er hinsichtlich seiner Patienten eine eher autori-täre und diktatorische Haltung ein?

▶ Zeigt sich der Arzt irritiert oder ungeduldig oder igno-riert Sie, wenn Sie ihn um weitere Erklärungen zur Diag-nose, seiner Vorgehensweise oder den verschriebenen Me-dikamenten bitten?

▶ Lässt er Sie warten und kommt in der Regel zu spät zu Ihren Terminen?

▶ Macht der Arzt, wenn Sie einen in den Abendnachrich-ten gehörten neuen medizinischen Befund erwähnen, den Eindruck, auf dem Laufenden zu sein?

▶ Liest Ihr Arzt alles, was Sie ihm an Hintergrundinfor-mationen zukommen lassen?

▶ Lehnt er das Internet als medizinische Informations-quelle kategorisch ab?

Auch wenn Sie sich einmal für einen Arzt entschieden haben, ist noch nicht alle Arbeit getan. Jetzt müssen Sie die Beziehung gestalten und dafür sorgen, dass Sie die best-mögliche Gesundheitsvorsorge bekommen.

Effiziente Kommunikation
mit Ihrem Arzt

David Elfstrom, Autor des preisgekrönten Artikels »Wie man mit Ärzten spricht«, gibt darin mehrere wichtige Tipps für den diplomatischen und effizienten Umgang mit Ärzten.

▶ Führen Sie ein Tagebuch über alle wichtigen Ereignisse im Zusammenhang mit Ihrer Krankheit und Gesundheit.

▶ Seien Sie im Bilde: Erkundigen Sie sich nach neuen Behandlungsmethoden. Informieren Sie sich umfassend über die Medikamente, die Sie einnehmen.

▶ Machen Sie sich mit der medizinischen Terminologie vertraut, indem Sie ein entsprechendes Wörterbuch benutzen.

▶ Stellen Sie sich vor jedem Termin ein Liste der Fragen auf, die Sie erörtern wollen. Geben Sie Ihrem Arzt eine Kopie davon.

▶ Bringen Sie Fotokopien, Internet-Ausdrucke oder Zeitungsausschnitte nicht zu Ihrem Termin mit. Faxen Sie die Informationen dem Arzt lieber ein paar Tage im Voraus mit der höflichen Bemerkung, dass Sie diese gerne bei Ihrem Termin mit ihm erörtern würden.

▶ Seien Sie weder aggressiv noch passiv, sondern bestimmt.

▶ Informieren Sie sich über Ihre Krankheit und Ihre Symptome, doch überlassen Sie die endgültige Diagnose dem Arzt.

Den Überblick behalten

Ein Gesundheitstagebuch, das Sie zwischen Ihren Terminen führen, kann Ihnen helfen, Ihre Termine optimal zu nutzen, und generell die Übersicht zu behalten. Ob Sie dazu ein Notizbuch, den Computer oder einen Aktenordner verwenden, spielt keine Rolle. Entscheidend ist, dass Sie die Ergebnisse Ihrer Arzttermine, Kopien Ihrer Testresultate und andere wichtigen Informationen aufbewahren und dokumentieren.

▶ Notieren Sie sich Namen, Adresse, Telefon- und Faxnummer sowie E-Mail-Adresse jedes Arztes, den Sie, wenn auch nur vorübergehend, konsultieren. Schreiben Sie sich auch den Namen der Arzthelferinnen auf, ebenso wie Wegbeschreibungen zu Praxen, die Sie nur selten aufsuchen.

▶ Notieren Sie sich alle verschriebenen Medikamente sowie die Telefonnummer Ihrer Apotheke.

▶ Schreiben Sie sich Namen, Adresse und Telefonnummer aller Labore oder Behandlungseinrichtungen auf (Radiologielabore, Test-Institutionen oder Physiotherapeuten).

In diesem Tagebuch sollten Sie auch alle wichtigen Vorkommnisse im Hinblick auf Ihre Gesundheit vermerken, einschließlich Krankheiten, Operationen und anderer relevanter Informationen. Zu einem ausführlichen Gesundheitstagebuch würde Folgendes gehören:

▶ Daten der Arztbesuche.

▶ Daten, zu denen Sie Injektionen, Impfungen oder Spezialbehandlungen erhalten haben.

▶ Zeit und Ort, zu denen diagnostische Verfahren durchgeführt wurden (TSH-Tests, Röntgenbestrahlungen, Kernspintomographie, Knochendichtemessung).

▶ Daten des Einnahmebeginns und des Absetzens eines Medikaments und Dosierungshöhe.

▶ Bluttestergebnisse – bitten Sie um eine Fotokopie für Ihren Ordner.

▶ Größere emotionale und physische Belastungen.

▶ Spezifische und ungewöhnliche Symptome wie etwa: Heute war mir kalt, und ich hatte einen schnellen Puls von 98, oder heute war ich so müde, dass ich zwei Stunden früher als sonst schlafen ging.

Paul, ein Krankenpfleger, hat ein paar weitere ausgezeichnete Empfehlungen für Ihr Gesundheitstagebuch:

»Das persönliche Tagebuch sollte Datum, Uhrzeit, Dauer und Beschaffenheit (subjektive Beschreibung) verschiedener Symptome, wie Schmerz, Herzrhythmusstörungen, Fieber, Hitzewallungen, Schweißausbrüche und Erschöpfung beinhalten. Notieren Sie sich die Faktoren, die das Auftreten der Symptome beschleunigen. Ebenso alles, was die Symptome lindert. Machen Sie sich auch Notizen zu Ihrer täglichen Ernährung, Ihren Aktivitäten, Schlafgewohnheiten, Belastungen (Auseinandersetzungen, andere Gesundheitsprobleme, finanzielle Sorgen, Eheprobleme). Das Führen eines solchen Tagebuchs war sowohl für meinen Invaliditätsantrag hilfreich wie auch für meinen Arzt, dem es die Behandlung erleichterte.«

Wie Paul erwähnte, macht es die Dokumentation Ihrer Krankheiten, körperlichen Veränderungen, anhaltender und ungewöhnlicher Symptome und anderer Gesundheitsprobleme leichter, auf effiziente Weise mit Ihrer Krankheit umzugehen.

Arztbesuche erfolgreich gestalten

Produktiv ist ein Arzttermin dann, wenn Sie Gelegenheit haben, Ihre wichtigsten Probleme mit dem Arzt zu besprechen. In vielen Arztpraxen ist Zeit ein knappes Gut, sodass ein erfolgreicher Termin Vorbereitung erfordert. Es folgen einige Vorschläge, wie Sie Ihren Besuch so erfolgreich wie nur möglich gestalten können:

▶ Schreiben Sie sich ein Programm für Ihren Arztbesuch, und bringen Sie auch dem Arzt eine Kopie davon mit. Vergewissern Sie sich, dass Ihr Programm alle wichtigen Fragen, Sorgen und ungewöhnlichen Symptome beinhaltet. Das Niederschreiben schwieriger Fragen erleichtert es manchmal, sie zu stellen, und ein Überblick über die Schlüsselprobleme ist eine Erinnerungshilfe für all die Themen, die Sie mit Ihrem Arzt durchgehen wollen.

▶ Seien Sie sachlich und geschäftsmäßig. Tun Sie, als ob es sich bei diesem Termin um eine Geschäftsbesprechung handeln würde. Sie sind sozusagen die Kundin, der Arzt der Auftragnehmer. Ärzte behandeln ihre Patienten mit mehr Respekt, wenn die Patienten für den Termin förmlich gekleidet sind, ruhig, entspannt und gelassen bleiben und sich weder aufdringlich noch passiv verhalten.

▶ Seien Sie pünktlich. Sollen Sie zu früh dran sein, verplempern Sie nicht Ihre Zeit mit der Lektüre alter Zeitschriften, sondern gehen Sie Ihr Programm noch einmal durch, und bereiten Sie sich auf Ihren Termin vor.

▶ Machen Sie Notizen. Nach dem Termin fällt es schwer, sich an alles Gesagte zu erinnern. Machen Sie sich also stichpunktartige Notizen, schreiben Sie Namen, Anweisungen und andere Informationen auf, damit Sie Anhaltspunkte haben.

▶ Nehmen Sie eine Freundin mit. Vielleicht fühlen Sie sich dadurch entspannter. Falls Ihnen der Arzt deswegen Schwierigkeiten macht, sollte dies ein Warnlämpchen für Sie sein. Sie sind die Patientin/der Patient, Sie zahlen die Rechnung und dürfen daher auch entscheiden, wen Sie gern im Untersuchungszimmer bei sich haben. Wählen Sie einen Freund oder eine Freundin, der/die sowohl seine Meinung sagen als auch diplomatisch sein kann. Freunde, die selbst im Gesundheitsbereich arbeiten – oder gar selbst Ärzte sind –, sind vielleicht besonders hilfreich. Sorgen Sie dafür, dass der Freund/die Freundin das Programm für diesen Termin kennt, damit er/sie Sie an Punkte erinnern beziehungsweise Ihnen nachher Auskünfte des Arztes ins Gedächtnis rufen kann.

Ich hoffe, Sie gehören zu den Menschen, die einen scharfsinnigen Arzt haben, der Ihre Hypothyreosesymptome sofort erkannt, die angezeigten Tests angeordnet, sie vernünftig interpretiert und Sie rasch wieder auf den Weg zu Gesundheit und Wohlbefinden gebracht hat. Haben Sie diese Erfahrung nicht gemacht, so mag es Ihnen unfair erscheinen, dass Sie sich mit den verschiedenen Test- und Diagnosemöglichkeiten für Schilddrüsenkrankheiten auseinander setzen müssen, dass Sie quasi sich und Ihre Gesundheit selber managen und sich sogar einen anderen Arzt suchen beziehungsweise vielleicht sogar Ihre Schilddrüsentests aus eigener Tasche bezahlen müssen. Doch bitte vergessen Sie nicht, dass dieser Kampf für sich selbst womöglich Ihre einzige Möglichkeit ist, zur richtigen Diagnose und Behandlung zu gelangen und damit auch auf den Weg zurück zum guten und schönen Leben.

7
Komplementäre und alternative Therapien bei Schilddrüsenunterfunktion

Ärzte wissen nicht alles. Sie verstehen
sich auf die Materie, aber nicht auf den Geist.
Und Sie und ich, wir leben im Geist.
WILLIAM SAROYAN

»Forscher stellen cholesterinsenkende Wirkung des Knoblauchs fest.« »Durch Studien nachgewiesen: Akupunktur lindert Schmerzen.« »Neueste Forschungsergebnisse belegen heilende Wirkung des Gebets.« Schlagzeilen und Überschriften aktueller Gesundheitsartikel machen eines deutlich: Die alternative Medizin ist keine New-Age-Masche, sondern hat sich zweifellos zu einem weithin akzeptierten Bestandteil des heutigen Gesundheitsbewusstseins und -betriebes entwickelt.

Während wir aus dem naturwissenschaftlich orientierten Westen die alternativen Heilverfahren als neu, anders und spannend empfinden, sind sie in anderen Kulturen in der Tradition verwurzelt. Ganzheitliche Heilverfahren,

Kräuterbehandlungen und psychosomatische Medizin sind hier seit Jahrtausenden eingeführt. Im Grunde hat die Bezeichnung alternative Medizin nur im Westen einen Sinn. In Ländern wie Indien oder China gibt es in der Regel kein Entweder-oder beziehungsweise keine Wahl zwischen Alternativen. Dort verbindet sich im Alltag eine Medizin westlichen Stils mit dem, was wir als alternativen Ansatz bezeichnen.

Viele dieser Kulturen haben entdeckt, was im 21. Jahrhundert wohl auch die westlichen Gesellschaften erkennen werden: Dass die beste Medizin durch die gegenseitige Ergänzung der verschiedenen Welten zu erreichen ist, durch die Nutzbarmachung wirksamer alternativer Verfahren, die dann mit der Schulmedizin verbunden werden müssen.

Dieses Kapitel soll beileibe keinen umfassenden Überblick über die vielen komplementären und alternativen Möglichkeiten zur Unterstützung der Schilddrüsenfunktion, zur Symptomlinderung oder gar Heilung von Schilddrüsenkrankheiten geben. Dies wäre ein eigenes Buch. Das hier Vorgestellte entstammt der Erfahrung vieler Hypothyreose-Betroffener, einschließlich meiner selbst, Gesprächen mit führenden Ärzten und Heilpraktikern sowie Forschungsarbeiten zur alternativen Medizin und ihrer Heilwirkungen auf verschiedene Krankheiten, vor allem der Hypothyreose. Falls irgendein Therapieverfahren hier nicht genannt wird, so bedeutet dies nicht, dass es nichts taugt. Sondern schlicht und einfach, dass ich keine Forschungsberichte dazu gefunden habe, niemanden kenne, der es ausprobiert hat, oder aber es bisher von keinem der angesehenen Ärzte empfohlen bekam.

Benötigen Sie alternative Heilverfahren?

Wenn Sie dieses Buch lesen, so vermutlich deswegen, weil Sie zu den Millionen zählen, die gemerkt haben, dass eine Behandlung nach dem Motto »Nehmen Sie diese Levo-thyroxin-Tablette und kommen Sie in einem Jahr wieder« bei ihnen nicht funktioniert. Entscheidend ist, dass Sie das Problem an der Wurzel packen, das heißt, sich vergewissern, dass Sie ein Ihnen (und nicht dem Arzt oder dem Pharmaunternehmen) zuträgliches Schilddrüsenhormon einnehmen und mit dem für Sie optimalen TSH-Wert leben. Doch wenn Ihnen das Gesundheitssystem keine Optionen hinsichtlich der Schilddrüsenhormon-Substitution einräumt oder Sie bereits alle schulmedizinischen Möglichkeiten ausgeschöpft haben und es Ihnen immer noch nicht gut geht, so ist es vielleicht an der Zeit, sich nach alternativen Heilverfahren umzusehen.

Falls Sie nicht bereits Anhänger/in der alternativen Medizin sind, sollten Sie sich zunächst einige Fragen stellen:

▶ Weshalb möchte ich alternative Heilverfahren ausprobieren?

▶ Was erwarte ich von diesen Verfahren?

▶ Habe ich bereits verschiedene Optionen erwogen und mich für einen bestimmten Ansatz (zum Beispiel Yoga) entschieden, oder wünsche ich eine allgemeinere Behandlung mittels eines speziellen Heilsystems, wie etwa der Traditionellen Chinesischen Medizin, oder aber möchte ich es einem ganzheitlich orientierten Arzt oder Naturheilpraktiker überlassen, mir alternative Therapien zu empfehlen?

▶ Verstehe ich die Wirkungsweise der alternativen Mittel, die ich einnehmen werde?

▶ Bin ich mir im Klaren darüber, welche Kosten auf mich zukommen – für Kräuter, Therapien, Bücher, Kassetten, Kurse oder andere Materialien und Präparate, die eventuell zu der empfohlenen Therapie gehören?

▶ Wie viel Zeit und Geld will ich – bis zum Eintritt eines Erfolges – investieren?

▶ Habe ich meinem Hausarzt von meinen Plänen erzählt? (Falls nicht, sollten Sie es vielleicht noch tun?)

Die letzte und entscheidende Frage an Sie selbst aber lautet: Bin ich wirklich bereit, mich auf eine alternative Therapie einzulassen? Denn einige der Kuranweisungen sind nicht leicht zu befolgen. Womöglich wird man Sie zu einer vollständigen Umstellung Ihrer Ernährung auffordern, etwa auf Fleisch oder Zucker oder Brot zu verzichten. Oder aber Sie müssen täglich Dutzende von Kapseln und Kräuterzubereitungen zu sich nehmen. Dazu brauchen Sie Ausdauer und Geduld. Alternative Therapien bieten nur selten ein »Instant-Verfahren«. Die Heilung und Normalisierung der Beschwerden kann sich sogar länger hinziehen als in der Schulmedizin, und man sollte sich auf diese Möglichkeit einstellen.

Sind Sie dennoch fest entschlossen, so wenden Sie sich an einen alternativen Arzt, der Ihnen von Ihrem Hausarzt, von Gesundheitsberatern Ihres Vertrauens oder anderen Patienten empfohlen wurde. Falls es für die von Ihnen gewünschte alternative Therapie Qualifizierungsnachweise und Zulassungen gibt, so ist es immer vernünftig, einen Arzt mit den entsprechenden Zeugnissen zu wählen. Und wenn Sie mit dem Arzt oder Therapeuten oder dem von ihm vertretenen Heilverfahren nicht vertraut sind, sollten Sie bei einem ersten Treffen mehr darüber in Erfahrung bringen, unter anderem das Folgende:

▶ Erfahrung und Ausbildung des Arztes oder Heilpraktikers.

▶ Seine Vertrautheit mit Ihrem Leiden, Erfolgsraten, typische Verfahren, Empfehlungen von Patienten.

▶ Veranschlagter Zeitrahmen für die Behandlung.

▶ Kosten.

▶ Die mit der Therapie verbundenen Anwendungen und Konsequenzen.

Bei der Wahl eines alternativen Arztes oder Heilpraktikers sollten Sie ebenso rigoros verfahren, wie ich es in Kapitel 6 für die Arztwahl vorgeschlagen habe.

Gibt es eine natürliche Behandlung für Hypothyreose?

Viele Menschen erkundigen sich nach natürlichen oder alternativen Hypothyreosebehandlungen, zu denen man weder einen Arzt noch Verschreibungen benötigt. Gegenwärtig gibt es allerdings keine pflanzliche Substitution für Schilddrüsenhormone. Manche Menschen mit leichter Depression besorgen sich lieber Johanniskraut, anstatt zum Arzt zu gehen und sich ein Antidepressivum verschreiben zu lassen. Bei Hypothyreose geht das jedoch nicht. Es gibt kein natürliches, frei verkäufliches Kraut oder Präparat, das wie ein Schilddrüsenhormon wirkt und an dessen Stelle eingenommen werden könnte. Allerdings gibt es Verfahren oder Präparate, welche die Funktion der Schilddrüse und des Immunsystems unterstützen, und mitunter behaupten Ärzte und Heilpraktiker von diversen Kräutern, Nahrungszusätzen und sonstigen Behandlungen, dass sie eine unteraktive Schilddrüse normalisieren. Doch handelt es sich dabei in keinem Fall um eine »natürliche« Schilddrüsenhormon-Substitution.

Was immer Sie als »Drüsen«-Präparate irgendwo geboten finden, lassen Sie die Finger davon. Kein Drüsenpräparat ist zur Selbstbehandlung geeignet, derartige Mittel dürfen nur unter Aufsicht eines erfahrenen Arztes oder Heilpraktikers eingenommen werden.

Traditionelle Chinesische Medizin – Akupunktur

Ihren Ursprung nahm die Traditionelle Chinesische Medizin (TCM) vor etwa 4000 Jahren im Taoismus. Es handelt sich um ein Verfahren, in dem es darum geht, die Gesundheit eines Individuums und seiner Umgebung gegeneinander auszubalancieren. Wesentlich für die Balance ist das Qi (ausgesprochen: »tschi«), das man mit Lebensenergie oder Lebenskraft übersetzen kann. Das Qi durchströmt den Körper auf bestimmten Bahnen, die man Meridiane nennt. Es befindet sich in ständigem Austausch mit der Umgebung des Individuums. Bei optimaler Gesundheit befindet sich ein Körper (Individuum), wenn das Qi sowohl frei als auch ausbalanciert ist. Nicht nur auf dem Qi beruht TCM, sondern auch auf Yin und Yang, den wechselseitig aufeinander bezogenen Gegensätzen, die sich in den verschiedenen Organen und Gesundheitsaspekten repräsentiert finden. Zu den diagnostischen Techniken der TCM gehören Beobachtung, Zuhören, Fragen und Palpieren, einschließlich des Erfühlens bestimmter Pulsqualitäten und Empfindlichkeiten von Körperteilen. Behandelt wird mithilfe von Ernährung, Übungen des Tai Chi und Qi Gong, Kräuterpräparaten, Akupunktur, Akupressur, physikalischer Therapie und Moxibustion. Unter Moxibustion versteht man Hitzeanwendungen an spezifischen Energiepunkten des Körpers, um ihm Energie zuzuführen, was entweder direkt oder mit Hilfe von speziellen Nadeln erfolgt.

Die Akupunktur hat sich in vielen westlichen Ländern inzwischen durchgesetzt, sowohl im Rahmen der TCM als auch – und dies noch häufiger – als selbstständiges Therapieverfahren. Sie ist charakterisiert durch Einführen sehr dünner, feiner Nadeln in verschiedene Schlüsselenergiepunkte zu dem Zweck, den Fluss des Qi zu regulieren oder zu korrigieren und auf diese Weise die Gesundheit wiederherzustellen. Bei der Akupunktur werden Punkte auf den Meridianen »angezapft«, die unterschiedliche therapeutische Funktionen für den Körper haben. Meist spüren die Patienten die Akupunkturnadeln überhaupt nicht – oder nur ein leichtes, wenige Sekunden währendes Zwicken. Ich unterziehe mich regelmäßig einer Akupunktur und kann Injektionen wirklich nicht ausstehen, aber ich versichere Ihnen, dass die Akupunktur bei korrekter Ausführung keinerlei Schmerzen bereitet. Meist werden Einwegnadeln benutzt (falls nicht, bitten Sie Ihren Akupunkteur darum).

Akupunktur ist gut erforscht und hat sich bei einer Vielzahl von Beschwerden bewährt. Studien untermauern die

Erfolge bei Muskel- und Gelenkschmerzen und sogar bei Depressionen.

Akupunktur kann sehr effizient zur Behandlung eines die Hypothyreose so häufig begleitenden Tiefenenergie-(Yin-)-Mangels eingesetzt werden sowie bei den für Unterfunktion wie Fibromyalgie symptomatischen Schmerzzuständen.

Ich selbst habe fest gestellt, dass nur regelmäßige wöchentliche Akupunktursitzungen mir über Phasen schwerer Erschöpfung hinweghelfen. Wann immer ich unter ungewöhnlicher Energielosigkeit leide, melde ich mich zu einigen Sitzungen an, bis sich mein Zustand normalisiert und sich mein Energiepegel wieder eingependelt hat.

Kate Lemmerman hat die Akupunktur zu einem zentralen therapeutischen Instrument Ihrer ärztlichen Praxis gemacht. Sie konnte feststellen, dass 60 bis 70 Prozent ihrer Patienten, die an durch Hypothyreose oder andere Krankheiten verursachter Erschöpfung leiden, von der Akupunktur profitieren. Auf welche Weise die Akupunktur dem Patienten jedoch Energie zuführt, ist nicht leicht zu erklären, Kate Lemmerman versucht es so:

»Asiaten würden vielleicht sagen, dass wir vor lauter Bäumen den Wald nicht mehr sehen, wenn wir die Wirkung der Akupunktur in Bezug auf Endorphine, Kortisol und Serotonin erklären wollen. So mag es genügen, wenn ich sage, dass wir durch Ausbalancieren des Qi beziehungsweise der Energie im Organismus ein verbessertes Funktionieren des Körpers und damit den Heilprozess ermöglichen. Und dass wir durch den Einsatz bestimmter tonisierender Techniken, wie etwa das Erhitzen der Nadeln, tatsächlich Energie zuführen können.«

Viele in Asien durchgeführte Untersuchungen belegen die erfolgreiche Anwendung der TCM bei immunologisch bedingten Krankheiten, einschließlich der Schilddrüsenleiden. Verschiedene chinesische Kräutertonika wurden Tests unterzogen, die ihre Wirksamkeit in Bezug auf TSH-Werte und Hypothyreosesymptome erwiesen.

Ayurveda

Seit mehr als 5000 Jahre ist Ayurveda die traditionelle Medizin Indiens und stellt damit wahrscheinlich das älteste Heilsystem der Welt dar. Ayurveda (Sanskrit: Wissenschaft vom Leben oder Lebenswissen) basiert auf der Prämisse, dass der Körper von Natur aus nach Harmonie und Ausgleich strebt; Krankheit steht für emotionales Ungleichgewicht, für Giftstoffe im Körper und vor allem für alle möglichen Unausgewogenheiten, die als Doshas bezeichnet werden. Unter Doshas versteht man unterschiedliche Regulationssysteme, zum Beispiel Vata (Bewegung), Pitta (Wärme, Stoffwechsel und Energie) und Kapha (physische Stabilität und Flüssigkeitsausgleich), die verschiedene Aspekte unserer Gesundheit beherrschen. Gemäß des Ayurveda wird die richtige Harmonie der Doshas durch Ernährung, Kräuterbehandlung, Meditation und Atemtechnik, Massage und sogar Yogastellungen zur Förderung des Energieflusses bewerkstelligt. Was die Begriffe von Ausgewogenheit und Energie betrifft, ist es mit der Traditionellen Chinesischen Medizin vergleichbar.

Manche Heilpraktiker und Homöopathen bieten Teilaspekte ayurvedischer Behandlung an oder integrieren ayurvedische Kräuterpräparate in ihre Therapien. Es gibt allerdings auch rein ayurvedische Ärzte. In der Regel erstellen Ayurveda-Ärzte ihre Diagnose, indem sie Ihnen detaillierte Fragen zur Beurteilung Ihres dominanten Doshas stellen und ayurvedische Pulse messen.

Im Hinblick auf die Hypothyreose lässt sich Folgendes sagen: Wenn sich etwas auf so viele Gesundheitsaspekte auswirkt wie die Hypothyreose, können Therapien, denen es um das Ausbalancieren aller Systeme geht, besonders nützlich sein, und Ayurveda bildet da keine Ausnahme. Ayurveda hat viel zu bieten, und wenn Sie wirklich davon profitieren wollen, lohnt es sich, zwecks Evaluation einen ausgebildeten Heilpraktiker oder Ayurveda-Arzt zu konsultieren.

Als besonders wirksam gilt die ayurvedische Therapie bei Stresserkrankungen, zur Steigerung der Energie, Verbesserung der Atmung sowie Gewichtsabnahme. All diese Stärken lassen sich ganz direkt auf einige der verbreitetsten Hypothyreosesymptome anwenden.

Z-Guggulsteron, ein aus der Pflanze *Commiphora mukul* gewonnener Bestandteil, findet seit langem in einem beliebten ayurvedischen Heilmittel namens Guggul (Sanskrit-Name: Guggulu) als wichtiger entzündungshemmender, gewichts- und cholesterinsenkender Wirkstoff Verwendung. Guggul gilt als wichtiges Mittel gegen trägen Stoffwechsel, und Studien haben ergeben, dass Z-Guggulsteron die Fähigkeit der Schilddrüse zur Aufnahme der notwendigen Enzyme für eine effektive Hormonkonversion zu steigern vermag. Außerdem vermehrt es die Sauerstoffaufnahme der Muskeln. Manche Ayurveda-Ärzte berichten über erstaunliche Erfolge bei der Anwendung der Guggul-Erzeugnisse.

Ein häufiges Problem bei Unterfunktion ist die Verstopfung. Eines der klassischen ayurvedischen Kräutermittel heißt Triphala, und viele Schilddrüsenpatienten berichten, dass sich die tägliche Einnahme von Triphala in bemerkenswerter Weise auf Verdauungsprobleme und Verstopfung auswirkt.

Für ayurvedische Medizin gibt es kein Hochschulstudium mit offizieller Approbation, sodass Sie sich erkundigen sollten, wo und wie lange Ihr Arzt oder Heilpraktiker ausgebildet wurde, wie lange er Ayurveda praktiziert und wie hoch der rein ayurvedische Anteil seiner Praxis ist.

Kräutermedizin

Wenn Sie ein Fläschchen Echinacin in der Apotheke kaufen oder einen Kamillentee trinken, um Ihren Magen zu beruhigen, so praktizieren Sie im Grunde eine Art von Kräutermedizin. In früheren Zeiten gab es in Europa ein hoch entwickeltes Verständnis für die Heilkraft der Pflanzen und Pflanzenpräparate. Und auch viele unserer heutigen Medikamente sind aus Pflanzen gewonnen oder stellen synthetische Varianten natürlich vorkommender Kräuterwirkstoffe dar. Der Weltgesundheits-Organisation (WHO) zufolge nehmen etwa vier Milliarden Menschen oder 80 Prozent der Weltbevölkerung in irgendeiner Form Kräuterarzneien zu sich.

Während die Kräutermedizin im Osten schon immer eine wichtige Rolle gespielt hat, ist sie im Westen mit einer Vielzahl von Anwendungen, wie Tees, Kapseln, Tabletten, Extrakten oder Tinkturen sowie ätherischen Ölen, erst seit einiger Zeit wieder populär. Kräutermedizin wird von

Ärzten, Osteopathen, Heilpraktikern, Ernährungsberatern und traditionellen Kräuterheilkundlern praktiziert. Man sollte jedoch auf der Hut sein vor selbst ernannten Herbalisten und Quacksalbern, die lediglich Ihren Geldbeutel erleichtern.

Durch zahlreiche medizinische Studien in den Vereinigten Staaten, Europa und Asien wurden die Wirkungen eingeführter Kräuterpräparate auf verschiedene Gesundheitsprobleme nachgewiesen, das reicht von der Regeneration der Leber bis zur Stärkung des Immunsystems, von vermehrter Energie bis zur Förderung der Gewichtsabnahme.

Die Kräuter- und Aromatherapie-Expertin Mindy Green von der *Herbal Research Foundation* hat einige interessante Empfehlungen zur Nutzung von Kräutern zum Zwecke der Energiegewinnung, Stimulierung und adrenalen Unterstützung, das heißt, sie sprechen die Nebenniere an, in der Adrenalin und Noradrenalin produziert werden, also die Hormone, die auf das sympathische (Nerven-)System wirken:

»Wir leben in einer Gesellschaft, die auf ständiger Stimulierung basiert – sei es durch Kaffee oder Gewalt im Fernsehen oder anderen Dingen, die uns in permanenter Anspannung halten. Nun gibt es zwar einige ausgezeichnete Kräuter und ätherische Öle zur adrenalen Unterstützung, doch ist darauf zu achten, dass man diese Präparate nicht gemeinsam mit anderen Stimulanzien zu sich nimmt. Wenn Sie versuchen, Ihre Nebennieren anzusprechen, sollten Sie beispielsweise weder Kaffee trinken noch Horrorfilme ansehen. Und anstatt sich von Aerobic anregen zu lassen, sollten Sie lieber etwas Beruhigendes wie Yoga oder Tai Chi praktizieren. Es ist im Grunde, als müssten

*Sie Ihren Körper daran gewöhnen, sich mit Hilfe eigener inne-
rer Energien aufrechtzuerhalten und zu funktionieren, statt
sich auf äußere Energiezufuhr und Stimulation zu verlassen.«*

Der exzessive Konsum äußerer Stimulanzien bei entleer-
ten endokrinen oder adrenalen Systemen sei – meint Mindy –, als »trete man ein totes Pferd«.

Als Herbalistin empfiehlt Mindy Sibirischen Ginseng
sowie den – auch die Immunabwehr fördernden – As-
tralagus als wichtigste Tonika für die adrenalen und endokrinen Systeme.

Zur Unterstützung der Schilddrüsenfunktion empfiehlt
die Autorin und Herbalistin Robyn Landis noch weitere
Kräuter:

▶ Fo-ti-Wurzel (Ho Shou Wu), ein chinesisches Kraut,
das zwar breiter und langsamer aber ähnlich wie Ginseng
wirkt.

▶ Die Beere der *Serenoa serratula* als Schilddrüsentoni-
kum.

▶ Das ayurvedische Heilmittel Triphala als Drüsentonikum für die Langzeitbehandlung

▶ Die Schwarze Cohosh-Wurzel (*Cimicifuga racemosa*) als
Drüsentonikum zur Langzeitbehandlung.

Sowohl Stressreduktion wie auch Entspannung können zur
allgemeinen Stärkung des Immunsystems beitragen. Mindy Green empfiehlt verschiedene Kräutertees, wie Kamille,
Melisse (auch Zitronenmelisse), als entspannende Tonika.

Ich fragte sie, wonach ich als Hypothyreosepatientin
greifen sollte, wenn ich einmal völlig erschlagen bin und
eigentlich einen doppelten Espresso bräuchte. Ihre Emp-

fehlung lautete: »Ganz eindeutig nach einem Mate-Tee.«
Dieser in Südamerika beheimatete Kräutertee ist sehr viel
nahrhafter als schwarzer Tee oder Kaffee und gilt trotz eines gewissen Koffeingehalts als Energiespender. Er macht
nicht zittrig. Auf der Skala von gut bis schlecht sollte Kaffee Ihre letzte Wahl sein, besser ist schwarzer Tee, noch
besser grüner, am besten aber Mate.

Die Kelp- oder Jodfrage

Herkömmlicherweise empfehlen Herbalisten und Heilpraktiker jodreiche Kräuter oder Nahrungsergänzungen,
wie Blasentang und Bugleweed (*Lycopus virginicus*), zur
Förderung der Schilddrüsenfunktion. Begründet wird dies
damit, dass man für eine angemessene Schilddrüsenfunktion mehr Jod benötigt, als man durch die normale Ernährung aufnimmt. Viele behaupten kategorisch, dass eine
nicht richtig funktionierende Schilddrüse Jod benötige –
in welcher Form auch immer.

Eine ganze Reihe von Studien weisen daraufhin, dass
sich der Anteil der Menschen mit niedrigem Jodkonsum
in den letzten zwanzig Jahren vervierfacht hat. Jodmangel
kann also tatsächlich an den Schilddrüsenproblemen
mancher Menschen beteiligt sein. Gleichzeitig wissen
sowohl die alternativen als auch die konventionellen
Mediziner, dass die Gabe von Jod oder jodhaltiger Kräuterpräparate das Befinden von Menschen mit Autoimmunerkrankungen der Schilddrüse stark verschlechtern
beziehungsweise völlige Erschöpfung verursachen kann.
Unter Aufsicht eines Homöopathen versuchte auch ich es
mit Jodpräparaten, fühlte mich zwei Wochen lang absolut

entsetzlich und setzte sie wieder ab. Später probierte ich noch einen Alleingang mit einem Stoffwechsel-Schilddrüsen-Unterstützungspräparat, das ebenfalls Jod enthielt. Wieder war ich nach ein, zwei Tagen völlig erschöpft und nach einer Woche kaum noch zu gebrauchen. Ein dritter Versuch führte zum selben verheerenden Resultat, seitdem meide ich Jod. Von vielen Leidensgenossen habe ich Ähnliches gehört: Nur eine Hand voll hatte mit Jod Erfolg gehabt. Weit häufiger waren die Berichte über größere Zusammenbrüche, Tage völliger Abgeschlagenheit und Erschöpfung.

Es wird behauptet, dass Jod gemeinsam mit anderen Nahrungsergänzungen wie Selen eingenommen, tatsächlich die Schilddrüsenfunktion fördere und keinen negativen Zusammenbruch herbeiführe. Diese Fragen müssen noch eingehender erforscht werden.

Wenn Sie einen Kräuterheilkundler suchen, so sollten Sie nicht vergessen, dass viele Naturheilkundler und ganzheitliche Ärzte sich ebenfalls in der Kräutermedizin auskennen und sich sowohl auf die Diagnose wie auch auf entsprechende Behandlungen verstehen. Ohne ärztliche Approbation darf ein Herbalist keine Diagnose stellen. Weshalb man sich genau erkundigen und vergewissern sollte, dass man auch tatsächlich einen kompetenten Fachmann vor sich hat.

Ernährungs- und Vitamintherapie

Falls Sie beim ersten Anzeichen einer Erkältung eine Vitaminkapsel einnehmen oder ein großes Glas Orangensaft trinken oder zur Senkung des Cholesterinspiegels besonders viel Knoblauch essen, praktizieren Sie Ernährungsbeziehungsweise Vitamintherapie.

Diät und Ernährung sind grundlegende Aspekte vieler komplementärer Heilsysteme, wie Ayurveda oder der Traditionellen Chinesischen Medizin. Tatsächlich betrachten viele dieser Heilmethoden Nahrungsmittel ebenso als Arznei wie eine Pille aus der Apotheke.

Vom Ernährungsstandpunkt her betrachtet können Therapien makrobiotische, vegetarische, zuckerarme oder ganz individuelle Diäten umfassen, die bestimmte Nahrungsmittel oder Nahrungsmittelgruppen zur Diät hinzufügen oder streichen. Darüber hinaus können Vitamin-, Mineralien- oder Enzymergänzungen fehlende Nährstoffe ersetzen beziehungsweise Megavitamintherapien angewandt werden, um spezifische Gesundheitsprobleme zu verhüten oder zu behandeln.

Ernährungstherapien gibt es so viele, dass es unmöglich ist, alle hier aufzuführen. Wir wissen jedoch, dass Ernährung sowie Nahrungsergänzungen direkte Auswirkungen auf Blutdruck, Fettleibigkeit, Herzerkrankungen, Allergien, Erschöpfung, chronische Hefepilzinfektionen (Candida), Schlafprobleme, Hautentzündungen, Osteoporose, PMS (prämenstruelles Syndrom) und viele andere Krankheiten haben können.

Vielleicht glauben Sie, das Optimale für Ihre Gesundheit zu tun, wenn Sie jeden Tag Ihre Multivitaminpille nehmen. Viele Ernährungsexperten sind überzeugt, dass die offiziellen, von Gesundheitsbehörden und -institutionen empfohlenen »täglichen Mindestmengen« nicht genügen, um chronischen Erkrankungen vorzubeugen oder sie gar zu heilen, wenn die Gesundheit bereits durch die

Hypothyreose beeinträchtigt ist. Und manche Experten sind der Auffassung, dass einige Formen der Hypothyreose eigentlich Ernährungsmängel widerspiegeln, durch deren Korrektur die Schilddrüsenfunktion wieder hergestellt werden könnte.

Was Ernährungs- und Vitamintherapien für Hypothyreose betrifft, kann ich Ihnen nicht erzählen, welche besondere Kombination von Vitaminen, Lebensmitteln, Nahrungsergänzungen, Kräutern oder anderen natürlichen Präparaten die richtige für Ihre Hypothyreose und deren anhaltende Begleitsymptome ist. Sie können sich – wie so viele es tun – auf gut Glück selbst behandeln. Doch Sie sparen Zeit und Geld und kommen der idealen Wirkstoffkombination näher, wenn Sie als Erstes einen in Schilddrüsenerkrankungen erfahrenen Ernährungsberater konsultieren.

Ernährungsfragen bei Hypothyreose

Die von mir konsultierte Ernährungsberaterin Dana Godbout Laake ist eine bekannte Expertin für die Behandlung mit Vitaminen, Mineralstoffen und Nahrungsergänzungen. Sie beschäftigt sich mit all den Ernährungsmängeln, die Krankheiten, wie Schilddrüsenunterfunktion, Fibromyalgie, chronische Erschöpfung, Gelenkrheumatismus, verursachen oder begleiten. Dana ist der Ansicht, dass Vitaminmängel behoben werden müssen, ehe man ein Schilddrüsenleiden wirklich angehen und kurieren kann. Denn bei Vorliegen latenter Ernährungs- oder Verdauungsprobleme kann das Schilddrüsenhormon nicht richtig absorbiert werden, das heißt, der Körper kann es nicht nutzen. Kurz: Gleichgültig, welches Schilddrüsenmedikament und egal, welche Menge Sie davon einnehmen, wenn Ihr Körper es gar nicht richtig absorbieren kann, wird das Erreichen eines ausgewogenen TSH-Werts noch schwieriger, als es sowieso schon ist.

Der Arzt Dr. James Balch und die Ernährungsberaterin Phyllis Balch empfehlen L-Tyrosin (ein Vorläufer des Schilddrüsenhormons). Offensichtlich können niedrige Konzentrationen davon mit Hypothyreose in Verbindung gebracht werden. Zu den weiteren Behandlungsempfehlungen gehören:

▶ Vitamin-B-Komplex, insbesondere B2 sowie zusätzliches B12.

▶ Bierhefe zur Bereitstellung von B-Vitaminen und zusätzlichen Nährstoffen. (Beobachten Sie sich bei der Einnahme, falls Sie eine Neigung zu Candidosen haben.)

▶ Essenzielle Fettsäuren für die Schilddrüsenfunktion.

▶ Vitamin C, etwa 2000 Milligramm pro Tag. Dies ist eine großzügig bemessene Menge. Größere Mengen werden nicht empfohlen, da Megadosen die Erzeugung von Schilddrüsenhormon beeinträchtigen können.

▶ Vitamin E für die Immun- und Schilddrüsenfunktion.

▶ Zink für die Immun- und Schilddrüsenfunktion.

In einem Artikel mit dem Titel »Energizing Chronic Fatigue« (Chronische Erschöpfung bekämpfen), der in der Zeitschrift *Alternative Medicine* erschien, schrieb der alternativ orientierte Arzt Rafael Kellman, dass viele chronisch erschöpfte Menschen an einer Vielzahl von Vitaminmängeln litten. Wobei er feststellte, dass es sich hauptsächlich um Mangel an Vitamin C und der Vitamine des B-Komplexes handelt. Er empfiehlt in seinem Artikel daher Folgendes:

▶ L-Tyrosin, den Vorläufer des T_4-Schilddrüsenhormons.
▶ Etwa 3000 Milligramm Vitamin C pro Tag.
▶ Reichliche Gaben des Vitamin-B-Komplexes.
▶ Magnesium-Präparate.
▶ Das chinesische Kraut Astragulus als Tonikum für die Stärkung des Immunsystems, damit dieses Krankheiten und Infektionen besser abzuwehren vermag.

Dem Chemiker Ted Huston zufolge, der selbst schilddrüsenkrank ist und Vitamin- und Ernährungsmängel im Zusammenhang mit der Schilddrüse sowie entsprechende Behandlungsmethoden untersucht, sind die Vitamine B_1 und B_2 für den allgemeinen Gesundheitszustand bei Hypothyreose absolut wesentlich:

»Die beiden Vitamine B_1 und B_2 sind untrennbar mit dem Energiestoffwechsel verbunden, den zu regulieren sich unsere Schilddrüse bemüht. Vitamin B_1 ist wichtig für den Kohlenhydratstoffwechsel und beim Fasten absolut unerlässlich, um den Basalstoffwechsel aufrechtzuerhalten. B_2 ist am Metabolismus der Schilddrüsenhormone beteiligt, genauer gesagt, es wirkt als Katalysator bei der Dejodination des Thyroxins (T_4) in Liothyronin (T_3).«

Fast ebenso bedeutsam ist es, dass man zwar eine ausreichende, aber nicht zu hohe Menge an Selen erhält. Forschungen haben ergeben, dass Selen eine wichtige Rolle für die Schilddrüsenfunktion spielt. Vor allem in letzter Zeit konnten Wissenschaftler feststellen, dass die Konversion von T_4 zu T_3 auch durch Selen gesteuert wird. Selen aktiviert ein Enzym, das über die T_4-T_3-Konversion für die Kontrolle der Schilddrüsenfunktion verantwortlich ist.

Eine Studie aus dem Jahr 1997 weist darauf hin, dass hohe Jodgaben bei vorliegendem Selenmangel zu einer Beeinträchtigung der Schilddrüse führen können. Die gleichzeitige Einnahme von Selen schien die Wirkung der hohen Jodgaben auf die Schilddrüsenfunktion jedoch auszugleichen. Offenbar führen Stress und physische Verletzungen zu besonders empfindlichen Schilddrüsenreaktionen sowie Selenmangel. Nach schweren Verletzungen ist die T_4-Dejodination herabgesetzt, was zum Syndrom niedriger T_3-Werte führt. Eine Studie ergab, dass die Selenwerte nach Traumata niedrig sind, was mit niedrigen T_3-Werten sowie einem Rückgang der T_4-T_3-Konversion korreliert.

Auch das Nachtkerzenöl gehört in die Reihe der Nahrungsergänzungen, die häufig Erwähnung finden. Der Autor Stephen Langer weist darauf hin, dass die Symptome für einen Mangel an essenziellen Fettsäuren denen der Hypothyreose sehr ähneln und empfiehlt Hypothyreose-Betroffenen Nachtkerzenöl (eine ausgezeichnete Quelle für essenzielle Fettsäuren). Der Endokrinologe Kenneth Blanchard empfiehlt Nachtkerzenöl bei Haarausfall. Entspricht der Haarausfall einem geschlechtlichen Muster – verliert etwa eine Frau ihr Haar nach einem teilweise männlichen Muster –, so liegt dies seiner Auffassung nach an einer exzessiven Konversion von Testosteron zu Dihydrotestosteron auf der Ebene des Follikels. Nachtkerzenöl kann diese Konversion unterbinden.

Da ich seit meiner Erkrankung an Hypothyreose mehrere Phasen starken Haarausfalls durchgemacht habe, kann ich mich dafür verbürgen, dass die Einnahme von Nachtkerzenöl das Einzige war, was dagegen geholfen hat.

Tipps für die Einnahme von Vitaminen und Nahrungsergänzungen

Ehe man sich auf Vitamintabletten stürzt, empfehlen viele Ernährungsexperten, zunächst beim Essen zu beginnen:

▶ Ist Ihre Ernährung ausgewogen? Die Antwort lautet häufig: »Keine Ahnung.«

▶ Überlegen Sie, ob Sie von allen Nahrungsmittelgruppen genug zu sich nehmen. Viele B-Vitamine kommen vor allem in Fleisch und Molkereiprodukten vor.

▶ Sind Sie vielleicht Vegetarier und bemühen sich, dies sorgfältig auszugleichen? Oder versuchen Sie, sich weit gehend fettfrei zu ernähren? Dies hat Konsequenzen für die fettlöslichen Vitamine A, D, E und K. Auch müssen Sie, wenn Fett weniger als 40 Prozent Ihrer Kalorienzufuhr ausmacht, die Aufnahme von Vitamin B_1 erhöhen.

▶ Essen sollte ein Vergnügen sein. Versuchen Sie nicht, es durch eine Pille zu ersetzen. Wir sind schließlich keine Astronauten.

Nehmen Sie Vitaminpräparate stets zum Essen ein. Für diesen Rat gibt es zwei wichtige Begründungen: Zum einen wird es vielen Menschen schlecht, wenn sie diese Mittel auf leeren Magen schlucken. Zum anderen brauchen die meisten Vitamine für ihre Umsetzung in eine vom Körper absorbierbare Form die Magensäfte.

Naturheilkunde

Die Naturheilkunde beruht vor allem auf verschiedenen Aspekten der Traditionellen Chinesischen Medizin, des Ayurveda sowie anderer Heilsysteme. Der philosophische Ansatz der Naturheilkunde zielt auf die Harmonie körperlicher, emotionaler, mentaler und spiritueller Aspekte ab und betont die dem Körper innewohnenden Kräfte der Selbstheilung. Naturheilkundliche Ärzte können ihre Patienten – ähnlich wie Allgemeinärzte – an zahlreiche Alternativtherapien weiter verweisen und haben oft gute Kontakte zu einem ganzen Netzwerk von alternativen Therapeuten und Ärzten.

In der Naturheilkunde geht es weniger um Krankheitssymptome, sondern hauptsächlich um die Diagnose und Behandlung der tatsächlichen Krankheitsursachen sowie des Krankheitsprozesses. Naturheilkundler können Akupunktur, Homöopathie, Kräutermedizin, diätetische oder Ernährungsmedizin, manuelle Medizin oder Massage und viele andere Techniken empfehlen oder selbst praktizieren.

Da die Naturheilkundler unter den Ärzten auf zahlreiche Disziplinen zurückgreifen, ist es schwierig, generell über sie und ihre Therapien zu urteilen. Und nachdem spezifische naturheilkundliche Arzneien oder Behandlungen fehlen, bleibt es tatsächlich dem einzelnen Praktiker überlassen, ob und wie er seine Erfolge erzielt.

Eine mir bekannte Ärztin, die an der Basedowkrankheit leidet, ermittelt mit Hilfe eines Spezialtests, ob ein mit Drüsenpräparaten zu korrigierendes Schilddrüsenproblem vorliegt oder aber ein adrenales Leiden. Darüber hinaus berichtete sie mir von der erfolgreichen Behandlung der

folgenden Symptome mit den entsprechenden Nahrungsergänzungen.

▶ Hypoglykämie – Chrom, Vanadium und pflanzliche Mittel.

▶ Haarausfall – Aromatherapie gegen Kahlköpfigkeit.

▶ Karpaltunnelsyndrom – Handverbände und Aromatherapie.

Physiologische Therapien

Falls Sie je eine Massage und das danach noch viele Stunden anhaltende entspannte warme Gefühl genossen haben,
wissen Sie wahrscheinlich die Segnungen der manuellen
Medizin beziehungsweise Physiotherapie zu schätzen. Es
handelt sich dabei um ein sehr weites Feld, in dessen Zen-
trum die Heilung des Körpers durch Berührung steht.
Massage und manuelle Manipulationen gehören zu den äl-
testen Methoden der Gesundheitspflege. Bei physiologischen Therapien werden durch manuelle Techniken unter
Zuhilfenahme von Händen, Armen, Ellbogen und manchmal sogar Füßen verschiedene Arten von Druck ausgeübt,
um Muskeln, Knochen, Gelenke, die Blutzirkulation und
andere Körpersysteme zu beeinflussen.

An Massagemethoden und anderen manuellen Therapi-
en gibt es so viele, dass man sie nicht alle aufzählen kann.
Hier nur einige Beispiele: Schwedische Massage, verschiedene Formen der Reflexzonenmassage (Füße, Gesicht,
Muskeln), Rolfing, Alexander-Technik, Feldenkrais, myo-
fasziale Entspannungstechnik und viele andere Wieder-
ausrichtungstherapien konzentrieren sich auf die weichen
Gewebe um die Knochen. Die Therapeuten, die Reflexzo-

nenmassage und Akupunktur ausführen, stimulieren bestimmte Punkte des Körpers, um blockierte Energiebahnen freizulegen. Bei energetischer Arbeit, wie etwa Reiki, dient der Therapeut sozusagen als Leitungskabel für die heilende Energie, die er dem Patienten durch seine Hände – manchmal ohne dass eine Berührung stattfindet – zuführt.

Sandy Levy, eine erfahrene Physiotherapeutin, sagt:

»Jede Art von Körperarbeit kann von Nutzen sein. Wichtiger als eine bestimmte Technik ist ein guter Therapeut, bei dem man sich wohl fühlt. Zunächst einmal sollten Sie sich fragen, was Ihr Körper braucht, eine Tiefenmassage oder doch eher etwas Leichteres. Hören Sie auf Ihren Körper! Wünschen Sie eine leichte Massage, so sollten Sie sich vielleicht einen Spezialisten für Schwedische Massage und Stressreduktion suchen oder aber einen, der Energiemassagen, wie Akupressur, durchführt. Ist Ihnen an einem tieferen Eingriff gelegen, so suchen Sie unter den Therapeuten jene, die Tiefenmassage, Triggerpunktarbeit oder die – falls Sie es wirklich ›wissen wollen‹ – Rolfing anwenden.«

Sandy konnte feststellen, dass die Kombination mehrerer Techniken häufig die besten Erfolge bringt. In ihrer eigenen Praxis bietet sie leichte Entspannungsmassagen, Tiefenarbeit mit Triggerpunkten, Reflexzonenmassage und Reiki an. Außerdem hat sie erkannt, dass viele ihrer Patienten auch Bewegungs- beziehungsweise Haltungsarbeit benötigen, sodass sie diese an Alexander- und Feldenkrais-Therapeuten verweist.

Ehe Sie sich für einen bestimmten Therapeuten entscheiden, sollten Sie sich mit mehreren unterhalten, um ein Gefühl dafür zu bekommen, mit wem sie am besten arbeiten können. Der Therapeut sollte bereit sein, Ihnen zumindest zu einer telefonischen Auskunft zur Verfügung zu stehen, aber vielleicht zahlen Sie, falls Sie viele Fragen haben, auch gerne für einen kurzen Gesprächstermin.

Bei anhaltenden Hypothyreosesymptomen kann Körperarbeit durchaus hilfreich sein, vor allem, wenn der Therapeut mit der Krankheit vertraut ist und eine Kombination verschiedener Techniken anbieten kann. Medizinischen Studien zufolge eignen sich verschiedene Formen von Massage und physikalischer Therapie für die Behandlung von Schmerzen, Depressionen, Energiemangel, Schlaflosigkeit und Entzündungszuständen. Manche Myofaszial- und Myotherapie-Experten erzielten besondere Erfolge bei der Behandlung von Fibromyalgie und chronischen Erschöpfungssymptomen, die auch Hypothyreose-Betroffene plagen können.

Für jede Art der Körperarbeit gibt es unterschiedliche Zulassungskriterien. Viele Spezialgebiete – wie etwa Rolfing und Feldenkrais – bieten eigene Zeugnisse oder Zertifikate an. In Deutschland gibt es unter anderem staatlich anerkannte Masseure, deren Behandlungen man sich verschreiben lassen kann und die von allen Kassen bezahlt werden.

Osteopathie

Die manuellen osteopathischen Techniken wirken auf den Muskel- und Knochenapparat ein, um Krankheiten zu kurieren, die der osteopathischen Theorie entsprechend aus dem Ungleichgewicht und der falschen Ausrichtung des Körpers resultieren können. Viele Osteopathen betreiben die Osteopathie im Rahmen ihrer Tätigkeit als Hausärzte. Auch manche Allgemeinärzte besitzen eine Osteopathieausbildung und bieten diese Therapieform an.

Eindeutige Forschungsergebnisse sprechen für die Anwendung osteopathischer Verfahren bei Beschwerden des gesamten Muskel- und Skelettapparates. Als besonders nützlich erweist sie sich bei Muskel- und Gelenkschmerzen und für durch Hypothyreose bedingte Probleme, wie Karpaltunnelsyndrom oder chronische Sinusitis. Persönlich empfand ich die osteopathischen Verfahren als besonders hilfreich bei der Behandlung verschiedener Muskeltraumata und Gelenkschmerzen, zum Beispiel nach einem Auffahrunfall. Die Behandlung ersparte mir einige Schmerztabletten und beschleunigte den Heilungsprozess.

Therapien für Körper und Geist

Mind-Body-Therapien sind eine sehr weit gefasste Kategorie, die vom Gebet bis zum Yoga, von Tanzformen bis zur Atemtherapie so ziemlich alles umfassen kann. Grundsätzlich handelt es sich um Praktiken und Therapien, die eine Verbindung zwischen bewusstem Denken und Körperempfinden herzustellen versuchen, um auf diesem Wege physiologische Prozesse zu beeinflussen.

Mind-Body-Therapien teilen sich in verschiedene Kategorien: Körpertherapien, wie Tanz, und mentale Therapien, wie Biofeedback, oder aber solche, die Aspekte beider in sich vereinen, wie Yoga oder Tai Chi. Weitere Spielarten sind Hypnose, transzendentale Meditation, Psychotherapie, Heilung durch Gebet beziehungsweise Spiritua-

lität, Musik- oder Kunsttherapie, Atemübungen, Humor-
therapie und andere Entspannungsformen.

In der Medizinwelt betrachten manche die Wirkung dieser Therapien als Placeboeffekt, wobei diese Leute die beträchtliche Effektivität übersehen. Wenn wir glauben, dass
Unbewusstes – allgemeine Belastungen etwa oder negative
Gedanken – Krankheiten verursachen kann, warum nehmen wir dann nicht mit selbem Recht an, dass man mittels
bewusster positiver Gedanken Krankheiten abwehren oder
sogar heilen kann? Wir haben es hier durchaus nicht mit
Placebos zu tun. Es gibt überzeugende medizinische Belege
für die Wirksamkeit der Geist-Körper-Therapien. Jüngste
Studien auf dem Felde der Psychoneuroimmunologie zeigen, dass der Geist über Neurotransmitter mit dem Ner-
ven-, Immun- und dem endokrinen System kommuniziert.
Verschiedene chemische und hormonelle Sekrete können
als Folge bewussten Denkens die Gesundheit und die Körperfunktionen beeinflussen.

Studien zeigen uns, dass die Mind-Body-Techniken vor
allem auf dem Gebiet von Entspannung und Stressabbau
wirksam werden, zur Reduktion von Bluthochdruck, von
verschiedenen Schmerzzuständen, Kopfschmerzen, Asthma und anderen Krankheiten mit starkem Stressfaktor
beitragen können. Mind-Body-Therapien haben außerdem eine emanzipatorische Wirkung, da man selbst aktiv
für seine Gesundheit Verantwortung übernimmt.

Nachdem es aber so viele Behandlungsarten gibt, kann
ich hier nur ein paar allgemeine Fakten vermitteln.

Psychotherapie oder psychologische Beratung kann –
indem Sie Ihnen ein Ventil für Belastungen und Ängste

bietet – dazu beitragen, Ihre aufgeheizten Emotionen zu beruhigen, sodass Sie mehr positive Energien für Ihre Heilung zur Verfügung haben, positiver denken und handeln und dadurch wiederum Ihre Genesung beschleunigen.

Selbsthilfegruppen bieten ebenfalls ein Ventil für Angst und Stress. Als zusätzliches Plus bieten sie ihren Mitgliedern Informationen und Weiterbildung und damit ein größeres Gefühl von Kontrolle. Studien ergaben, dass Menschen mit tödlichen Krankheiten, die einer Selbsthilfegruppe angehören, sehr viel länger leben.

Meditationstechniken bilden einen integralen Bestandteil vieler asiatischer Religionen (Buddhismus, Hinduismus) und des Yogas. In den letzten dreißig Jahren sind sie auch in westlichen Ländern populär geworden. Regelmäßige Meditation oder gelenkte Entspannungs- und Phantasiepraktiken üben eine spürbar positive Wirkung auf Blutdruck, Erregungszustände, chronische Schmerzzustände aus und können den auf unserem Körper lastenden Stress vermindern.

Biofeedback ist eine Behandlungsmethode, die Überwachungsinstrumente einsetzt, um dem Patienten verschiedene Auskünfte über seinen Körper – wie Pulsfrequenz, Körpertemperatur und andere Stressindikatoren – zu geben und ihm dessen Zustand bewusst zu machen. Indem Sie den Biofeedback-Anzeiger tragen, lernen Sie, Ihr Denken sowie andere Prozesse zu verändern, um auf diese Weise den Blutdruck, die Temperatur, die Vorgänge in Magen und Darm sowie die Hirnwellenaktivität zu kontrollieren. Als besonders wirksam hat sich Biofeedback bei der Behandlung von Stress, Schlafstörungen, Kopfschmerzen und Bluthochdruck erwiesen.

Kreative Therapien – wie Tanz, Musik und bildende Kunst – nutzen kreative und körperliche Prozesse, um gesundheitliche Probleme anzugehen. Kreative Therapien eignen sich vor allem für die Behandlung von Stress und Blutdruckproblemen.

Gebet und mentale Heiltechniken sollen zu einem veränderten Bewusstseinszustand führen, der sich als Folge einer spirituellen Erfahrung, als Energiestrom oder als Heilung durch Handauflegung einstellt. Studien haben gezeigt, dass diese Techniken durchaus wirksam sein können, allerdings wiederum vor allem bei Stress und Energiemangel.

Yoga

Wenn Yoga auch technisch unter die Mind-Body-Therapien fällt und mit dem Ayurveda verwandt ist, behandle ich es dennoch gesondert, da ich es für eine wichtige Alternativtherapie für Hypothyreose-Betroffene halte.

Bei Yoga denken die meisten Menschen an Dehnübungen oder den Lotussitz. In Wirklichkeit handelt es sich dabei um eine uralte Wissenschaft, die Körper, Geist und Intellekt in Harmonie mit dem Universum bringen will. Das mag vielleicht esoterisch klingen, tatsächlich aber ist Yoga eine ganz praktische Angelegenheit, bestehend aus Körperübungen (Asanas genannt), Atemübungen (Pranayama) und Meditationstechniken, die zur Erreichung jener Einheit und Harmonie beitragen sollen.

Einige der zahlreichen gesundheitlichen Vorzüge des Yoga wurden schulmedizinisch überprüft und bestätigt. Manche Yogaformen beispielsweise zeigten eine stark stimmungsaufhellende Wirkung. Daneben verbessert Yoga Lungenfunktion und Atmung und kann die von Asthmapatienten benötigten Arzneimengen beträchtlich reduzieren. Yoga gilt auch als wirksame Behandlung für das Karpaltunnelsyndrom. Dies sind nur ein paar der vielen praktischen Anwendungen, die sogar in die Schulmedizin Eingang gefunden haben.

Um mehr über Yoga und seine Wirkung auf Schilddrüsenkrankheiten und den Stoffwechsel in Erfahrung zu bringen, unterhielt ich mich mit dem angesehenen Yogi Swami Rameshwarananda, der das Yoga in Daily Life Center in Alexandria, Virginia, leitet. Yoga in Daily Life (Yoga im täglichen Leben) ist ein international bekanntes umfassendes Yogasystem, das von Paramhans Swami Maheshwarananda begründet wurde und eine Reihe von Empfehlungen für das Erreichen innerer Ausgeglichenheit und Harmonie beinhaltet. Ich begann meine Yogakurse bei Swami Rameshwarananda Mitte 1998 und bin seitdem überzeugte Befürworterin dieser Übungen. In meiner – auf vielen Ebenen betriebenen – unaufhörlichen Suche nach Wohlbefinden hat sich Yoga als eines meiner befriedigendsten, lohnendsten und wirksamsten Unternehmen erwiesen.

Yoga stellt zwar keine Instant-Kur für Hypothyreose dar, wirkt sich jedoch positiv auf das Gesamtbefinden wie auch spezifischer Probleme des Stoffwechsels und der Schilddrüsenfunktion aus. Im Yoga geht es um die Einheit von Körper, Geist und Seele. Das Wort Yoga bedeutet Einheit, und im Yoga wird alles – Übungen, Atemenergie (Prana) und Meditation – praktiziert, um diese Einheit und Ausgeglichenheit zu erreichen. Krankheit repräsentiert im Yoga einen Mangel an Einheit im Körper. Andererseits aber ist der Körper für die Yogis auch nichts rein Physisches. Es gibt fünf verschiedene Körper oder Ebenen, die miteinander interagieren:

▶ Ernährungs-/physischer Körper.
▶ Energie.
▶ Bewusstsein.
▶ Intellekt.
▶ Kausalität, Seligkeit.

Im Yoga kann eine Krankheit sowohl mangelnde Harmonie innerhalb des physischen Körpers wie innerhalb des Bewusstseins repräsentieren. Die westliche Medizin hingegen konzentriert sich in der Regel auf die rein physischen Ursachen einer Krankheit. Swami Rameshwarananda hat großen Respekt vor der allopathischen Medizin, ist jedoch der Ansicht, dass sie den Ernährungskörper zu stark in den Vordergrund rückt:

»Der Fokus liegt auf dem Essen, dem Aufnehmen von Nährstoffen und wie diese Nährstoffe in verschiedene chemische Stoffe aufgespalten werden. Das Ziel von Yoga ist die Ausgewogenheit des gesamten Systems – Harmonie unter allen Körpern.«

Auch Energie und Lebenskraft werden im Yoga auf einzigartige Weise betrachtet. Dieser Lehre entsprechend besitzt jeder von uns acht Haupt-Chakras. Obgleich Chakra wörtlich übersetzt »Rad« heißt, trifft man seinen Sinn genauer, wenn man es sich als eine Art Energiewirbel vorstellt, der die Energie innerhalb und außerhalb von uns konzentriert. Chakras sind punktartige Energieansammlungen an sich kreuzenden Nadis (Energiebahnen/Vibrationen), durch die das Prana – die kosmische Energie, Vitalität oder Lebenskraft – fließt. Herrscht kein freier Energiefluss – das heißt, kommt es auf den Nadis sozusagen zu Staus –, kann die Energie nicht mehr ungehindert in die Chakras hinein- und aus ihnen herausströmen.

Im Yoga ist der Stoffwechsel eng mit Prana assoziiert und wird vor allem mit zwei Chakras in Verbindung gebracht, dem Reinigungs-Chakra im Kehlkopfbereich und dem Verdauungs-/Ernährungs-Chakra im Bereich des Nabels. Swami Rameshwarananda zufolge gibt es für einen an Hypothyreose Erkrankten verschiedene Möglichkeiten, von Yoga zu profitieren. Zunächst jedoch mahnt er zur Vorsicht:

»Praktizieren Sie Yoga zur Verbesserung Ihres allgemeinen Wohlbefindens – mit dem Schwerpunkt auf der Schilddrüse –, aber setzen Sie Ihre Schilddrüsenmedikamente keinesfalls ab. Vielleicht stellen Sie irgendwann fest, dass Sie weniger Medikamente brauchen oder – wie manche meiner Schüler berichten – sie ganz absetzen können. Doch dies soll nur unter ärztlicher Aufsicht geschehen.«

Swami Rameshwarananda empfiehlt, mit einer Reihe grundlegender, der Harmonisierung der verschiedenen Körper dienenden Yogastellungen (die jedem gut tun) zu beginnen. Diese Übungen werden als Sarauhittasanas bezeichnet und sollten am besten bei einem erfahrenen Yoga-Lehrer erlernt werden.

Penelope, eine vierunddreißigjährige an Hashimoto-
Thyreoiditis erkrankte Frau, schwört auf ihre Yogaübun-
gen als das einzige ihren Zustand bessernde Verfahren:

*»Seit einem guten Jahr praktiziere ich Yoga und bin schon
viel, viel beweglicher und stärker geworden. Vor zwei Jahren
hat man Fibromyalgie bei mir diagnostiziert, und seitdem ich
mit Yoga angefangen habe, leide ich weder unter Schmerzen
noch unter Müdigkeit. Auch gegen die Muskelschmerzen hat es
mir geholfen, und sogar meiner Libido hat es gut getan.«*

Als nächstes empfiehlt Swami Rameshwarananda die Praxis des Pranayama, der Atemübungen, die zur Reinigung
und Harmonisierung der Nadi-Energie-Bahnen beitragen
und alle Blockierungen – ob körperlich, geistig oder emotional – beseitigen sollen. Viele Yoga- und Gesundheits-
zentren bieten dieses Training an.

Das grundlegendste Pranayama ist die tiefe Bauchatmung. Legen Sie sich flach auf den Rücken, oder stehen
Sie. Dann Hand auf den Bauch legen und tief einatmen,
sodass sich Ihr Bauch mit Luft füllt und Ihre Hand sich
hebt, dann ausatmen. Beginnen Sie Ihr einfaches Pranaya-
ma-Programm, indem Sie diese Atemübung zehn bis fünfzehn Minuten pro Tag praktizieren, und Sie werden überrascht sein, um wie viel entspannter und energischer Sie
sich schon bald fühlen.

Als drittes gibt es noch ein spezielle Atemübung für
Schilddrüse und Kehlkopf-Chakra. Atmen Sie durch die
Nase ein, konzentrieren Sie Ihre Atmung auf die Hinter-
seite Ihrer Kehle. Die Kehle sollte sich leicht geschlossen
oder blockiert anfühlen, während man die Übung durchführt. Dabei sollten Sie sich vorstellen, dass Sie die Luft

durch die Vorderseite Ihrer Kehle einatmen. Tun Sie dies mehrere Male am Tag, allerdings nicht zu lange, da Ihnen womöglich schwindlig davon wird.

Schließlich gibt es noch eine spezielle Asana oder Haltung, die sich überaus positiv auf die Schilddrüse auswirken soll. Sowohl beim Halbschulterstand (Viparita karani mudra) wie beim Schulterstand (Sarvangasana) wird die Schilddrüse umgedreht und stimuliert. Swami Rameshwarananda zufolge ist der Schulterstand eine der wirksamsten Yogapositionen und soll auf Grund seines heilsamen Einflusses auf den Stoffwechsel und die pranische Energie nicht nur der Schilddrüse wohl tun, sondern auch lebensverlängernde Wirkung haben.

Beim Schulterstand liegt man flach und mit geschlossenen Beinen auf dem Rücken. Man hebt die Beine, bis sie sich im rechten Winkel zu Brust/Hals und lotrecht zum Boden befinden, wobei das Kinn gegen die Brust stößt, das Körpergewicht auf Schultern und Ellbogen lastet und die Arme die Hüften stützen. Steigern Sie sich auf täglich zwei Minuten in dieser Haltung, indem sie mit zwei oder drei kurzen Sessions beginnen. Swami Rameshwarananda rät, aufzuhören und einen erfahrenen Yogalehrer zu Rate zu ziehen, sobald einem beim Schulterstand schwindlig wird, man sich unwohl fühlt oder Atemprobleme hat.

Homöopathie

Die moderne homöopathische Praxis basiert auf der mehr als 200 Jahre alten Arbeit des deutschen Arztes Samuel Hahnemann (1755-1843). Hahnemanns Grundgedanke bestand darin, dass man das Immunsystem zur Abwehr von

Krankheiten anregen kann, indem man ein homöopathisches Mittel – eine mikroskopische, extrem verdünnte Dosis eines Krauts, Minerals oder anderer Substanz – verabreicht, das bei einer gesunden Person ähnliche Symptome hervorrufen würde. Die Auffassung, nach der »Gleiches durch Gleiches geheilt wird« entspricht dem Konzept unserer Schutzimpfungen, bei denen der Impfstoff Elemente jener Krankheit enthält, die durch die Impfung verhindert werden soll.

Homöpathische Behandlung wird auf zwei Arten durchgeführt. Bei der ersten konsultiert man einen klassischen Homöopathen, der einen in einem längeren Gespräch über körperliche und psychologische Neigungen und Symptome befragt und dann, entsprechend der vorausgegangenen Reaktionen, homöopathische Mittel empfiehlt. Die zweite besteht in der Einnahme homöopathischer Präparate gegen spezifische Beschwerden.

Die Homöopathie erfreut sich zunehmender Beliebtheit, und einige Homöopathen behaupten, dass sie Hypothyreose umkehren oder sogar heilen können. Aber ich will ehrlich sein. Zwar erzielte ich bei Allergien, Erkältung oder Grippe sowohl bei mir selbst wie bei meiner Familie mit homöopathischen Mitteln großen Erfolg. Als ich danach zwecks Behandlung meiner Hypothyreose einen klassischen Homöopathen aufsuchte, fühlte ich mich aber nach Einnahme der meisten Schilddrüsenmittel wochenlang so schlecht, dass ich die Behandlung schließlich abbrach.

Auch andere, mit denen ich mich unterhielt, konnten hinsichtlich ihrer Hypothyreose keine homöopathischen Behandlungserfolge berichten.

Ich habe niemanden finden können, der allein mit Homöopathie eine Besserung seiner Hypothyreose erzielt hat. Wenn es dennoch Erfolge gab, so stets im Zusammenhang mit einer Diät plus Nahrungsergänzungen, sodass sich die für die Besserung verantwortliche Behandlung nicht klar isolieren ließ. Vielleicht sind Erfolge bei der Schilddrüsentherapie ja ganz von der behandelten Person oder aber vom besonderen Geschick des Homöopathen abhängig. Dennoch bin ich der Ansicht, dass hinsichtlich homöopathischer Hypothyreose-Therapien noch nicht das letzte Wort gesprochen ist.

Starke Besserungen jedoch konnte ich und konnten andere – wie auch durch medizinische Studien belegt ist – bei Beschwerden wie Heuschnupfen, Allergien und Migräne erzielen. Da viele Hypothyreose-Betroffene unter sich verschlimmernden Allergien leiden, können homöopathische Mittel auf jeden Fall zur Linderung dieser spezifischen Symptome herangezogen werden.

Wenn Sie nach einem Homöopathen suchen, sollten Sie darauf achten, dass er eine Zulassung besitzt und als Homöopath praktizieren darf: Die Zusatzbezeichnung Homöopath wird in Deutschland von der Ärztekammer verliehen, und zwar an Ärzte, die den Besuch entsprechender Fortbildungsveranstaltungen nachweisen können.

Aromatherapie

Wir alle lassen uns von Gerüchen – sei es der Duft unseres Lieblingsparfüms oder das Aroma frischer Fichtennadeln – stimulieren. Nichts anderes geschieht in der Aromatherapie, die jenen Sinn in uns anspricht, durch den Gerüche unsere Emotionen und letztendlich unsere Gesundheit und körperlichen Funktionen beeinflussen. Aromatherapie arbeitet mit hoch konzentrierten ätherischen Ölen, um heilsame emotionale wie physische Reaktionen hervorzurufen. Die ätherischen Öle können dabei die Muskeln entspannen, den Kreislauf und die Hormonausschüttung anregen, den Abtransport von Stoffwechselschlacken fördern sowie die Immunabwehr stärken. Erst kürzlich stellten Wissenschaftler fest, dass Aromatherapie starke Entspannungsreaktionen auslösen kann, die ihrerseits wiederum die Immunabwehr fördern. Es handelt sich also um eine Therapieform, die tatsächlich eine wissenschaftliche Basis besitzt. Ätherische Öle werden häufig in Badeessenzen und Duftlampen, im Rahmen von Massagen oder Inhalationen sowie zur örtlichen Anwendung angeboten.

Zur Anwendung von Aromatherapie bei Hypothyreose liegen bisher keine Untersuchungen vor. Für das allgemeine Wohlbefinden und die Steigerung des Energiepegels jedoch lässt sich mit ätherischen Ölen sehr viel erreichen. Der Aromatherapie- und Kräuterexpertin Mindy Green zufolge gibt es zwei Gebiete, auf denen die Aromatherapie eine Rolle spielen kann: zunächst einmal bei der Stressreduzierung und zweitens bei der Unterstützung des adrenalen Systems. Gegen Stress und zur Stützung des adrenalen Systems eignen sich besonders Lavendel, Fichte und Tanne. Dazu Mindy Green:

»Sie können drei Tropfen Lavendelöl und zwei Tropfen Fichten- oder Tannenöl auf einen Teelöffel Pflanzenöl (zum Beispiel Oliven- oder Sonnenblumenöl – als Trägeröl) geben und in Ihr abendliches Bad gießen. Schon allein der Duft von Lavendel ist ein wirksames Tonikum zur Stressminderung und vermehrt

nachweislich die Alpha-Wellen, das heißt die entspannenden Wellen in unserem Gehirn.«

Wichtig: Verwenden Sie nur reine natürliche ätherische Öle, synthetisch hergestellte Öle oder Öle auf Parfümbasis eignen sich nicht für die Aromatherapie.

Sie können Ihr Gehirn konditionieren, einen bestimmten Duft als entspannend zu empfinden. Mindy Green sagt dazu:

»Duft oder Geruch ist mit Emotionen, Hunger und Appetit verknüpft, sodass Sie einen Duft wählen sollten, den Sie als angenehm empfinden, aber mit keinerlei Erinnerungen verbinden. Und dann müssen Sie jedes Mal, wenn Sie sich glücklich und entspannt fühlen, diesen Duft schnuppern. Sie werden wohl an die drei Wochen brauchen, um Ihr Gehirn darauf zu ›programmieren‹, dass es dieses Aroma wiedererkennt und mit Entspannung assoziiert. Wenn Sie dann unter Stress stehen und es riechen, wird es Ihnen helfen, sich in einen entspannteren Zustand zu versetzen und den Stress zu reduzieren.«

Auch im Hinblick auf Gewichtsabnahme ist die Aromatherapie recht viel versprechend, weil bestimmte Gerüche die Appetitzentren des Gehirns befriedigen und auf diese Weise den Gewichtsverlust fördern. Durch regelmäßiges Inhalieren bestimmter Düfte kann man – sagen manche Aromatherapie-Experten – pro Monat etwa zwei Kilogramm abnehmen.

Wichtig: Falls Sie sich einer der hier genannten oder anderen alternativen Therapien unterziehen oder bestimmte

Kräuter, Nahrungsergänzungen und Medikamente einnehmen möchten, sollten Sie den Sie behandelnden Schulmediziner auf dem Laufenden halten. Indem Sie ihn einbeziehen, machen Sie ihn zu Ihrem Partner in Sachen Wohlbefinden und Gesundheit und können potenzielle Konflikte, die sich zwischen den verschiedenen Behandlungsstilen ergeben können, entschärfen.

8
Neuland erobern:
Antworten auf die T3-Frage

Wenn alle dasselbe denken, denkt in der Regel keiner.
BENJAMIN FRANKLIN

Zwei, mehrere tausend Kilometer voneinander entfernt praktizierende Ärzte erfreuen sich anhaltenden Erfolgs bei der Behandlung von Schilddrüsenpatienten, denen es nach jahrelangem Leiden an den verschiedensten Hypothyreosesymptomen inzwischen wirklich gut geht. Beide Ärzte schwimmen gegen den Strom gängiger medizinischer Überzeugungen an. Ihre Methoden beruhen nicht auf der herrschenden Lehrmeinung, sondern auf einem eigenständigen ärztlichen Urteil sowie den Bedürfnissen ihrer Patienten. In diesem Kapitel berichte ich über Dr. Kenneth Blanchard, einen Schulmediziner, der die übliche Ausbildung zum Internisten und Endokrinologen durchlaufen hat, sowie von Dr. John Lowe, einen Schmerzexperten, der sich auf Stoffwechselprobleme wie das Fibromyalgie-Syndrom und Hypothyreose spezialisiert hat und in den USA die *Fibromayalgia Research Foundation* leitet. Beide Ärzte bieten Antworten und Lösungen für Patienten, die nicht ins herkömmliche TSH-Schema und die auf Levothyroxin basierenden Diagnose- und Behandlungsverfahren der Schilddrüsendysfunktion passen. Beide erzielen ihre Erfolge mit T$_3$. Und beiden hat die konventionelle Forschung in einer Veröffentlichung des *New England Journal of Medicine* vom Februar 1999 die zumindest teilweise Richtigkeit ihrer Theorien bescheinigt.

Ehe wir uns Dr. Blanchards und Dr. Lowes Behandlungsmethoden und Überlegungen sowie dem Artikel des *New England Journals* zuwenden, ist es sinnvoll, einen Blick auf die Beziehung zwischen autoimmuner Hypothyreose, Fibromyalgie und ein drittes damit verwandtes Problem, das chronische Erschöpfungssyndrom (CFS), zu werfen.

Überblick, Symptome und Diagnose

Bei einem nicht unbeträchtlichen Teil der Patienten mit autoimmuner Hypothyreose wird früher oder später auch eine Fibromyalgie und/oder CFS diagnostiziert. Umgekehrt leiden viele Fibromyalgie- und CFS-Kranke auch an latenten Schilddrüsenstörungen. Dies führt zu der entscheidenden Frage: Welches ist die Beziehung zwischen autoimmuner Hypothyreose, Fibromyalgie und CFS, und gibt es Behandlungsformen, die diese Probleme und ihre Symptome gleichzeitig angehen und lösen?

Interessanterweise haben die drei Leiden viele gemeinsame Symptome. Müdigkeit, Erschöpfung, Muskelkrämpfe und -schmerzen, schlechter Schlaf, Depression und verminderte Infektionsabwehr charaktisieren alle drei Krankheiten.

Das Hauptproblem der Fibromyalgie-Patienten sind die Muskel- und Gelenkschmerzen, ein immer währender Schmerzzustand, der nur selten nachlässt. Fibromyalgie kann auf Grund einer 18-Punkte-Untersuchung »empfindlicher Stellen« diagnostiziert werden.

CFS-Patienten klagen vor allem über fortwährende Erschöpfung. Die kleinste körperliche Anstrengung kann den Leidenden tagelang aufs Krankenlager werfen. Es gibt keinen offiziellen klinischen Test, um eine unverrückbare Diagnose für CFS zu stellen. Vielmehr gelangen die Ärzte in der Regel durch Ausschluss anderer möglicher Krankheiten zu ihrer CFS-Diagnose.

Bei autoimmuner Hypothyreose (Hashimoto-Krankheit) sind die Symptome breiter gefächert; neben Müdigkeit, Erschöpfung und Depressionen zählen zuweilen sehr starke Gewichtszunahme, Haarausfall, Muskel- und Gelenkschmerzen, trockene Haut und sprödes Haar sowie Menstruationsstörungen dazu.

Fibromyalgie betrifft hauptsächlich Frauen zwischen zwanzig und fünfzig. Die Mehrheit der diagnostizierten CFS-Fälle sind ebenfalls Frauen, meistens zwischen fünfundzwanzig und fünfundvierzig Jahre alt. An der Schilddrüse erkranken Frauen – in der Regel erwachsene Frauen – siebenmal häufiger als Männer.

Krankheitsursachen

Wahrscheinlich enthalten Fibromyalgie und CFS eine autoimmune Komponente, wie sie auch in der autoimmunen Hypothyreose gegeben ist. Das *Journal of Clinical Investigation* stellte fest, dass ungefähr 53 Prozent der CFS-

Patienten Autoantikörper entwickeln, die auf autoimmune Reaktionen hinweisen. In einem 1994 in einer deutschen Zeitschrift veröffentlichten Artikel wurde über eine Studie an 375 CFS-Patienten berichtet, die ein vermehrtes Vorkommen von Autoantikörpern aufwiesen. Den Forschern zufolge lässt sich daraus ablesen, dass »ein Zusammenhang zwischen CFS und Autoimmunerkrankungen besteht, oder CFS den Beginn einer manifesten Autoimmunkrankheit markiert«.

Im Hinblick auf die den Autoimmunerkankungen zu Grunde liegenden Ursachen gibt es viele Hypothesen, aber nur wenige Antworten. Bakterien, Viren, Toxine und womöglich sogar einige Medikamente – so spekulieren die Forscher – könnten bei Menschen, die bereits genetisch zur Entwicklung einer solchen Störung prädisponiert sind, an der Auslösung des autoimmunen Prozesses beteiligt sein. Manche der Fibromyalgie-Forscher konzentrieren sich auf abnorm niedrige Werte des Hormons Cortisol und deren Zusammenhang mit Fibromyalgie. Andere untersuchen die Regulierung der adrenalen Drüsen (welche Cortisol herstellen) in Verbindung mit der Krankheit. Einige Mediziner glauben, dass ein Virus – wie etwa Epstein-Barr, das Virus für Mononukleose – all diesen Krankheiten zu Grunde liegt. Und wenn auch kein bestimmtes Virus und keine definitive Ursache eindeutig mit CFS, Fibromyalgie oder der autoimmunen Schilddrüsenkrankheit verknüpft werden konnten, wurde dennoch in einer medizinischen Zeitschrift berichtet, dass 78 Prozent der in einer Studie untersuchten CFS-Patienten das Epstein-Barr-Virus in sich trugen.

Zahlreiche Schilddrüsenpatienten berichten immer wieder, dass sie vor ihrer Schilddrüsen-Diagnose schwere Anfälle von Mononukleose oder wiederkehrendem Epstein-Barr-Virus erlebten. Andere Forscher verweisen auf Unfälle (etwa Autounfälle) oder andere Traumata, die das Immunsystem aktivierten. Das Immunsystem, das normalerweise nach erfolgreicher Bekämpfung einer Infektion in seinen Normalzustand zurückkehrt, verharrt in diesem Falle in seiner Hyperaktivität.

Angesichts der Tatsache, dass viele Autoimmunerkrankungen Frauen in weit größerer Zahl befallen als Männer, drängt sich die Frage nach einer hormonellen Ursache auf – ein Thema, dem ebenfalls nachgegangen wird. Manche Ärzte wie etwa Dr. Elizabeth Vliet glauben, dass das häufige Auftreten von Hypothyreose und Fibromyalgie bei Frauen auf das bisher vernachlässigte Erfordernis hinweist, die ovarial-hormonellen Aspekte dieser Krankheiten zu erforschen.

Fibromyalgie, CFS und autoimmune Hypothyreose

Manche Ärzte und Heilpraktiker sind der Ansicht, dass CFS, Fibromyalgie und autoimmune Hypothyreose in Wirklichkeit Variationen derselben oder einer ähnlichen Autoimmundysfunktion darstellen und sich die davon Betroffenen vor allem durch ihr Hauptsymptom unterscheiden. Interessanterweise wird diese Theorie sowohl von Dr. Blanchard als auch Dr. Lowe vertreten, die beide ihre Hypothyreose- und/oder Fibromyalgie-Patienten mit großem Erfolg behandeln. Beide sind überzeugt, dass die Anwendung von T_3 ganz wesentlich am Erfolg ihrer Therapien beteiligt ist.

Obgleich sich Dr. Lowes und Dr. Blanchards Denkansätze und Methoden unterscheiden, beruht ihr Erfolg auf der Anwendung von T$_3$ in unterschiedlichen Formen. Beide gehen davon aus, dass die TSH-»Normalwerte« keinen für alle verlässlichen Maßstab bieten, weil der Bereich entweder zu weit gefasst ist oder der Test keine Möglichkeit bietet, eine latente Hypothyreose aufzudecken.

Eine latente Hypothyreose kann bei peripherer oder zellulärer Abwehr gegen Schilddrüsenhormon oder ungenügender beziehungsweise beeinträchtigter T$_4$-T$_3$-Konversion vorliegen.

Die allgemeine Resistenz der Hirnanhangdrüse gegenüber Schilddrüsenhormon (auch RTH genannt) ist eine sehr seltene Krankheit. Wenn Patienten also erklären, »Vielleicht bin ich gegen Schilddrüsenhormon resistent«, so wird dies von ihren Ärzten meist sehr rasch abgetan. Allerdings könnten die Probleme des peripheren oder zellulären Widerstands gegenüber dem Schilddrüsenhormon sowie die Unfähigkeit, T$_4$ in T$_3$ zu konvertieren, den Erfolg der Behandlungen von Dr. Lowe und Dr. Blanchard sehr gut erklären. Daher halte ich es für wichtig, dass diejenigen, die trotz »normaler TSH-Werte« unter anhaltenden Symptomen leiden, sich gründlich mit den Aussagen dieser beiden Ärzte befassen und sich überlegen, ob sie es nicht auch mit einer solchen Behandlung versuchen sollten.

Die Methoden von Kenneth Blanchard

»Die Antwort liegt in der richtigen Balance zwischen T$_3$ und T$_4$«, ist der Kernsatz, wenn es um die Arbeit von Kenneth Blanchard geht. Er praktiziert als Internist und Endokrinologe in Newton Lower Falls, Massachusetts. Aufmerksam wurde ich auf ihn, als ich immer wieder E-Mails von Schilddrüsenpatienten erhielt, die darum baten, ihn in meine Webseite aufzunehmen. Nachdem mir so viele Leute schrieben, dass sie nach jahrelangem Hypothyreoseleiden durch die Behandlung bei ihm endlich Besserung erfahren hatten, beschloss ich, mich selbst an ihn zu wenden.

Dr. Blanchard hat die vielen Mythen der Hypothyreose aufs Korn genommen. In den langen Jahren der Beschäftigung mit Schilddrüsenpatienten hat er eine ganze Reihe davon aufgedeckt, die seiner Ansicht nach viele Menschen zu einem schlechten Leben mit Hypothyreose verurteilten, weil sie schlicht und einfach falsch behandelt wurden.

Dass die gängigen Bluttests die Möglichkeit einer Hypothyreose auch bei einem Menschen mit zwingender familiärer Vorgeschichte sowie auf eine Erkrankung hinweisende körperliche Befunde eindeutig ausschließen könnten, ist nach Dr. Blanchard ein Mythos, weil die Normalbereiche der Tests viel zu weit gefasst sind, und Leute, die in den Randbereichen liegen, häufig keine gültigen Diagnosen erhalten:

»Uns Ärzten erzählt man immer wieder, dass der TSH-Test eine eindeutige Aussage mache. Aber ich glaube, dass das völlig falsch ist. Das Hypophysen-TSH wird nicht nur dadurch, wie viel T_4 und T_3 sich im Umlauf befindet, kontrolliert, sondern T_4 wird auch auf Hypophysenebene in T_3 konvertiert. Überschüssiges auf Hypophysenebene erzeugtes T_3 kann den TSH-Wert drücken und damit verfälschen.«

Dr. Blanchard will damit ausdrücken, dass der Körper trotz niedriger TSH-Werte reagieren kann, als ob das

TSH sehr viel höher sei und auf diese Weise einen Hypothyreosezustand erzeugen.

Er hält es auch für einen Mythos, zu glauben, dass man alle Hypothyreosepatienten allein mit Levothyroxin angemessen behandeln könne. Bei vielen seiner Patienten, die jahrelang trotz Therapie an Unterfunktionssymptomen litten, war dies eindeutig nicht der Fall.

Dr. Blanchard hat eine sehr spezielle Methode entwickelt, um das richtige Verhältnis von synthetischem T_4 und T_3 zu bestimmen, welches notwendig ist, um zu dem, was er als »angemessene physiologische Dosis des Schilddrüsenhormons« bezeichnet, zu gelangen, eine Dosis, die viele der Begleitsymptome und -erscheinungen eliminiert. Er benutzt eine speziell zusammengesetzte Form von T_3, mit der er die Standard-Levothyroxin-Therapie ergänzt und erzielt damit bei vielen seiner Patienten signifikante Verbesserungen. Er sagt dazu:

»Der fundamentale Grund für die Anwendung von T_3 besteht in unserem Wissen, dass die normale Sekretion der Schilddrüse vor allem T_4 und eine kleinere Menge an T_3 umfasst. Wenn wir kleine T_3-Mengen zusammen mit T_4 geben, so handelt es sich dabei lediglich um eine verbesserte Nachahmung unserer physiologischen Vorgänge.«

Dr. Blanchard spezifiert dies: Es muss eine sehr kleine T_3-Dosis sein, die er auf ganz spezielle Weise errechnet, um dem System keinesfalls eine zu große oder zu kleine Menge zuzuführen. Das Entscheidende für die Funktion der Gewebe hinsichtlich der Schilddrüse ist die richtige Balance zwischen T_4 und T_3 auf Gewebeebene. Er ist über zeugt, dass der Mehrheit mit einer Behandlung, die das T_4-T_3-Verhältnis der normalen Physiologie reproduziert, am besten gedient ist. Dies bedeutet eine Mischung, bei der die T_3-Dosis etwa 2 bis 5 Prozent der T_4-Dosis beträgt.

Dr. Blanchard ist überzeugt, dass die von Hypothyreose Betroffenen nur dann gut leben können, wenn ihr latentes Schilddrüsenproblem angemessen behandelt wird:

»Sobald ich meine Patienten auf eine stimmige Dosis gesetzt habe, können es die meisten kaum fassen, um wie viel besser es ihnen geht. Manche von ihnen überkommt geradezu ein Gefühl der Trauer, wenn ihnen die Bürde der Hypothyreose von den Schultern genommen wird und sie plötzlich erkennen, wie viele Jahre ihres Lebens sie unter dieser drückenden Last verbracht haben.«

Dr. Blanchard glaubt, dass Fibromyalgie von einer latenten Hypothyreose herrührt und man letztendlich das zu Grunde liegende Schilddrüsenproblem behandeln muss, damit die Symptome tatsächlich verschwinden. Vor allem bei Fibromyalgiesymptomen hält Dr. Blanchard von T_4-Gaben allein fast gar nichts und die Verabreichung kleiner T_3-Dosen für absolut entscheidend für eine wirksame Behandlung.

Die Methoden von John Lowe

Sein Kernsatz ist: »Die Lösung liegt in TSH-Unterdrückung und T_3.« Dr. Lowe, innovativer Forscher und Leiter der *Fibromyalgia Research Foundation*, thematisiert die Hypothyreose und ihre Behandlung, indem er das, was er die vier schulmedizinischen Endokrinologie-Gebote nennt, in Frage stellt. Die »Gebote« lauten:

1. Die einzige Ursache von Schilddrüsenhormonmangel-Symptomen ist Hypothyreose.

2. Nur Patienten, deren Hypothyreose »von Laborresultaten bestätigt« wird, sollten Schilddrüsenhormone einnehmen dürfen.

3. Der Hypothyreosepatient sollte nur T$_4$ einnehmen dürfen.

4. Die vom Patienten eingenommene Dosis sollte den TSH-Wert nicht unterdrücken.

Dr. Lowe hat diese Vorurteile im Rahmen seiner langjährigen Bemühungen zum Verständnis behandlungsresistenter Fibromyalgie in Zweifel gezogen. Das Ergebnis ist eine Therapiebeschreibung, basierend auf seinem Befund, dass fortdauernde Symptome im Zusammenhang mit behandelter Hypothyreose und Fibromyalgie häufig Beleg für nicht oder nicht ausreichend behandelte Hypothyreose sind oder aber für eine teilweise zelluläre Resistenz gegen Schilddrüsenhormon.

Einzigartig an Dr. Lowes Theorien ist seine Erkenntnis, dass ein Patient mit zellulärer Resistenz normale Schilddrüsenhormonwerte haben und dennoch die Symptome und Anzeichen der Hypothyreose aufweisen kann. Ich halte dies für einen wichtigen Aspekt von Dr. Lowes Behandlung, der vielleicht seine Erfolge zu erklären vermag. In Gesprächen mit anderen Fibromyalgie-/CFS-Forschern stellte er jedoch fest, dass sich die meisten von ihnen dieser potenziellen Mechanismen nicht bewusst sind. Er sagt:

»Für diese Forscher kann der Zustand einer Patientin, wenn sie einen normalen TSH-Wert hat und vor allem, wenn sich ihre Symptome durch T4-Substitutionsdosen nicht bessern, unmöglich noch mit dem Schilddrüsenhormon zu tun haben. Die jüngsten Forschungen haben jedoch gezeigt, dass diese Überzeugung falsch ist.«

Falls Sie an einer autoimmunen Hypothyreose leiden, ist es ziemlich normal, wenn Sie auch einige der klassischen Fibromyalgiesymptome, zum Beispiel Muskel- und/oder Gelenkschmerzen und Schlafstörungen, entwickeln. Dr. Lowe zufolge neigen Schulmediziner dazu, jedes neue oder sich verschlimmernde Symptom als Hinweis auf eine weitere Krankheit – etwa Fibromyalgie zusätzlich zur schon bestehenden autoimmunen Hypothyreose – zu werten. Dr. Lowe jedoch sieht in den neuen Symptomen einen Hinweis auf eine möglicherweise nicht ausreichend behandelte Schilddrüsenunterfunktion:

»Da sich der Schilddrüsenhormonmangel verschlimmert, nimmt die Anzahl der betroffenen Gewebe und die Schwere der Symptome zu. Der Patient registriert diesen sich verstärkenden Mangel in der Regel als eine wachsende Zahl schlimmer werdender Symptome. In den meisten Fällen benötigen solche Patienten lediglich eine angemessenere Dosierung oder Form von Schilddrüsenhormon, um sich von sämtlichen Symptomen zu erholen.«

Dr. Lowe ist überzeugt, dass das rigide Festhalten am so genannten Normalbereich uns nicht sagen kann, ob ein Patient genug zirkulierendes T_3 zur Aufrechterhaltung des normalen Zellstoffwechsels besitzt. Seine Forschungen zeigen, dass sichere, aber unterdrückende Dosen die begleitenden Gesundheitsprobleme, die ja so ausschlaggebend sind, häufig effizienter eliminieren können. Die T_4-T_3-Konversion kann beeinträchtigt sein, sodass ein normaler TSH-Spiegel bei einer Patientin nicht heißen muss, dass auch ihr Gewebestoffwechsel normal ist.

Dr. Lowe zufolge zeigte eine Studie, dass Substitutionsdosierungen des Schilddrüsenhormons – das heißt Dosierungen, mit denen das TSH innerhalb des Normalbereichs gehalten wird – die hohen Cholesterinwerte der Patienten leicht absinken ließen, TSH-unterdrückende Dosierungen jedoch eine beträchtlich darüber hinausgehende Senkung der Werte bewirkte.

Viele Fachzeitschriftenberichte und auch meine Recherchen zeigen, dass der TSH-Wert nicht mit den verschiedenen Tests zum Gewebestoffwechsel korreliert. Dr. Lowe hält dies für bedeutsam, da die Normalisierung des Gewebestoffwechsels Ziel jeder Hypothyreosebehandlung sein sollte. Bei der Beschränkung des Hypothyreosepatienten auf eine T_4-Dosierung, die den TSH-Wert innerhalb des Normalbereichs hält, ergeben die Tests jedoch einen abnormalen Stoffwechsel in verschiedenen Geweben.

TSH-unterdrückende Dosierungen des Schilddrüsenhormons – stellte Dr. Lowe fest – können auch das Erkrankungsrisiko eines Patienten reduzieren. Ihm zufolge lässt sich ein Zusammenhang zwischen niedrigeren Schilddrüsenhormondosierungen und dem Fortschreiten koronarer Arteriosklerose sowie zwischen höheren Dosierungen (einschließlich TSH-unterdrückenden Dosierungen) und dem Stillstand des Prozesses erkennen. In seinen Studien hat Dr. Lowe eine große Anzahl von Patienten getestet und ist zu dem Schluss gelangt, dass die Unterdrückung des TSHs durch derartige Dosierungen dem Patienten in keiner Weise schadet. Die weit größere Gefahr erblickt er in den eindeutig negativen Folgen einer nicht ausreichend behandelten Resistenz, die zu Leiden wie Fibromyalgie, CFS sowie Leber- und kardiovaskulären Erkrankungen führt.

Nach Dr. Lowes Ansicht hat eine Hypothyreosepatientin zwei Möglichkeiten. Sie kann sich der Therapie mit der Substitutionsdosierung des Schilddrüsenhormons unterziehen, weiter unter Symptomen leiden und damit einen verfrühten Tod durch eine kardiovaskuläre Krankheit riskieren. Oder aber sie sucht sich einen Arzt, der ihren TSH-Spiegel völlig ignoriert und eine Dosis ermittelt, die einen normalen Gewebestoffwechsel herbeiführt.

Manche Forscher lehnen Schilddrüsenhormon-Substitution zur Behandlung von Fibromyalgie- oder CFS-Symptomen ab. Dr. Lowe zufolge aber funktioniert das, was diese Forscher unter Substitution verstehen, nicht, weil dabei lediglich T_4 zur Normalisierung des TSH angewendet wird, was die meisten von Hypothyreose Betroffenen einfach nicht von ihren Symptomen befreien kann. Die Annahme, dass Substitutions-T_4-Dosierung die einzig akzeptable Therapie darstellt, hindert viele Forscher am Erkennen des Mechanismus, welcher der Fibromyalgie/CFS der meisten Patienten zu Grunde liegt: die inadäquate Schilddrüsenhormonregulierung in den Geweben.

Dr. Lowe ist überzeugt, dass die Kombination von T_4 und T_3 ganz allgemein besser wirkt als T_4 allein, und in manchen Fällen sogar T_3 allein die besten Ergebnisse bringt. Patienten, die zunächst mit T_4 behandelt wurden und die trotz allmählicher Erhöhung der Dosis wenig oder keine Besserung zeigten, setzte er auf T3. Denn viele Patienten profitieren nicht von T4, egal, wie hoch die gewählte Dosierung ist.

»*T4 allein ist eine schlechte Option für die vielen Hypothyreose-Fibromyalgie-Patienten und für von die Fibromyalgie Betroffenen mit zellulärer Resistenz gegen Schilddrüsenhormon völlig nutzlos. Fast die Hälfte dieser Patienten profitieren nur von sehr hohen T3-Dosierungen. Lediglich eine Minderheit von Hypothyreose-Fibromyalgie-Patienten erfuhr durch die alleinige Anwendung von T4 eine zufriedenstellende Besserung. Im Gegensatz dazu aber ermöglichen T3-Gaben fast immer eine Besserung wenn nicht gänzliche Symptomfreiheit.*«*

Nach Dr. Lowe funktioniert die T3-Therapie deswegen, weil viele Patienten sowohl an Hypothyreose als auch zellulärer Resistenz gegen das Schilddrüsenhormon leiden und ihnen daher weder T4 noch die natürlichen Schilddrüsenpräparate (mit ihren relativ hohen T3-Mengen) helfen. Wie Dr. Lowe feststellt, profitieren praktisch alle Resistenzpatienten nur von hohen Dosierungen von synthetischem T3.

»*Wir konnten schlüssig belegen, dass diese Patienten eine zelluläre Resistenz gegen Schilddrüsenhormon aufweisen, außerdem dass sich ihr Zustand (ohne einen Hinweis auf Überstimulation) völlig normalisiert, wenn man ihnen mindestens die zweifache Menge an T3 verabreicht, die der durchschnittliche Hypothyreosepatient ohne Geweberesistenz für die Wiedererlangung seines Wohlbefindens benötigt. Unsere Befunde bestätigen die früherer Forscher aus den 1950er- und frühen 1960er-Jahren. Diese berichteten, dass sich viele Patienten nach T3-Gaben teilweise oder ganz von ihren hypothyreoseartigen Symptomen und niedrigen Stoffwechselraten erholten, nachdem ihnen sogar hohe Dosierung von T4 oder getrockneter Schilddrüse keine Besserung gebracht hatten.«*

Viele Forscher äußern die Besorgnis, eine isolierte Anwendung von T3 sei nicht sicher. Dr. Lowe zufolge jedoch sind Patienten mit T3-Therapie nicht nur genesen, sondern leben auch ohne irgendwelche negativen Nebenwirkungen bereits seit fünfzehn Jahren völlig symptomfrei.

Dr. Lowes Auffassungen widersprechen der unter Schulmedizinern gängigen Lehrmeinung, dass der TSH-Test und synthetische T4-Behandlungen die einzigen Möglichkeiten zur Diagnose und Behandlung der Schilddrüsenunterfunktion darstellen. Seine Erfolge sprechen eine andere Sprache.

T3-Forschung und T3-Kontroverse

Im Februar 1999 veröffentlichte das *New England Journal of Medicine* einen Forschungsbericht, der das Potenzial besitzt, die Schilddrüsenhormonbehandlung und die Lebensqualität vieler Hypothyreose-Betroffener von Grund auf zu verändern. In diesem Artikel mit dem Titel »Auswirkungen des Thyroxins im Vergleich zu denen von Thyroxin plus Trijodthyronin bei Hypothyreose-Patienten« hieß es, dass die Hinzufügung von T3 (Trijodthyronin) zur üblichen T4-Therapie die Lebensqualität der meisten Hypothyreose-Patienten verbessere. Die Forscher betrachteten dabei eine Gruppe von dreiunddreißig Menschen, die entweder auf Grund einer autoimmunen Schilddrüsenkrankheit oder der Entfernung der Schilddrüse infolge eines Karzinoms, an Schilddrüsenunterfunktion litten. Alle Patienten wurden über zwei Fünf-Wochen-Phasen hin untersucht. Während einer dieser Phasen erhielt der Patient lediglich seine reguläre Levothyroxin(T_4)-Dosis. Während der zweiten Phase bekam er T_4 plus Trijodthyronin (T_3). In der T_4-plus-T_3-Periode wurden 50 µg der üblichen Levothyroxin-Dosis durch 12,5 µg Trijodthyronin (T_3) ersetzt. Im Lauf des Forschungsprojekts wurde eine Vielzahl von Blut-, kognitiver, emotionaler und körperlicher Tests durchgeführt.

Hinsichtlich der physiologischen Auswirkungen waren die Unterschiede zwischen Puls, Blutdruck, Reflexen sowie zahlreichen anderen Funktionen für T_4 allein verglichen mit T_4 plus T_3 sehr gering. Blutdruck und Cholesterin sanken bei T_4 plus T_3 sogar leicht ab. In Hinblick auf die mentalen Funktionen aber zeigten sich dramatische Differenzen. Alle Patienten erzielten bei Einnahme von T_4 plus T_3 in einer Reihe neurophysiologischer Standardtests bessere Ergebnisse. Dasselbe galt auch für ihre psychologische Verfassung. Am Ende der Untersuchung wurden die Patienten gefragt, welcher Behandlung sie den Vorzug gäben. Zwanzig Patienten meinten, sie bevorzugten die T_4-plus-T_3-Behandlung, elf hatten keine Präferenz, und nur zwei Personen war T_4 allein am liebsten. Die zwanzig Patienten, die T_4 plus T_3 bevorzugten, berichteten, sie hätten mehr Energie gehabt, sich besser konzentrieren können und sich allgemein wohler gefühlt.

Als ideales Schilddrüsenhormon-Substitutionsprogramm für einen Patienten ohne oder mit einer fast nicht funktionierenden Schilddrüse empfahlen die Forscher: »10 µg

Trijodthyronin pro Tag, das nach und nach frei gesetzt wird ... sowie genügend Thyroxin, um eine normale Schilddrüsenfunktion zu gewährleisten.«

Diese Studie wird für Menschen, die sich mit ihrer gegenwärtigen Schilddrüsenhormon-Substitution nicht wohl fühlen, beträchtliche Konsequenzen haben.

Dies ist wahrhaftig eine Pionierleistung, die endlich auch auf dem Felde schulmedizinischer Forschung bestätigt, was viele Patienten – einschließlich meiner selbst – und einige Ärzte seit Jahren behaupten: Mit einer allein auf Levothyroxin beruhenden Schilddrüsenhormon-Substitution fühlt sich ein beträchtlicher Teil der an Hypothyreose Erkrankten nicht wohl, und es geht ihnen subjektiv wie objektiv weit besser, sobald ihre Hormonsubstitution durch T3 ergänzt wird.

Falls Sie Schilddrüsenhormone einnehmen und sich dennoch schlecht fühlen, empfehle ich Ihnen, Ihren Arzt auf diese Studie hinzuweisen und sich auch selbst eine Kopie des Beitrags zu besorgen (aus einer Fachbibliothek oder mithilfe der Webseite der Zeitschrift [www.nejm.org]; der Beitrag ist in Englisch geschrieben und Sie brauchen folgende bibliographische Angaben: »Effect of Tyhroxine as Compared with Tyhroxine plus Trijodothyronine in Patients with Hypothyroidism«, Volume 340, Issue 6).

Ob sich die Mediziner diese Befunde zu Eigen machen ist allerdings noch nicht sicher. Auf jeden Fall sind sie mal auf dem Tisch der Medizinwelt, deren Vertreter Folgendes bedenken sollten:

Schilddrüsenpatienten haben schon genug wertvolle Zeit damit verschwendet, sich schlecht zu fühlen, mit angezogener Handbremse zu leben und auf bessere Zeiten zu warten, während Ärzte ihnen erzählen wollen, dass weitere und noch weitere Studien nötig seien. Während die da forschen, kann unser ganzes Leben vergehen. Wir aber haben bereits die Ergebnisse, die Tausenden von Menschen helfen können. Und wir haben Einzelbelege von Tausenden und Abertausenden von Hypothyreosepatienten, die durch Anwendung von T₃-Medikamenten hervorragend leben. Es reicht. Verantwortliche Ärzte schulden ihren Patienten, sorgfältig abzuwägen, ob eine T₃-Therapie ihrem Klienten nutzen kann oder nicht.

Unbesonnen und gedankenlos –
Marges Geschichte

Vor etwa drei Jahren merkte ich, dass ich immer gedankenloser wurde. Ich will damit nicht sagen, dass ich Höflichkeitsfloskeln wie »bitte« oder »danke« vergaß oder nicht mehr daran dachte, Geburtstagskarten zu schicken. Ich meine damit, dass ich nicht mehr bewusst nachdachte, keine Ideen oder Meinungen mehr entwickelte. Ob ich mit Freunden, Verwandten oder Kollegen sprach, ich wusste einfach nicht mehr, was ich sagen sollte. Meist fühlte ich mich nur verwirrt und wurde daher ungewohnt still.

Tagsüber arbeite ich mit Kindern, die Kommunikationsprobleme haben. Ich bringe ihnen bei, wie sie all das aus der Umgebung Aufgenommene verstehen können, wie sie sich ihre eigenen Gedanken und Ideen zusammenfügen und sie in klaren, flüssigen Ausdruck fassen können. Ehe ich in diese Gedankenlosigkeit hineinschlitterte, hatte ich für eine Monatszeitschrift Restaurant- und Filmkritiken geschrieben, schwierige Kreuzworträtsel gelöst und leidenschaftlich gern Scrabble gespielt. Ich las drei bis vier Bücher die Woche und täglich die Zeitung. Meine Welt war die der Wörter.

Zunächst dachte ich, es hätte mit dem Stress zu tun, sodass ich mir, genervt über die lästige Behinderung, vornahm, kürzer zu treten. Auf Besserung wartend versuchte ich, meiner inneren Konfusion Herr zu werden, indem ich mich an äußeren »Stichwortgebern« orientierte. Ich wartete, bis mir jemand eine direkte Frage stellte oder sich mir mit höflichem Gesichtsausdruck zuwandte. Dann wusste ich, dass ich an der Reihe war. Manchmal setzte ich zu einer Antwort an und tastete mich verbal durch ein Labyrinth in der Hoffnung, auf etwas zu stoßen, das ich tatsächlich sagen wollte. In der Regel konnte ich den gequälten Mienen meiner Zuhörer entnehmen, dass meine Worte keinerlei Sinn ergaben.

Ich begann, die einfachsten Dinge zu vergessen. Wo mein Schlüsselbund oder meine Brille lagen, wusste ich bis dahin immer. Und mein Auto fand ich selbst auf riesigen Parkplätzen, ohne lange zu suchen. Eines Tages jedoch stritt ich mit einer Kollegin über eine wichtige Elternkonferenz, die wir verschieben mussten, weil ein Teil der notwendigen Unterlagen fehlte. Sie behauptete, ich hätte mich freiwillig zur Erledigung des Papierkrams bereit erklärt, während ich darauf beharrte, nicht einmal bei der Vorbesprechung gewesen zu sein. »Wie soll ich da für diese elende gescheiterte Konferenz verantwortlich sein?«, protestierte ich lautstark. Worauf sie mir die Unterschriftenliste der Vorbesprechung zeigte. Und da stand ohne Zweifel mein Name darauf – von mir geschrieben.

Eine Woche später rief mich eine Ausbilderin in ihr Büro und äußerte Besorgnis hinsichtlich meiner Fähigkeiten, mit der Verantwortung und dem Druck meines anstrengendes Jobs klarzukommen. Sie schlug vor, vielleicht unser

Hilfsprogramm für Angestellte in Anspruch zu nehmen. »Um Hilfe zu bitten ist nichts Beschämendes«, meinte sie herzlich. Sehr direkt und kühl ließ ich sie wissen, dass ich meinen Job nach zwanzig Jahren ganz gut beherrsche. In einer Kurzschlussreaktion stürmte ich aus ihrem Büro und knallte die Tür hinter mir zu.

Ich war nun aber wirklich alarmiert. Was geschah mit mir? Bei keinem Buch, keinem Film konnte ich mich mehr an die Handlung erinnern. Nicht einmal für ein mittelmäßiges Scrabble-Spiel reichte die Konzentration. Ich brach in Tränen aus, ohne mich traurig zu fühlen, hatte Muskelschmerzen, ohne Sport zu treiben, einen Ausschlag, der kam und ging, und ich klapperte andauernd vor Kälte mit den Zähnen, egal, wie warm es war und wie viele Kleiderschichten ich trug. Hunger hatte ich selten, und ich nahm fast 14 Kilogramm ab. Wenn ich in den Spiegel sah, erschrak ich über das fahle Gesicht und meine dunkel geränderten, leeren Augen. Aber die irritierendste Veränderung war die träge, anhaltende Gedankenlosigkeit.

Mehr als dreißig Jahre erging es meiner Mutter ähnlich. Die einst lebhafte Frau, High-School-Basketball-Spielerin, erste Frau, die mit einem Kontrabass-Abschluss Juilliard verließ, und eines der attraktiven Mitglieder einer Mädchentanzgruppe, mit der sie in den späten 1930er-Jahren auf Tournee ging, war kaum mehr wieder zu erkennen. Nachdem sie meinen Vater, einen Musikerkollegen kennen gelernt und geheiratet hatte, ging sie nicht mehr auf Tournee, sondern arbeitete für Organisationen, die ihre gemeinsamen politischen und gegen McCarthy gerichteten Überzeugungen vertraten. Meine Großmutter hatte ein Zeitungsfoto von ihr – mitten in einer Gruppe von Demonstranten auf dem Union Square – aufgehoben.

Doch die Mutter, die sich in mein Gedächtnis eingeprägt hat, ist die Frau, die wochenlang dieselbe Seite im selben Buch las, bis ich es dann nicht mehr aushielt, und die Seite umschlug. Irgendwann begann sie, Briefe nur noch in Druckbuchstaben zu malen; sie konnte sich an das normale Schreiben nicht mehr erinnern. Großzügig bot sie mir an, mir meine Facharbeiten zu tippen, und verwandelte sie fröhlich in ein totales Kauderwelsch. Bevor ich sie einreichte, schrieb ich sie heimlich noch einmal mit der Hand ab. Irgendwann zwischen meinem zweiten und dritten Studienjahr hatte das ständige Dröhnen irgendwelcher TV-Spiel-Shows Bach, Beethoven und Brahms restlos verdrängt. Meine Mutter war noch keine fünfzig Jahre alt.

Kurz nach meinem fünfzigsten Geburtstag fing ich mir Anfang Oktober eine Erkältung ein und hustete Ende November immer noch. Zwei zehntägige Antibiotikakuren brachten mir keine Erleichterung, und völlig normale Laborergebnisse veranlassten meine Internistin zu der Vermutung, es könne sich ja vielleicht um etwas Psychosomatisches handeln. Verärgert meinte ich, ich würde mir eine andere Ärztin suchen, die sich besser aufs Diagnostizieren verstünde und zog beleidigt von dannen.

Letztlich kam ich zu dem Schluss, dass ich eine Grippe habe und sie einfach auskurieren müsse – mithilfe von Akupunktur, Kräutern und Vitaminen, literweise Saft und heißem Tee. Meine Familie wurde immer bekümmerter über meinen sich rapide verschlechternden Gesundheitszustand, und ich versprach meinem Partner, es bei meiner jährlichen Vorsorgeuntersuchung bei der Frauenärztin zur Sprache zu bringen.

Bei diesem Termin Mitte Januar äußerte sich meine Ärztin, die mich seit zehn Jahren kannte, sofort besorgt über mein ungesundes Aussehen. Ich nannte die Symptome, an die ich mich erinnerte, und sie murmelte etwas von Wechseljahren und Depression. Ich lehnte die entsprechenden Medikamente strikt ab und fuhr sie an, das Einzige, das mich deprimiere, sei mein körperliches Missbehagen. Sie nahm mir Blut ab und schickte mich zur Mammographie. Und noch in derselben Woche rief ihre Sprechstundenhilfe mich an, um mir auszurichten, dass alle Ergebnisse normal seien.

Mitte Februar machte ich mir dann wegen des Autofahrens Sorgen. Zwei neue Bifokalbrillen hatten nichts gegen meine verschwommene Sicht ausrichten können, und meine Reaktion auf rote Ampeln verlief erschreckend langsam. Ich beschloss, einen Neurologen aufzusuchen.

Während des gesamten Gesprächs mit ihm schluchzte ich, gestand, dass ich mich seit Monaten vor diesem Besuch drückte, weil meine Mutter an Alzheimer gestorben sei, und ich nun ebenfalls daran erkrankt sei. Ich erzählte ihm von meiner musikalischen Kindheit, und dass ich inzwischen nicht mal mehr im Takt klatschen könne, vom Singen ganz zu schweigen. Er tätschelte mir freundlich die Hand und redete davon, was alles passieren könne, wenn Frauen fünfzig würden. Außerdem schlug er mir vor, einen Psychiater zu konsultieren. Ich gab ihm keine Antwort, weil mein Heulen mich derart anwiderte und ich folglich nur mit mir beschäftigt war. Die Arzthelferin nahm mir Blut ab, und der Arzt untersuchte mich. Ein paar Tage später erhielt ich einen Anruf des Inhalts, dass alles völlig normal sei, der Arzt mich aber dennoch noch einmal sehen wolle.

Im April, acht Wochen später, beobachtete ich ihn dabei, wie er in meiner Kartei nach den Laborergebnissen suchte. Ich versuchte, mich zu konzentrieren, aber meine Gedanken schweiften ab. »Das ist merkwürdig«, meinte er, als er sie dann fand. »Einer von diesen Schilddrüsenwerten ist ein bisschen hoch. Aber ich glaube nicht, dass es etwas zu bedeuten hat. Die anderen beiden sind in Ordnung.« Dies war der erste Laborbericht, der so etwas wie eine Andeutung auf einen abnormalen Befund enthielt, und plötzlich war ich hellwach und voller Hoffnung. »Kann ich eine Kopie davon haben?« Er zuckte mit den Achseln, meinte »klar«, erklärte mich für gesund und schickte mich mit meiner Kopie des Berichts nach Hause.

Nach einem zweistündigen Mittagsschlaf setzte ich mich an meinen Computer. Viele Klicks später und mit Hilfe meines Partners hatte ich mich bis zu einer Webseite für Ärzte vorgesurft. Wir kämpften uns durch einen Fachartikel über die Diagnose und Behandlung von Hypothyreose. Zum Großteil überflog ich ihn nur, weil ich die meisten Begriffe nicht verstand. Wir markierten die lange Symptomliste, die auf mich zutraf, aber nur einen einzigen Satz im Behandlungsteil: »Der nächste Schritt besteht in einer Probebehandlung mit Schilddrüsenhormon.« Ich ging die Liste der elf Autoren durch und erkannte erstaunlicherweise den letzten Namen wieder, den einer Ärztin, bei der ich vor Jahren mal gewesen und die ich großartig gefunden hatte. Mein Partner suchte mir ihre Nummer heraus und ließ sich einen Termin geben. Dann machte ich wieder ein Nickerchen. Zwei Wochen später überreichte ich der Endokrinologin meine angestrichene Kopie ihres Artikels und meinen Laborbericht. Ich sah sie die neonfarbigen Sätze überfliegen. Sie führte mich ins Sprechzimmer, hörte mein Herz ab, nahm meinen Puls, klopfte mir auf Knie und Ellbogen und musste lange auf die Reflexe warten. Sie schüttelte ungläubig den Kopf, lächelte und streckte mir die Hand entgegen. »Gratuliere! Ich stimme voll und ganz mit Ihrer Diagnose überein!«

Seit fast zwei Jahren absorbieren meine nach Hormonen ausgehungerten Gewebe ihre tägliche Hormondosis. Die grässliche Grippe ist endlich verschwunden, meine Haut zeigt wieder ihre alte Farbe und ist ohne Ausschlag. Mein Körper ist zu seinen gesünderen, runderen Formen zurückgekehrt. Mir ist nicht mehr abnorm kalt, und glücklich beklage ich mich schon den ganzen Sommer lang über die Hitze. Langsam aber stetig erholt sich mein Gedächtnis; ich muss nicht mehr ständig einen Notizblock dabei haben, um durch den Tag zu kommen. Auch mit Kreuzworträtseln habe ich es wieder mal probiert und vor kurzem schon wieder mal ganz ordentlich Scrabble gespielt. Auf meinen Nachttisch harren sechs Bücher meiner Aufmerksamkeit.

Hin und wieder habe ich immer noch Schwierigkeiten beim Atmen, sehe verschwommen oder bin morgens erschöpft. Die Anfälle unerklärlicher Launenhaftigkeit kann ich gewöhnlich für mich behalten, ohne jemanden zu beleidigen oder mich selbst zu blamieren. Auch unter Muskelschmerzen leide ich noch. Aber ich bin optimistisch, dass auch diese irgendwann der Vergangenheit angehören.

In letzter Zeit habe ich viel über meine Mutter nachgedacht und über den Glauben meiner Familie, dass sie an

Alzheimer gestorben sei. Als sie 1984 im Alter von sechsundsechzig Jahren starb, sah sie älter aus als ihre gesunde
sechsundachtzigjährige Mutter. Nun, da meine eigenen
Gedanken und Worte wieder zurückgekehrt sind, frage ich
mich, warum – bei all den Informationen, die man heutzutage über Alzheimer bekommt – ich nie etwas über die
körperlichen Symptome gehört habe, die meine Mutter
damals aufwies. Ihre schönen Fingernägel, die immer perfekt maniküt waren, begannen zu splittern und abzubre-
chen. Ihre Hände und Füße waren eiskalt. Ihre Haut wurde furchtbar trocken und ihr Haar so dünn, dass man fast
von einer Glatze sprechen konnte. Sie beklagte sich über
ihre trotz der neuen Bifokalbrille verschwommene Sicht.
Sie schlief bis in den späten Morgen und hielt dann auch
tagsüber noch zwei bis drei Nickerchen. Als sich ihr Zustand verschlimmerte, lagen sich meine Großmutter und
sie, die immer ein Herz und eine Seele gewesen waren,
ständig in den Haaren, und die beiden keiften sich häufig
an. Sie aß sehr wenig und wurde bedrohlich dünn, hager,
gebrechlich. Sie sah aus wie ein dürrer Zweig, der jeden
Moment brechen kann.

Ich weiß nicht, ob sie zum Arzt ging oder ob Verwandte
sich einmischten und zu helfen versuchten; wir Kinder
wurden in die Diskussionen und Entscheidungen der Erwachsenen nicht einbezogen. Nach ihrem Tod kam ich zu
dem Schluss, dass sie wohl Hilfe gesucht haben musste; etwas anderes anzunehmen, wäre mir unerträglich gewesen.
Also habe ich mir das, was sie einem Arzt erklärt haben
musste, selber zusammenfantasiert. Vielleicht hat der Arzt
zu ihr gesagt, dass alle Frauen in diesem Alter, wenn sie
langsam in die Wechseljahre kommen, Veränderungen

spürten und er ihr ja ein Mittel verschreiben könne. Vielleicht hat der Arzt sie auch gefragt, ob sie seit dem Tod ihres Ehemanns öfter mal ausgehe. Schließlich hätte er auch zu ihr sagen können, sie sei immer noch eine junge attraktive Frau. Worauf sie ihm dann vielleicht zu erklären versuchte, dass ihr das, was da mit ihr geschehe, Angst einjage. Und darauf er wieder: »Na, na, nun machen Sie sich mal keine Sorgen, Pearl. Das ist alles nur ein bisschen zu viel für sie – ohne Bob die Mädchen allein aufzuziehen. Warum machen sie nicht mal ein bisschen Urlaub?«

Unsere Familienfotos dokumentieren die Verwandlung meiner Mutter von einer »Joan Crawford« in eine verhutzelte verrückte Alte von sechsundsechzig Jahren. Meine Endokrinologin bot mir an, sie uns zusammen anzusehen, doch ich schrecke davor zurück, fürchtete mich vor der Bestätigung, dass die tägliche Einnahme einer kleinen Pille das Leben meiner Mutter hätte retten können.

Ich vermisse meine Mutter noch heute. Und der Gedanke, dass sie vielleicht gedankenlos behandelt wurde, geht mir nicht aus dem Sinn.

TEIL III

Besondere Probleme

9
Abnehmen trotz Hypothyreose

Seit vierzehn Tagen mache ich Diät,
und verloren habe ich
dabei lediglich vierzehn Tage.
TOTIE FIELDS

Jede Woche höre ich von Hunderten von Leuten, die ent-setzlich unglücklich sind. Von Bräuten, die plötzlich nicht mehr in ihr Brautkleid passen, jungen Müttern, die das während der Schwangerschaft zugelegte Gewicht nicht mehr los werden, Frauen, die sich nicht mehr fit und attraktiv fühlen und sich nicht damit abfinden wollen, und Männern, die nicht begreifen, warum ihr normales Sportpensum oder der tägliche Lauf das Übergewicht nicht mehr in Schach halten kann. Leuten wie mir, die einen Schrank voller Kleider der verschiedensten Grö-ßen haben, die all die unterschiedlichen Stadien ihrer Schilddrüsenkrankheit widerspiegeln. Wir alle suchen Antwort auf die Frage: »Wie werde ich diese Pfunde wie-der los?«

Dies ist die Sorge und Klage Nummer eins aller an Hypothyreose Erkrankten. Für viele von uns ist Hypothyreose gleichbedeutend mit dem Kampf gegen die Kilos, und es ist uns unmöglich, die beiden Probleme voneinander zu trennen. Eine Hypothyreosediagnose ist lediglich der Beginn eines lebenslangen Kampfes gegen überflüssige Pfunde, währenddessen uns die Ärzte erzählen, dass Gewichtszunahme oder Schwierigkeiten beim Abnehmen nichts mit der Schilddrüsenkrankheit zu tun hätten.

Ich bin da völlig anderer Meinung!

Abnehmen ist für viele Menschen mit Hypothyreose ganz und gar nicht leicht. Es ist ein langsamer Prozess, eine sehr viel schwierigere Aufgabe als bei Menschen ohne Stoffwechselprobleme. Und darüber hinaus ein Problem, das mir und Millionen anderen mehr Kummer bereitet als nahezu alle anderen Aspekte der Krankheit.

Positiv zu vermelden ist jedoch auch, dass es Antworten, dass es Lösungen gibt. Lassen sie uns also einen Blick auf die Frage werfen, wie Hypothyreose an Gewichtsproblemen beteiligt ist und was man tun kann, um trotz Hypothyreose ein vernünftiges Gewicht zu halten.

Gewichtsprobleme: ein Symptom der Schilddrüsenunterfunktion?

Gelegentlich nehmen Menschen mit Hypothyreose erschreckend ab, doch ist das sehr ungewöhnlich. Normalerweise signalisiert eine nicht nachvollziehbare Gewichtszunahme – oder die Tatsache, dass man es trotz strenger Diät und Sport nicht schafft, abzunehmen – den Beginn der Schilddrüsenunterfunktion. Bedeuten Gewichtsprobleme nun, dass Sie an Hypothyreose leiden? Vermutlich nicht. Nur ein Teil der Gewichtsprobleme sind durch Hypothyreose bedingt.

Gewichtszunahme ist häufig das erste Symptom, das auf das Vorhandensein eines Schilddrüsenproblems hinweist, doch ehe ein Arzt es ernst nimmt, müssen meist noch andere Symptome folgen. Claudia machte folgende Erfahrung:

»Ich wog 52 Kilogramm und merkte dann plötzlich, dass ich zunahm und dass ich, als ich abzunehmen versuchte, nur immer weiter zunahm. Ich versuchte alles, von Diäten bis zu Gymnastikkursen. Energie hatte ich zwar noch, wurde aber allmählich deprimiert. Am Ende dachte ich nur noch, ich verliere den Verstand. Sie setzten mich auf diese Glückspille Fluctin (in den USA Prozac). Aber auch das hat nicht geholfen. Und ich war so unendlich müde. Ich nahm weiterhin zu und wog schon 64 Kilo. Ich war so müde, dass ich kaum einen Fuß vor den anderen setzen konnte. Den Leuten fiel mein geschwollenes Gesicht auf. Dann bekam ich eine fürchterliche Verstopfung, was ich vorher nie gekannt hatte. Ich ging zum Arzt und bat ihn um einen Schilddrüsentest. Er machte den Test, und meine Werte waren sehr hoch.«

Auch wenn Sie ausdrücklich um einen Schilddrüsentest nachsuchen, gibt es drei Gründe, weswegen es schwierig werden könnte, einen Arzt – auf Grund des Primärsymptoms Gewichtszunahme – von einem Test zu überzeugen. Zunächst einmal berühren Sie damit ein für Ärzte heikles Thema. In der Vergangenheit haben einige Ärzte Schilddrüsenhormon als »Diät«-Hilfe verschrieben, auch wenn keine sonstigen Hinweise auf ein Schilddrüsenproblem vorlagen. So ähnlich wie Ärzte heute keine Amphetamine (»Speed«) mehr zu Diätzwecken verschreiben, wird auch Schilddrüsenhormon nicht mehr zur Gewichtsreduktion angewendet und als veraltete und vor allem als potenziell gefährliche Behandlung betrachtet.

Zweitens ist die statistische Wahrscheinlichkeit, dass nicht die Schilddrüse, sondern zu reichliches Essen und zu wenig Bewegung für das Gewichtsproblem verantwortlich sind, sehr hoch. Die Ärzte fürchten, dass wir lediglich nach einem Sündenbock für unsere unerwünschte Gewichtszunahme suchen. Und sie meinen, dass wir es uns zu leicht machen, wenn wir unser Übergewicht einem Schilddrüsen- oder sonstigen »Drüsen«-Problem zuschreiben, statt die wirklichen Gründe anzugehen: Schlemmen und »no sports«. Dies veranlasst Ärzte zu übergroßer Zurückhaltung in Bezug auf Schilddrüsentests – von Diagnose ganz zu schweigen.

Als sich die fünfundvierzigjährige Celia mit ihrer undiagnostizierten Hypothyreose über ihre Gewichtszunahme beklagte, meinte ihr Arzt, sie solle eine Diät machen und mehr Sport treiben:

»Ich machte schon vierzig Minuten Power-Walking am Tag, und das fünf Tage die Woche, aß nicht übermäßig viel, nahm aber dennoch ständig zu. Obwohl ich immer weniger als alle anderen am Tisch aß, legte ich zu. Es sei das Alter – bildete ich mir ein. Und vielleicht müsste ich ja doch noch mehr Sport treiben.«

Drittens können Ärzte – auch wenn Sie beteuern, strenge Diät zu halten und viel Sport zu treiben – mit einigem Recht skeptisch bleiben. Denn die meisten Menschen unterschätzen ihre Gesamtaufnahme an Nahrung, an Kalorien und Fett und überschätzen die Länge und Intensität ihrer sportlichen Betätigung. Es ist durchaus nicht unvernünftig, wenn ein Arzt annimmt, dass die Vorstellungen des Durchschnittsmenschen von Diät und Sportprogramm nicht reichen, um abzunehmen.

Um den möglichen Widerstand Ihres Arztes abzubauen, sollten Sie unbedingt Ihre Hypothyreose-Checkliste mitbringen; so stellen Sie sicher, dass Ihr Arzt über Ihre Unterfunktionssymptome und Risikofaktoren im Bilde ist. Wenn er auch dann den Test noch verweigert, rate ich Ihnen, sich nach einem anderen Arzt umzuschauen.

Keine Gewichtsabnahme trotz Diagnose

Ich höre von so vielen Menschen, die vor ihrer Hypothyreosediagnose zugenommen haben. Ihre Ärzte erzählen ihnen mitunter, dass sie das im undiagnostizierten Zustand zugenommene Gewicht nach Beginn der Schilddrüsenhormon-Substitution wieder abnehmen. Manche Leute glauben sogar, dass es dann automatisch dahinschmilzt. Bei einigen Menschen passiert dies sogar – aber nicht bei allen, ja nicht einmal bei den meisten. Ich und Tausende andere jedenfalls können von keinerlei derartigen Erfahrungen berichten.

Vielleicht glauben Sie, Ihr Stoffwechsel kehre mit der Hormonsubstitution zu seinem Normalumsatz zurück. Womöglich hat Ihnen Ihr Arzt erzählt, dass Ihr Organismus nach den magischen »zwei Wochen« – oder auch »sechs Wochen« – nach Beginn der Substitution zur Normalität zurückfindet. Und Sie interpretieren dies unter Umständen so, dass Sie bei unveränderten Ess- und Sportgewohnheiten Ihr Gewicht halten können. Oder auch auf die gleiche Weise abnehmen können wie vor der Schilddrüsenerkrankung.

Noch einmal: Bei manchen Menschen ist das auch so. Aber wahrscheinlich nicht bei den meisten, ganz egal, was die Ärzte erzählen.

Katie, Hypothyreose-Betroffene und Marathonläuferin wollte unbedingt abnehmen. Sie erzählte ihrem Arzt, dass sie eine gesunde Diät von 1200 Kalorien zu sich nehme und täglich acht Kilometer jogge. Und was antwortete ihr Arzt? »Bewegen Sie sich mehr, und essen Sie nicht mehr so viel!«

Ich will damit nur sagen, dass man hinsichtlich des Abnehmens nicht allzu viel Mitgefühl von den klassischen Medizinern und Endokrinologen erwarten darf. Andere Patienten können mitfühlen. Ich ganz sicherlich. Aber seien Sie nicht enttäuscht, wenn Ihr Arzt etwas von »mehr bewegen« und »weniger essen« erzählt. Sobald man seine Diagnose hat und sich im normalen TSH-Bereich befindet, glauben die meisten einfach nicht, dass die Schilddrüse etwas mit Gewichtsproblemen zu tun haben könnte.

Die Schilddrüse und der Stoffwechsel

Die Schilddrüse ist eine der Hauptdrüsen unseres Stoffwechselsystems. Stellen Sie sich den Metabolismus, den Stoffwechsel, vor wie den Motor in einem Auto. Mit 2000 Umdrehungen in der Minute kann der Wagen leer laufen und dabei ein geringe Benzinmenge verbrauchen. Aber er kann auch mit 4000 Umdrehungen leer laufen und größere Benzinmengen pro Minute verbrauchen.

Wenn Ihr Stoffwechsel nicht funktioniert, dann laufen Sie niedrigtouriger und verbrennen weniger. Sie fühlen sich nicht so energisch wie sonst, treiben also auch weniger Sport, gehen weniger beschwingt, bewegen sich weniger, was den Kalorienbedarf senkt. Und wenn Sie weiterhin dieselben Mengen essen, so nehmen Sie vermutlich zu, oder Sie finden es zumindest schwer abzunehmen, wenn Sie Ihren Kalorienverzehr nicht noch stärker einschränken als zuvor.

Aber wie gesagt, manche von Hypothyreose Betroffene – mitunter sogar Sportler – bewegen sich so schnell und so viel wie eh und je und finden es dennoch unglaublich schwierig, abzunehmen oder ihr Normalgewicht zu halten. Zu wenig Sport und Aktivität sind also kein ausreichender Grund für ihre Gewichtsprobleme. Ich vermute, dass viele an Hypothyreose Erkrankt mit drei verschiedenen Faktoren kämpfen, die sich alle auf das Ab- oder vielmehr Nichtabnehmen auswirken:

▶ Ein veränderter metabolischer »Set point« (Sollwert).
▶ Krankheits- und stressbedingte Veränderungen der chemischen Prozesse im Gehirn.
▶ Insulinresistenz.

Metabolischer »Set point«

Man kann tatsächlich bei zu hoher Kalorienzufuhr nur geringfügig zunehmen. Der Körper erkennt sein Anfangsgewicht als »Set point«. Und um das »Set point«-Gewicht zu halten, erhöht sich der Stoffwechsel, um die überschüssigen Kalorien zu verarbeiten, der Appetit nimmt ab, und ein Teil des zugenommenen Gewichts geht wieder verloren. Dieser selbstregulierende Prozess wird auch als metabolische Resistenz bezeichnet.

Ebenso wie der Körper nach Wahrung eines bestimmten Temperatur-»Set points« strebt – davon sind viele Gewichtsabnahme-Spezialisten überzeugt –, strebt er auch nach Aufrechterhaltung eines bestimmten Gewichts. Eine Theorie besagt, dass der Körper von Menschen mit einem chronischen Gewichtsproblem der Zunahme nur eine geringe metabolische Resistenz entgegensetzt. Und wenn man über längere Zeit mehr Kalorien zu sich nimmt, als man verbrennt, verliert die metabolische Resistenz ihre Kraft, und der Körper etabliert einen neuen höheren Gewichts-»Set point«.

Um die Sache anschaulicher zu machen: Wenn eine 170 Zentimeter große, 72 Kilogramm schwere Frau 2500 Kalorien pro Tag benötigte, um ihr Gewicht zu halten, und sie nun, nach einer Hypothyreosediagnose und ständiger Gewichtszunahme, 95 Kilogramm schwer 2800 Kalorien zur Aufrechterhaltung ihres Gewichts benötigt – würde sie dann bei einem Zurückfahren der Kalorien auf 2500 die zusätzlichen 23 Kilo wieder abnehmen? Keinesfalls. Denn, wenn sie die Kalorienzahl reduziert und abnimmt, verlangsamt sich auch ihr Stoffwechsel. Sie käme wahrscheinlich bis zu einem Gewicht von 89 Kilogramm, obgleich sie dieselbe Anzahl von Kalorien konsumieren würde wie eine andere gleich große Frau, die ihr Gewicht auf 72 Kilogramm gehalten hätte.

Nach meiner Theorie verhält es sich so: Weil der Körper sich in einem Zustand des Hypometabolismus – eines unteraktiven Stoffwechsels – befindet, wird die metabolische Resistenz beeinträchtigt, was es dem Körper ermöglicht, rascher einen höheren »Set point« zu etablieren, was wiederum das Abnehmen erschwert.

Veränderungen der chemischen Prozesse im Gehirn

Hunger ist aufs Innigste mit den chemischen Vorgängen in unserem Gehirn verbunden. Der Hypothalamus registriert, ob wir Energie brauchen, und setzt einen chemischen Stoff mit der Botschaft »Kohlenhydrate essen« frei. Diese chemische Welle im Gehirn ist es, was wir als Hunger empfinden. Sobald der Hypothalamus feststellt, dass wir genug Kohlenhydrate gegessen haben, setzt er Serotonin frei, um dem Körper zu signalisieren: »In Ordnung, genug Kohlenhydrate konsumiert.« Serotonin ist ein Neurotransmitter, der nicht nur für den Appetit, sondern auch bei Depressionen, bei unseren Stimmungen sowie für den Schlaf eine Rolle spielt.

Dieses System kann durch einen die chronische Schilddrüsenkrankheit begleitenden Prozess tief greifend verändert werden:

▶ Hypothyreose verlangsamt den Stoffwechsel.

▶ Ihr Stoffwechsel ist zu langsam für den von Ihrem Gehirn vorgegebenen Appetit.

▶ Was Ihr Gehirn als angemessene Nahrungsaufnahme betrachtet, überfordert den Metabolismus Ihres Körpers und führt zu Gewichtszunahme.

Wenn Sie unter chronischer Hypothyreose leiden, steht Ihr Körper unter Stress, was die chemischen Vorgänge im Gehirn beeinträchtigt und die Freisetzung von Serotonin vermindern kann. Im Grunde beruhte der Erfolg der zurückgerufenen Diätpräparate mit der Bezeichnung »Fen-Phen« (Fenfluramin Phenteremin) bei einigen Hypothyreose-Betroffenen auf der Tatsache, dass sie den Serotoninspiegel erhöhten und ein Gefühl von Völle und Gesättigtsein erzeugten.

Insulinresistenz

Insulin ist ein von der Bauchspeicheldrüse abgesondertes Hormon. Verzehrt man kohlenhydrathaltige Nahrungsmittel (die den Großteil unserer Ernährung ausmachen), so verwandelt der Körper die Kohlenhydrate in einfachen Zucker. Dieser Zucker gelangt ins Blut und wird zu Blutzucker. Die Bauchspeicheldrüse setzt daraufhin Insulin frei, um die Zellen zur Aufnahme und Speicherung des Blutzuckers zu stimulieren, damit der Blutzuckerspiegel wieder auf Normalwerte absinkt.

Kohlenhydrate können einfache, hoch glykämische (zuckerreiche) Kohlenhydrate, wie Nudeln, Brot, Zucker, Weißmehl und Kuchen, sein oder aber komplexe niedrig glykämische (zuckerärmere) Kohlenhydrate, wie Obst, Gemüse oder Vollkornprodukte. Dies ist ein wichtiger Gesichtspunkt, der manchen Leuten entgeht: Auch Obst und Gemüse sind Kohlenhydrate.

Manche Wissenschaftler spekulieren darüber, dass Zucker und Stärkeprodukte sich heute leichter abbauen ließen als in unserer prähistorischen Vergangenheit. Viele von uns – so behaupten sie – benötigten die Kohlenhydrate, die in der heutigen Ernährung als normal angesehen werden, gar nicht, ja, könnten sie nicht einmal verarbeiten. Manche

Wissenschaftler vermuten, dass bis zu 25 Prozent der Bevölkerung, die anscheinend normale Mengen an Kohlenhydraten verzehren, in Wirklichkeit ihren Blutzucker auf exzessive Werte erhöhen. Die Bauchspeicheldrüse reagiert darauf, indem sie die Insulinausschüttung auf ein Niveau erhöht, das den Blutzucker nach unten treibt. Wenn diese Menschen fortgesetzt zu viele Kohlenhydrate verzehren – und nicht vergessen: was für diese Gruppe gilt, muss nicht für die Durchschnittsperson gelten! –, so entsteht eine Situation, die als Insulinresistenz bezeichnet wird.

Insulinresistenz bedeutet, dass die Zellen weniger stark auf die Wirkung des Insulins ansprechen. Der Körper muss also immer mehr Insulin produzieren, um normale Blutzuckerwerte aufrechtzuerhalten. Auch kann das Insulin in höheren Konzentrationen im Blut verbleiben. Dies wird als Hyperinsulinismus bezeichnet.

Abgesehen von Menschen, die einen niedrigeren Kohlenhydratbedarf zu haben scheinen, essen manche Leute einfach zu viele Kohlenhydrate. Die heutigen fettarmen Diäten legen immer größeres Gewicht auf Nudeln, Bagels und zuckrige, aber fettfreie Produkte, und die meisten davon sind hoch glykämische Kohlenhydrate. Es gibt Hinweise darauf, dass ein grundlegender Überkonsum von hoch glykämischen Lebensmitteln zu Insulinresistenz und damit zur Gewichtszunahme führen kann.

Falls Sie insulinresistent sind, kann der Verzehr von Kohlenhydraten eine Gier nach noch mehr Kohlenhydraten bewirken. Man nimmt leichter zu und nur schwer wieder ab. Schätzungen zufolge sind 25 Prozent der Allgemeinbevölkerung und 75 Prozent der Übergewichtigen insulinresistent.

Hohe Insulinwerte können den Appetit anregen, erhöhen den Hunger auf kohlenhydrathaltige Lebensmittel, während sie die Zuckermenge, die der Körper als Energie verbrennt, senken und die Zellen eher auf Fettspeicherung als Fettverbrennung programmieren.

Darüber hinaus hindert die Bildung dieses überschüssigen Insulins den Körper daran, Energie aus seinen gespeicherten Fettvorräten zu gewinnen. Daher führt Ihre Insulinreaktion auf überschüssige Kohlenhydrate zu Gewichtszunahme beziehungsweise können Sie nicht abnehmen. Gewichtsprobleme sind jedoch nicht der schlimmste Aspekt der Insulinresistenz. Sie kann ein ganzes Paket anderer ernsthafter Gesundheitsprobleme nach sich ziehen, zum Beispiel Diabetes, erhöhtes Risiko für koronare Herzkrankheiten, einen hohen Blutdruck und hohen Cholesterinspiegel.

Es ist absolut folgerichtig, dass die Hypothyreose mit ihrer Tendenz, alles in unserem Organismus bis hinab zu den Zellen zu verlangsamen, auch die Fähigkeit unseres Körpers zur Kohlenhydratverarbeitung sowie die Fähigkeit unserer Zellen zur Blutzuckerabsorption herabsetzt. Die Kohlenhydrate, die wir einmal ohne Probleme verzehren konnten, werden uns dann zu viel. Überschüssige Kohlenhydrate bedeuten überschüssiges Insulin, dies wiederum bedeutet überschüssiges Gewicht. Und dieses Übergewicht ist nun eine doppelte Belastung, da die Schilddrüsenunterfunktion das Risiko für hohen Cholesterinspiegel, Herzkrankheiten und Diabetes sowieso schon erhöht.

Interessanterweise könnten viele der unklaren Symptome – Müdigkeit, Schwindel, Erschöpfung, suchtartige Hungergefühle –, die wir der Hypothyreose zuschreiben, auch Nebenwirkungen der durch die Insulinresistenz hervorgerufenen Blutzuckerschwankungen sein. Eine Krankheit wie unser aller chronisches Schilddrüsenleiden bringt auch körperliche Belastungen mit sich. Und diese Belastung erhöht die Cortisol-Werte. Eine Überproduktion von Cortisol aber erhöht wiederum die Insulinwerte.

Aus all diesen Faktoren lässt sich schließen, dass die Insulinresistenz für übergewichtige Hypothyreose-Betroffene wahrscheinlich ein noch größeres Problem darstellt als für die Allgemeinbevölkerung.

Falls Sie es mit konventionellen fettarmen Diäten probiert haben, die reich an Obst, Gemüse, Nudeln, Reis und Vollkornprodukten, arm an Eiweiß und guten Fetten sind, und feststellen, dass Sie damit nicht ab-, sondern sogar zunehmen, dann sind Sie womöglich insulinresistent.

Wie man erfolgreich abnehmen kann

Betrachtet man den metabolischen »Set point«, die durch Krankheit und Stress bewirkten Veränderungen der chemischen Vorgänge im Gehirn, die Insulinresistenz – einschließlich der latenten Erschöpfung und des Energiemangels, wie sie als Begleitsymptome der Hypothyreose auftreten –, so mag es fast unmöglich erscheinen, sein Gewicht unter Kontrolle zu bekommen. Aber dem ist nicht so, denn es gibt einige ganz spezielle Hilfsmittel. Viele Hypothyreose-Kranke, die mit Erfolg abgenommen haben, gelang dies nach zahlreichen Versuchen durch eine Kombination folgender Methoden.

Antidepressiva oder Nahrungsergänzungen

Auch wenn Sie nicht an Depressionen leiden, haben Sie womöglich größeren Erfolg bei der Bekämpfung eines hartnäckigen Gewichtsproblems, wenn Ihr Arzt Ihnen eine Antidepressivakur verschreibt. Eine ganze Reihe von Betroffenen berichtete, dass ihre Diät-/Bewegungs-Programme plötzlich Erfolge zeigten, nachdem ihnen ihr Arzt eine Kurzkur mit Antidepressiva verschrieben hatte. Es lohnt sich, Ihren Arzt darauf anzusprechen.

Einige Antidepressiva haben Nebenwirkungen, weswegen mitunter natürliche Nahrungsergänzungen bevorzugt werden. Andrew Weil, Fachmann für alternative Medizin, empfiehlt eine Behandlung mit Johanniskraut (*Hypericum perforatum*), das trizyklischen Sedativa ähnelnde Bestandteile enthält. Falls Sie Johanniskraut probieren möchten, so besorgen Sie sich ein verlässliches Markenprodukt, da extreme Potenzunterschiede festgestellt wurden. Bei mir persönlich hat Johanniskraut überraschenderweise weit besser gewirkt als die verschreibungspflichtigen Medikamente. Fragen Sie aber Ihren Arzt, wenn Sie Medikamente einnehmen, nach den möglichen Wechselwirkungen! Nach neusten Erkenntnissen ist auch Johanniskraut kein absolut harmloses Mittel!

Regelmäßiges Körpertraining

Als eingefleischte »Sesselhockerin«, deren bemerkenswerteste sportliche Leistungen in Yoga und Gehen bestehen, bin ich wohl die Letzte, die sich über leibliche Ertüchtigung verbreiten sollte. Doch es besteht kein Zweifel, dass

Sport eines der wirksamsten Heilmittel und ein ganz wesentlicher Faktor zum gesunden Abnehmen oder Gewichthalten bei Hypothyreose ist.

Zunächst einmal stellt aerobes Training ein natürliches Mittel zur Erhöhung des Serotoninspiegels dar. Empfehlenswert ist eine mindestens dreißigminütige anstrengende aerobe Aktivität an wenigstens fünf Wochentagen, wenn sie als natürlicher Stimmungsaufheller und Antidepressivum wirken soll.

Zweitens erhöht Sport – sowohl in seiner aeroben als auch in der Muskelaufbauvariante – den Stoffwechsel und kann dadurch die metabolische Verlangsamung teilweise ausgleichen, die sogar Schilddrüsenhormon einnehmende Patienten zu plagen scheint.

Jean-Pierre Despres, Professor für Medizin und Sport und Leiter des *Lipid Research Center* an der Laval University in Quebec, ist (mein drittes Argument) der Meinung:

»Sport ist wahrscheinlich das beste Medikament gegen das Insulinresistenzsyndrom, das es überhaupt gibt. Unsere Studien zeigen, dass Ausdauersport mit niedriger Intensität – wie etwa ein täglicher kurzer Spaziergang von einer halben bis zu einer Stunde – die Insulinwerte beträchtlich reduziert.«

Geri, Autorin und TV-Produzentin aus New York, meint, um ihr Gewicht zu halten, müsse sie Sport treiben:

»Bei mir gibt Sport den Ausschlag. Auch, wenn ich völlig erschöpft bin, schleppe ich mich aus dem Bett und mache etwa fünfmal die Woche Sport. Mein Terminplan ist ziemlich verrückt, und ich arbeite lange Stunden, habe also nicht furchtbar viel Zeit zum Sporteln, aber ich mache etwa fünfmal die Woche

20 bis 30 Minuten Aerobic oder leichtes Gewichtstraining. Nichts Großes, aber bis jetzt scheint es zu klappen. Wenn ich ein bisschen von dieser Routine abweiche, merke ich sofort, dass ich müder werde und mich etwas ›hypo‹ fühle – träge, unkonzentriert, schlapp.«

Nun gut, es ist klar, dass wir uns alle bewegen müssen! Aber das ist nicht immer so leicht. Manche Leute möchten vielleicht einwenden: »Aber ich habe Schilddrüsenunterfunktion, bin ständig erschöpft, und nun sagen Sie mir auch noch, dass ich Sport treiben soll?« Die Antwort lautet: JAWOHL! Allerdings muss man es manchmal etwas langsamer angehen.

Cynthia White, eine ausgebildete Aerobic-Trainerin aus Denton, Texas, leidet selbst unter Hypothyreose. Auf Grund ihrer Erfahrungen hat sie ein paar ausgezeichnete Ratschläge zur Integration sportlicher Aktivitäten in den Alltag:

»Fangen Sie klein an. Setzen Sie sich Ziele, die realisierbar sind. Man fühlt sich viel motivierter, eine neue Gewohnheit fortzusetzen, wenn man immer wieder kleine Siege erlebt.«

Viele von Hypothyreose Betroffene müssen andauernd gegen Müdigkeit ankämpfen, weswegen sie wenig Schwung und Lust zum Sporttreiben verspüren. Cynthia zufolge gibt es Möglichkeiten, dies auszugleichen:

»Finden Sie heraus, wann Sie Ihr Energiehoch haben. Manche Menschen haben es am Morgen, andere am Abend. Stellen Sie fest, welches Ihre beste Zeit ist und werden Sie dann aktiv. Auch mental muss man sich motivieren. Was motiviert Sie stärker? Ihr Erscheinungsbild oder Ihre Gesundheit? Wenn es das

Aussehen ist, dann blättern Sie in Fitness-Magazinen, und schneiden Sie sich Bilder von Leuten aus, die Sie motivieren. (Ich habe Sie mir immer auf meinen Kühlschrank geklebt!) Wenn es eher die Gesundheit ist, so listen Sie sich alle Vorzüge sportlicher Betätigung auf. Es sind zu viele, um sie hier alle zu nennen; unter anderem aber sind es ein niedrigeres Brustkrebsrisiko, ein gesünderes Herz und besser funktionierende Gefäße, mehr Energie, gesteigertes Selbstbewusstsein und viele, viele mehr.«

Falls Ihnen Sport keinen Spaß macht, so besteht der Trick – laut Cynthia – darin, etwas zu finden, das einem Spaß macht, zum Beispiel Gehen, Tennis, Squash oder Schwimmen. Sie schlägt Aktivitäten vor, die man mit seinem Partner oder einer Freundin gemeinsam unternehmen kann, etwa einen Spaziergang, den man als wertvolle Zeit für ein gemeinsames Gespräch betrachten sollte.

Cynthia schlägt auch Gewichtstraining vor:

»Muskeln sind metabolisch aktiver als Fett. Und dazu muss man nicht einmal in ein Sportstudio gehen. Man kauft sich einfach zwei Hantelpaare, eins zu 2 Kilogramm, eins zu 4 Kilogramm und macht die Übungen zu Hause. Stellt man sich dann noch eine Art Zirkeltraining zusammen, so schlägt man zwei Fliegen mit einer Klappe. Man trainiert aerob und hebt gleichzeitig Gewichte. Und vergessen Sie alle diesbezüglichen Märchen: Falls Sie nicht von Natur her mit einem mesomorphen Körperbau gesegnet sind (der die Tendenz hat, leicht Muskeln aufzubauen, was bei Frauen selten ist), dann wird mit Sicherheit kein ›Schrank‹ aus Ihnen. Glauben Sie mir, ich hebe seit Jahren Gewichte und bin immer noch keiner. Es gibt eine Un-

zahl von Büchern, die Ihnen die Grundlagen eines Gewichts-trainingsprogramms vermitteln. Wobei es darum geht, sämtliche Muskeln – in Beinen, im Rücken, in der Brust, den Armen und Schultern – zu beanspruchen.«

Cynthia betont auch die Vielzahl von Möglichkeiten, körperliche Betätigung in den Alltag zu integrieren:

»Benutzen Sie Treppen, parken Sie immer ein Stückchen von Ihrem Ziel entfernt. Stehen Sie auf, den Fernseher um- oder auszuschalten. Falls Sie in einem Büro arbeiten, suchen Sie sich Gründe, um aufzustehen und umherzugehen. Wenn Sie sitzen, so wackeln Sie oder wippen Sie mit dem Knie. Auch wenn es nicht viel ist, es verbraucht Energie.«

Zuletzt empfiehlt Cynthia noch, sich ein vernünftiges Ziel zu setzen, damit Sie bei Ihrer neuen Gewohnheit bleiben:

»Sie werden überrascht sein, wie gut Sie sich fühlen, sobald Sie Sport treiben, Ziele erreichen und die Früchte Ihrer Anstrengungen – wie etwa vermehrte Energie – ernten! Wenn es Ihnen gelingt, wenigstens kleine Veränderungen zu bewerkstelligen, führen diese zu kleinen Erfolgen, die einen Schneeballeffekt bewirken und Sie zu gesunden und beglückenden Veränderungen Ihrer Lebensweise führen. Wagen Sie es!«

Es scheint, als brauchten Hypothyreose-Patienten den Sport genauso dringend wie ihre Schilddrüsenhormonpille. Auch wenn Sie keine Lust aufs Fitnessstudio haben – sämtliche Gesundheitsexperten legen uns die grundlegenden Vorzüge des Gehens ans Herz. Schon ein paar Minuten flotten Gehens pro Tag ist mehr an Bewegung, als die Mehrheit von uns sich jemals verschafft und kann ein wunderbares Ziel darstellen. Betrachten Sie dies also als Hypothyreose-Rezept für Ihr ganzes restliches Leben: »Machen Sie einen Spaziergang, und setzen Sie sich in Bewegung!«

Atmen

Atmen läuft unter einer Vielzahl von Bezeichnungen. Im Yoga heißt es Pranayama, die Kunst und Wissenschaft des Atmens. Unter den alternativen Behandlungen wird es als Atemtherapie angeboten. Sogar manche Ernährungszentren nehmen es in ihre Programme auf. Wie immer man es auch nennt, ein Tiefenatmungs-Kurs mit dem Ziel, mehr Sauerstoff aufzunehmen und mehr Kohlendioxid auszuatmen, scheint vielen Hypothyreose-Betroffenen beim Abnehmen zu helfen.

Wir wissen, dass Schilddrüsenunterfunktion die Stärke der Atemmuskeln beeinträchtigt. Darüber hinaus fördert Hypothyreose – auch wenn man nicht an Asthma leidet – die Funktion der Bronchialgänge. Trotz Behandlung berichtet ein beträchtlicher Teil der Hypothyreose-Betroffenen über Symptome wie Kurzatmigkeit, das »Gefühl, als bekämen sie nicht genug Sauerstoff«, oder sogar davon »gähnen zu müssen, um mehr Luft zu kriegen«.

Für viele von uns kann sich die Fähigkeit zur Sauerstoffaufnahme durch die Schilddrüsenunterfunktion für immer verändern. Sogar bei optimaler Behandlung fürchte ich, dass die meisten den Sauerstoff nicht vollständig aufnehmen und verarbeiten. Dies ist auch der Grund, weshalb die besondere Konzentration auf die Atmung Menschen mit Hypothyreose zu helfen scheint.

Die meisten Ärzte werden Ihnen vermutlich erzählen, dass dies völliger Schwachsinn sei. Sie wollen abnehmen, »also erheben Sie sich von Ihrem Faulbett, und futtern Sie nicht mehr so viel!«. Allerdings scheinen viele, die mir schreiben, von Atemschulen profitiert zu haben. Und wenn Sie nicht irgendwo hingehen und dafür zahlen, ist lernen, richtig zu atmen, wohl das Billigste, was man sich vorstellen kann. Alles was Sie benötigen, sind ein bisschen Luft und Ihre Lungenflügel. Und keiner kann sagen, dass besseres Atmen – Schilddrüse hin oder her – Ihnen irgendwie schaden könnte.

Atemexperten nennen eine ganze Reihe von positiven Auswirkungen systematischer Atempraxis, darunter:

▶ Bessere Sauerstoffversorgung der Zellen, was Energie bereitstellt und den Stoffwechsel anregt.

▶ Förderung von Gewichtsabnahme und Verdauung.

▶ Linderung der Müdigkeit, Steigerung der Energie.

▶ Stressreduktion; ermöglicht tiefere Entspannung und innere Ruhe.

Einfache Atemübung

Wenn Sie es mit einer besseren Atemtechnik versuchen möchten, können Sie damit beginnen, indem Sie die tiefe Bauchatmung erlernen. Hier eine einfache Atemübung zum Ausprobieren:

Entspannt auf dem Rücken liegen. Die Hand auf den Bauch legen. Tief und langsam durch die Nase einatmen, bis sich der Bauch füllt und die Hand sich hebt. Dann langsam ausatmen und alle Luft aus dem Bauch entweichen lassen. Wieder einatmen, bis sich der Bauch füllt und die Hand hebt. Erneut ausatmen. Spüren Sie die Energie des Atems, die vom Bauch zur Kehle hochsteigt und wieder zum Bauch hinabgleitet?

Sie können diese tiefe Bauchatmung überall praktizieren. Ob im Auto, an einer Supermarktkasse oder unter der Dusche. Es ist ein erster Schritt, die Tiefenatmung in Ihren Alltag zu integrieren. Machen Sie ein paar tiefe Bauch-Atemzüge. Machen Sie jedes Mal, wenn Sie sich müde fühlen, fünf solcher Atemzüge. Achten Sie darauf, ob diese Versuche Ihnen helfen, sich etwas energischer und wacher zu fühlen.

Niedrig glykämische Ernährung

Eine wirksame Methode zur Bekämpfung der Insulinresistenz und des Unvermögens, einfache Kohlenhydrate angemessen zu verarbeiten, besteht im Befolgen einer niedrig glykämischen, fettarmen Diät. Niedrig glykämische Lebensmittel sind solche, die auf dem glykämischen Index (der Liste zur Kategorisierung von Lebensmitteln nach ihrer Auswirkung auf den Blutzucker) die unteren Plätze einnehmen.

Zu den hoch glykämischen Nahrungsmitteln gehören zucker- und stärkehaltige Produkte, wie Nudeln, Reis, Brot und Brötchen aus Weißmehl, Frühstücksgetreide, Nachspeisen und gesüßte Getränke. Vielleicht sind Sie frustriert, weil Sie den Eindruck haben, es bleibe nichts Gutes übrig. Doch es ist wirklich nötig, dass Sie Ihre Essgewohnheiten überdenken und sich auf eine Kost aus fettarmen Eiweißprodukten (wie Bohnen, Gemüse, Huhn, Truthahn, Fisch, mageres Fleisch), stärkefreien Gemüse-

und Obstsorten sowie bestimmten Vollkornprodukten umstellen. (Bücher dazu finden Sie in jeder guten Buchhandlung.)

Und wenn das alles nichts nützt?

Dana Laake, einer angesehenen, in der Prävention wie in der Behandlung tätigen Ernährungswissenschaftlerin, stellte man nach ihrer Rede auf einer Frauen-Gesundheitskonferenz im Jahr 1998 eine Frage über die damals populären Diäten. Eine Frage, die sich auch auf niedrig glykämische Diäten, wie etwa die Atkins-Diät oder Barry Sears beliebte Problemzonendiät, bezog. Denn Schulmediziner hatten solche Diäten stets als zu radikal, zu eiweißreich, nicht fettarm genug zum Abnehmen oder aber nicht ausgewogen genug kritisiert. Dana gab einen meiner Ansicht nach ausgezeichneten Rat.

»Keine Diät muss für Sie persönlich die richtige sein. Aber wenn Sie so, wie Sie sich momentan ernähren, nicht abnehmen, dann ändern Sie Ihre Essgewohnheiten. Sie können eine von diesen Diäten ausprobieren und mal sehen, ob sie wirkt. Und danach können Sie sich, von dieser Diät ausgehend eine gesündere und ausgewogenere Version davon erarbeiten.«

Das ist ein ausgezeichneter Rat – zu begreifen, dass eine bestimmte Diät nicht jedermanns Lösung und Sache ist. Manchen Hypothyreose-Betroffenen helfen die üblichen fettarmen Diäten; andere nehmen eher bei ballaststoffreicher Ernährung ab. Entscheidend ist, dass man seine gegenwärtige Ernährung überprüft, und, wenn das Abnehmen damit nicht funktioniert, etwas ganz anderes, ja, vielleicht auch Radikales ausprobiert, um zu sehen, ob dies eine Wirkung hat. Sobald Sie festgestellt haben, dass eine vegetarische, niedrig glykämische, ballaststoffreiche, Problemzonen- oder sonstige Diät bei Ihnen anschlägt, können Sie weiter experimentieren und eine gesunde, ausgewogene und Ihnen zusagende Version davon entwickeln.

10
Depression und Schilddrüsenunterfunktion

Vergiss auch in Zeiten größten Unglücks nicht:
Du hast eine Aufgabe auf der Welt.
HELEN KELLER

Die Beziehung zwischen Hypothyreose und Depression ist erstens einmal sehr real und zweitens ein wenig kompliziert. Es gibt drei verschiedene Möglichkeiten, wie Schilddrüsenunterfunktion und Depression zusammenhängen können.

1. Die Depression als verbreitetes Symptom der Hypothyreose wurde bereits in Kapitel 3 erörtert.

2. Es kann sich bei der Diagnose einer Depression durchaus um eine Fehldiagnose handeln, bei der das tatsächliche Problem – nämlich die Hypothyreose – übersehen wurde.

3. Eine Depression kann bei Hypothyreose-Patienten auch dann noch fortdauern, wenn das Schilddrüsenproblem längst behandelt wird.

Werfen wir einen näheren Blick auf diese Fragen!

Depression als Fehldiagnose für eine nicht erkannte Hypothyreose

Depressionen sind in allen Industrieländern weit verbreitet. Einige der Depressionssymptome kommen denen der Hypothyreose ziemlich nahe, darunter die deprimierte, traurige und/oder ängstliche Stimmung, Konzentrationsprobleme, Schlafschwierigkeiten, Ermüdung, Energieverlust, Gewichtsschwankungen und Reizbarkeit. Eine Verwandtschaft zur Hypothyreose zeigt sich auch im Faktum, dass Depressionen unter Frauen verbreiteter ist: tatsächlich betreffen schwere und leichtere Depressionen zweimal so viele Frauen wie Männer.

Da die Symptome häufiger von Depressionen als von der Hypothyreose herrühren, werden viele Ärzte eine Depression diagnostizieren, ohne zuvor auf eine Schilddrüsenkrankheit zu testen. Manche Ärzte meiden auch die zusätzlichen Kosten eines Schilddrüsentests, wenn Depression als Primärsymptom genannt wird.

Pegs Arzt war so überzeugt davon, dass ihre Gesundheitsprobleme von einer Depression herrührten, dass sie fünf Jahre in Therapie verbrachte, ehe man sie als Hypothyreose-Fall diagnostizierte und behandelte.

»Es ist schon merkwürdig, dass ich mir von einem Arzt (oder überhaupt einem anderen Menschen) so etwas einreden ließ – mir Zweifel an dem einpflanzen ließ, was mein Körper mir seit fünf Jahren unmissverständlich mitgeteilt hatte. Ich bedauere all die Therapien nicht, in denen ich quasi umsonst der Frage, warum ich mich ›selbst krank mache‹, auf die Spur zu kommen versuchte. Aber es war eben keine Einbildung und ließ sich daher auch trotz aller Bemühungen nicht wegkurieren.«

Es ist nahe liegend, dass viele Ärzte nicht auf eine Schilddrüsenunterfunktion kommen, wenn eine Patientin über Depressionen klagt – obwohl möglicherweise auch andere Hypothyreosesymptome vorliegen. Es besteht also definitiv das Risiko einer Fehldiagnose.

Studien haben sogar ergeben, dass unter den wegen Depression hospitalisierten Patienten 15 Prozent unter einer lange nicht erkannten Hypothyreose leiden. Tom war einer dieser Patienten. Als er krank wurde, versah ihn sein Arzt mit dem Etikett »Depression« und verschrieb ihm entsprechende Mittel. Tom landete in einer psychiatrischen Klinik, bis ein hartnäckiger Arzt beschloss, ihn einem Schilddrüsentest zu unterziehen, und feststellte, dass seine Symptome – Stimmungsschwankungen, Essprobleme, Schlafstörungen, Gewichtszunahme und Depression – auf eine schwere Hypothyreose zurückzuführen waren.

Mike, dessen Frau Sherry eben die Diagnose Hypothyreose erhalten hatte, erlebte hautnah, wie leichtherzig Ärzte medizinische Probleme einer Depression zuschreiben:

»Sie fanden keinen medizinischen Grund für die Probleme meiner Frau, sodass ihre Psyche dafür herhalten musste. ›Sie müssen dafür sorgen, dass sie einen Psychiater aufsucht‹, meinte der Arzt. Zu ihren Beschwerden zählten Schwäche, Verwirrtheit, Appetitmangel, häufige Blasenentzündungen und eine Unmenge andere Probleme, die ich gar nicht alle aufzählen kann. Ich kenne meine Frau und wusste auch, dass sie geistig gesund war. Ich nahm sie dann, als sie mit der Einnahme des Schilddrüsenhormons angefangen hatte, mit nach Hause, und konnte richtig zugucken, wie es ihr jeden Tag besser ging.«

Mehrere Untersuchungen kamen zu dem Schluss, dass alle depressiven und psychotischen Patienten sowie alle, die unter mentalen und organischen Störungen litten, Schilddrüsenfunktionstests unterzogen werden sollten. Statt in der Psychiatrie zu landen oder unnötige Antidepressiva zu schlucken, sollten die Patienten gleich zu Beginn getestet werden, um eine über Monate oder Jahre sich hinziehende sinnlose und ineffiziente Behandlung zu vermeiden. Viele Ärzte allerdings führen immer noch keine Schilddrüsen-Routinetests durch, wenn ein Patient in erster Linie über Depressionen klagt. Warum sie es nicht tun, ist meiner Ansicht nach eine Frage, die eine Antwort von Seiten des Ärztestands verdiente.

Leider helfen bei der Fehldiagnose Depression – bei der es sich eigentlich um eine larvierte Hypothyreose handelt – die verschriebenen Antidepressiva zunächst sogar ein wenig, können die Symptome aber nicht zum Verschwinden bringen. Man schätzt, dass 10 bis 15 Prozent der als depressiv diagnostizierten Patienten unter einem latenten Schilddrüsenhormonmangel leiden. Allerdings könnte diese Zahl auch höher liegen, vor allem, wenn man bedenkt, dass hohe TSH-Werte innerhalb des Normalbereichs bei manchen Menschen bereits eine klinisch nicht erfasste Hypothyreose darstellen.

Einige Forscher haben berichtet, dass 80 Prozent der geschätzten 25 Millionen Antidepressiva-Konsumenten in den Vereinigten Staaten trotz Behandlung an einer Vielzahl unklarer Symptome leiden – vor allem an Gewichtszunahme, Lethargie und Verlust der Libido. Interessanterweise decken sich diese Symptome mit denen der Hypothyreose. Wie viele von diesen Menschen fehldiagnostiziert wurden und in Wirklichkeit an Hypothyreose leiden? Eine gute Frage, die ebenfalls eine Antwort von Seiten des medizinischen Establishments verdiente.

Christine, die vor ihrer Hypothyreosediagnose an einer Depression litt, empfiehlt, sich auf seine Instinkte zu verlassen:

»Wenn ich nicht tief in meinem Herzen gewusst hätte, dass meine Depression mit meiner Schilddrüse zusammenhängt, hätte ich mich wahrscheinlich längst in ein psychiatrisches Krankenhaus einweisen lassen.«

Während wir auf Antworten warten, sollten Sie oder Bekannte von Ihnen, bei denen man eine Depression diagnostiziert hat, darauf bestehen, dass zunächst einmal ein Schilddrüsentest durchgeführt wird. Positiv zu vermerken aber ist auch, dass sich durch Hypothyreose verursachte Depressionen und psychiatrische Probleme bei ausreichender Schilddrüsenhormon-Substitution verringern und schließlich ganz verschwinden.

Anhaltende Depressionen bei Schilddrüsenunterfunktion

Hypothyreose ist zweifellos einer der bedeutendsten Risikofaktoren für Depression. Die meisten an Hypothyreose Erkrankten leiden an Depressionen, die von leicht bis ziemlich schwer variieren können. Ron Pies, klinischer Professor für Psychiatrie an der Tufts University und Kolumnist der *Psychiatric Times*, schätzte, dass bis zu 40 Prozent der klinischen Hypothyreose-Patienten an ernsthaften Depressionen leiden.

Dr. Pies vermutet drei Gründe hinter der Verbindung von Hypothyreose und Depression:

1. Eine schlecht funktionierende Schilddrüse kann tatsächlich ein Anzeichen von Depression sein.

2. Ein Schilddrüsenproblem kann einer Depression den Boden bereiten beziehungsweise die Depressionssymptome verschlimmern.

3. Eine vorliegende Depression kann uns anfälliger machen für eine autoimmune Schilddrüsenerkrankung, die schließlich in eine Hypothyreose mündet.

Wie auch immer die Gründe gelagert sein mögen, bei vielen Menschen wird eine mit Hypothyreose zusammenhängende Depression durch eine ausreichende Behandlung mit Schilddrüsenhormon teilweise oder vollständig behoben. Allerdings hält die Depression in manchen Fällen auch nach der Schilddrüsenbehandlung an. Diese fortdauernde Depression mag zufallsbedingt sein und nichts mit der Hypothyreose zu tun haben, es kann eine körperliche Reaktion auf die chronische Erkrankung sein oder aber ein Anzeichen dafür, dass die Unterfunktion nicht ausreichend oder nicht richtig behandelt wird.

Falls durch die Schilddrüsenhormon-Substitution all Ihre anderen Symptome gemildert wurden, und nur die Depression geblieben ist, dann sollten Sie sich tatsächlich mit Ihrem Arzt über eine entsprechende Therapie beraten. Leiden Sie aber auch noch an anderen Hypothyreosesymptomen, sollten Sie, ehe Sie die Diagnose Depression akzeptieren, sehr sorgfältig prüfen lassen, ob Sie auch tatsächlich die optimale Behandlung für Ihr latentes Schilddrüsenproblem erhalten. Optimale Therapie könnte in diesem Falle eine Änderung der Dosierung, einen Wechsel des Medikaments oder auch die Hinzufügung von T3-Medikamenten bedeuten.

Ich will damit nicht sagen, dass man sich nicht gegen Depressionen behandeln lassen soll – falls es sich als nötig erweist. Doch vorher sollten alle mit Ihrer Schilddrüse zusammenhängenden Eventualitäten abgeklärt werden.

Ärzte, die häufig Psychopharmaka verschreiben, scheinen anders als ihre Kollegen aus der Endokrinologie die Sorge hinsichtlich unzureichender Behandlung angesichts normaler TSH-Werte nachvollziehen zu können, wie auch die Notwendigkeit, in manchen Fällen T3-Medikamente zur Linderung der Depressionen bei Hypothyreose-Betroffenen zu verschreiben. Hier zwei Kommentare dazu, die von Robert Hsiung, Assistenzprofessor der klinischen Psychiatrie an der Universität Chicago, zusammengestellt wurden:

»Er glaube, meint ein Arzt, dass an Hypothyreose Erkrankte, die sich einer Substitutionstherapie unterziehen, einen TSH-Wert im unteren Viertel des Normalbereichs (das heißt zwischen 0,5 bis 1,75 TSH bei einem Normalbereich von 0,5 bis 5,5) benötigen, um auf Antidepressiva anzusprechen. Diesen Patienten zur entsprechenden Medikation zu verhelfen, sei mitunter schwierig, da die Endokrinologen das obere Ende des Normalbereichs anzupeilen schienen.

Ein anderer Arzt deutet an, dass er sich auf die Durchführung von TRH-Stimulationstests verlegt habe, um Endokrinologen oder Internisten, die sich gegen eine Erhöhung der Dosierung verwahrten, von der immer noch fortdauernden Hypothyreose zu überzeugen. Die TRH-Tests ergaben fast immer, dass die Patienten eine nur unzureichende Hormonsubstitution erhielten.«

Andere Hilfen bei Depression

Falls es sich bei Ihrer Depression um eine eigene, unabhängige Erkrankung handelt, die sich trotz Hypothyreosetherapie und aller Bemühungen Ihres Arztes nicht bessert, so muss sie womöglich gesondert behandelt werden. Das muss Ihnen nicht peinlich sein und wirft auch kein schlechtes Licht auf Sie. Es ist lediglich ein Hinweis darauf, dass die chemischen Vorgänge in Ihrem Gehirn mit dem endokrinen System zusammenhängen und bei Unausgewogenheit eines Systems auch kein Gleichgewicht im anderen erreicht werden kann. Die Behandlung mit Antidepressiva – etwa den konventionellen Medikamenten, Kräuterpräparaten, Psychotherapie, Sport und emotionaler Unterstützung – kann zum Ausgleich des Gehirnstoffwechsels beitragen und Ihre Depression lindern.

Stimmungsaufhellende Medikamente

Die konventionelle Behandlung besteht in der Verschreibung von Antidepressiva. Ihr Arzt wird mit Ihnen besprechen müssen, welches die beste Option für Sie ist. Und vergessen Sie nicht: Nach der Einnahme können einige Wochen oder sogar bis ein, zwei Monate verstreichen, ehe man eine erste Besserung verspürt. Geben Sie nicht schon nach ein oder zwei Wochen auf. Zu bedenken ist auch, dass manche Antidepressiva bei gleichzeitiger Einnahme von Schilddrüsenhormon stärker oder schwächer wirken beziehungsweise die Schilddrüsenhormonabsorption beeinträchtigen können – was ebenfalls mit dem Arzt zu besprechen ist.

Auch nach Beginn der Schilddrüsenhormon-Substitution litt Terri weiter an verschiedenen mentalen Nebenwirkungen ihrer Hypothyreose:

»Mein Endokrinologe nahm meine mentalen Nebenwirkungen nicht ernst. Ich dachte, ich werde verrückt. Dass ich diese Prüfung überstanden habe, verdanke ich allein meinem Hausarzt, der mitbekam, wie es mir ging. Er hat mir bis zur Normalisierung meiner Schilddrüse zur Einnahme eines Antidepressivums geraten. Und das war meine Rettung. Mein Endokrinologe hat nie einen solchen Vorschlag gemacht, nie irgendwelche mentalen Nebenwirkungen erwähnt und wischte alle meine diesbezüglichen Fragen als wissenschaftlich unberechtigt beiseite. Dank der Kombination der Mittel und vor allem des Antidepressivums komme ich mit den mentalen Auswirkungen meiner Schilddrüsenkrankheit inzwischen gut klar.«

Alternative stimmungsaufhellende Nahrungsergänzungen

Da zahlreiche Antidepressiva Nebenwirkungen haben, ziehen manche Leute natürliche Präparate vor. Viele etwa benutzen Johanniskraut (*Hyperium perforatum*). Studien haben ergeben, dass sich das Kräuter-Antidepressivum zur Behandlung milder bis mittelschwerer Depressionen eignet. Doch vergessen Sie nicht: Man sollte sich ein absolut verlässliches Markenpräparat des Krauts besorgen, da einige weniger verantwortungsbewusste Hersteller außerordentlich unwirksame Johanniskrautprodukte vertreiben. Als übliche Dosierung gelten 300 Milligramm Johanniskraut, dreimal täglich eingenommen, also insgesamt 900 Milligramm. Zu den weiteren stimmungsaufhellenden

Wirkstoffen zählen 5 HTP, 5-Hydroxytrypthophan, ein Aminosäurederivat und der unmittelbare Vorläufer von Serotonin, einem chemischen Stoff im Gehirn, der für wohlige Empfindungen zuständig ist. Eine weitere von manchen geschätzte Nahrungsergänzung ist Tyrosin, eine Aminosäure, die zur Herstellung von Norepinephrin verwendet wird. Norepinephrin ist ein chemischer Stoff im Gehirn, der als Appetitzügler, als Stimulans und Antidepressivum wirkt, und viele Spitzenforscher glauben, dass Depression direkt auf einen Mangel an Norepinephrin zurückzuführen sei. Wiederum müssen die meisten diese Ergänzungsstoffe mindestens zwei bis drei Wochen lang eingenommen werden, ehe positive Wirkungen zu verspüren sind.

Wichtig: Die Selbstbehandlung einer Depression mit frei verkäuflichen Mitteln ist nicht zu empfehlen. Sie muss IMMER unter ärztlicher Aufsicht erfolgen!

Psychotherapie

Zur traditionellen Behandlung für milde bis mittelschwere Fälle von Depression zählen auch die Psychotherapien. Beratung oder Psychotherapie – auch Kurzzeitbehandlungen – sind eine gute Methode, Depressionen zu bewältigen, vor allem weil man in ihnen lernt, einige Stresssituationen zu vermeiden, mit anderen umzugehen und Belastungen wirksam zu bewältigen. Eine solche Therapie wird zwar Ihre Schilddrüse nicht heilen, doch hat emotionaler Stress einen gewaltigen Einfluss auf Krankheiten. Das Erlernen und Beherrschen von Stressbewältigungsstrategien trägt womöglich dazu bei, dass sich der Stress nur noch geringfügig auf Ihre Gesundheit auswirken kann.

Bobbi stellte fest, dass ihr die Besuche bei ihrem Therapeuten enorm gut taten:

»Früher war ich ein sehr negativer, gestresster und ängstlicher Mensch, überaus leistungsorientiert. Ich war deprimiert wegen meiner Gesundheitsprobleme und auch, weil ich ein Jahr lang nicht arbeiten konnte. Ich habe gelernt, mir nicht mehr so viele Sorgen zu machen und die Dinge lockerer zu sehen. Es hat mir sehr gut getan.«

Sport

Viele Ärzte halten aerobe Bewegung für das beste natürliche Antidepressivum und empfehlen mindestens fünfmal wöchentlich ein dreißigminütiges anstrengendes Training. Andere haben festgestellt, dass auch 20 bis 30 Minuten schnelles Gehen pro Tag stark antidepressive Wirkung haben können. Wie immer aber Sie die Sache betrachten, Sport stimuliert – wie schon gesagt – eine Vielzahl positiver Vorgänge in Ihrem Gehirn, die Depressionen entgegenwirken, und stellt daher eine wesentliche therapeutische Strategie fast jeder Depressionsbehandlung dar.

Unterstützung und Selbsthilfe

Sue, Teilnehmerin und Leiterin einer Selbsthilfegruppe für Depressive hat viele ausgezeichnete Ratschläge für Menschen, die wie sie mit Depressionen kämpfen:

»Die Depression kann sich unmerklich und ohne, dass Sie es mitbekommen, in Ihr Leben einschleichen. Einige Dinge, die mir

(neben Antidepressiva und meinem Schilddrüsenmedikament) halfen, meine Gedanken wieder auf positive Inhalte zu lenken, waren die nachfolgend aufgezählten.«

▶ Mich mitten am Tag mit einem ausgedehnten Vollbad – mit Kerzenlicht und schöner Musik – zu verwöhnen.

▶ Kurze Spaziergänge. Dazu musste ich mich absolut zwingen, kann den Erfolg aber nicht abstreiten; danach fühlte ich mich stets besser.

▶ Mir selbst zu erlauben, nicht ans Telefon oder zur Tür zu gehen, wenn mir nicht danach ist.

▶ Eintritt in eine Selbsthilfegruppe für depressive Frauen.

▶ Dafür zu sorgen, dass ich Nahrungsergänzungspräparate nahm, wenn ich nicht richtig aß.

▶ Eine Therapie – bei einem Spezialisten für Depressionen –, um meine Probleme durchzuarbeiten. Ich glaube, dass mir dies auch in Zukunft helfen wird. Wenn mehr Probleme erledigt sind, gibt es auch weniger, über das man nachgrübeln muss, sobald es mit der »Gehirn-Chemie« wieder einmal bergab geht.

▶ Der Versuch, meine Isolation aufzuheben, indem ich mich an Freunde und Angehörige erinnerte und mit ihnen wieder in Kontakt trat.

▶ Der Versuch, positive Selbstgespräche zu führen; das funktioniert tatsächlich! Es ist wirklich etwas dran an unserer Fähigkeit, den Kreislauf negativen Denkens durch positive Verstärkung zu durchbrechen. Man kann die winzigste Kleinigkeit, die man an sich schätzt, benützen und enorm davon profitieren, indem man sich immer wieder daran erinnert. Mögen Sie Ihre Augen? Ihr Haar? Ihr Mitgefühl? Egal was! Das Beste daran ist, dass Sie nicht mal dran glauben müssen; es wirkt trotzdem.

▶ Ständiger Kontakt zu meinem Hausarzt, falls es vielleicht doch eine körperliche Ursache für meine Depression geben sollte. Wie es etwa bei meinem Schilddrüsenproblem der Fall war. Oh, ich glaube durchaus nicht, dass es die alleinige Ursache war, aber es hat dazu beigetragen. Depression kann bewirken, dass wir die körperlichen Aspekte unserer Gesundheit vergessen. Und was Schilddrüsenprobleme betrifft, die lassen sich ja nicht immer mit den Standardtests nachweisen.

Schließlich empfinden viele Leute wie Sue die gegenseitige Unterstützung beim Umgang mit ihrer Depression ungeheuer wertvoll. Überlegen Sie sich, ob Sie nicht einer örtlichen Gruppe für Depressive beitreten möchten, wo man sich gegenseitig hilft und Informationen austauschen kann.

11
Infertilität, Schwangerschaft und Hypothyreose

Das größte von allen Rechten
der Frau ist die Mutterschaft.
LIN YÜ-TANG

Da mein Arzt sechs Monate nach meiner Hochzeit Hashimoto-Thyreoiditis bei mir diagnostizierte, hege ich seitdem ein besonderes Interesse an Fragen der Fruchtbarkeit und der Schwangerschaft. Zwei Jahre später beschlossen mein Mann und ich, ein Kind zu bekommen. Ich war damals vierunddreißig, und obwohl mein Schilddrüsenproblem behandelt wurde, hatte ich dennoch mit Hypothyreosesymptomen zu kämpfen. Falls es eine Kandidatin für Fertilitätsprobleme gab, so dachte ich mir, dann war ich es. Folglich las ich ununterbrochen, unterhielt mich mit einer Reihe von Ärzten und versuchte herauszubekommen, wie ich erstens meine Chance, schwanger zu werden, maximieren, und zweitens für eine gesunde Schwangerschaft sorgen konnte.

Um die Wahrheit zu sagen, so fürchtete ich, nun nachweisen zu müssen, dass ich bereits versucht hatte, schwanger zu werden, und sämtliche Zyklen etc. dokumentiert hätte. Denn ohne dies hätte ich das erforderliche »Versuchs«-Jahr abwarten müssen, nur um mir dann vielleicht sagen zu lassen, dass ich nun weitere sechs Monate mit Temperaturtabellen und Ovulationstests verbringen müsse, ehe ich schließlich als »unfruchtbar« etikettiert und mit dem Recherchieren der Fertilitätsbehandlungen beginnen konnte.

Ich begann mit den Büchern über die Schilddrüsenkrankheit. Leider war der größte Teil der auf Patienten ausgerichteten Literatur nicht sehr hilfreich. Darin konnte ich etwa lesen, dass eine unbehandelte Hypothyreose das Risiko von Unfruchtbarkeit, Fehlgeburten oder sonstiger Komplikationen erhöhe, all diese Dinge aber nach der Behandlung kein Problem mehr darstellten. Ende der Diskussion.

Angesichts einer Krankheit, die hauptsächlich Frauen betrifft, erscheint ein derartiges Vom-Tisch-wischen der Krankheitsfolgen in Bezug auf die Schwangerschaft – eine in gesundheitlicher Hinsicht hoch bedeutsame Zeit für Frauen – doch sehr unverantwortlich und zeigt, wie wenig der Ärztestand von den die Lebensqualität so stark mindernden Auswirkungen der Hypothyreose begreift.

Da es also nur wenige Informationen gab, beschloss ich, die Sache selber zu recherchieren, und zwar so gut es nur ging. Als Erstes musste ich sicherstellen, dass die wesentlichen reproduktiven Voraussetzungen gegeben waren, was hieß, dass ich eine Schlüsselfrage beantworten musste: Hatte ich überhaupt einen Eisprung, und wann fand er statt?

Hypothyreose kann, vor allem wenn sie nicht oder nur unzureichend behandelt wird, Anovulation verursachen, der wissenschaftliche Ausdruck für das Ausbleiben des Eisprungs. Ohne Eisprung ist kein Ei zum Befruchten vorhanden, sodass die Empfängnis und damit auch eine Schwangerschaft unmöglich wird. Perioden können Sie aber dennoch haben; gehen Sie also nicht davon aus, dass sie regelmäßig oder überhaupt einen Eisprung haben müssen, nur weil Sie menstruieren. Die Hypothyreose kann auch unregelmäßige Eisprünge verursachen, was mitunter zu Menstruationsstörungen und Zyklusveränderungen führt. So verkürzten sich etwa meine Perioden, die zwanzig Jahre lang wie ein Uhrwerk alle 28 Tage eingesetzt hatten, mit der Hypothyreose auf 23 bis 26 Tage.

Ein weiteres mit der Hypothyreose verknüpftes Fertilitätsproblem ist eine zu kurze Lutealphase. Diese Phase ist die Zeit zwischen dem Eisprung und dem Beginn der Periode. Sie muss lange genug sein, damit sich das befruchtete Ei einnisten kann. Eine zu kurze Lutealphase kann den Anschein von Unfruchtbarkeit hervorrufen, bedeutet aber nur, dass das befruchtete Ei nicht gehalten werden kann – dass also die Schwangerschaft zu einem sehr frühen Zeitpunkt, nämlich dann, wenn normalerweise Ihre Periode einsetzen würde, verloren geht.

Ich begann, meine Basaltemperatur zu messen, um Fruchtbarkeitsanzeichen und Ovulation zu überwachen und meine Lutealphase zu ermitteln. Ich lernte, wie man mithilfe der Basaltemperatur und anderer Fruchtbarkeitsanzeichen seinen monatlichen Hormonzyklus aufzeichnet. Nach drei Monaten war meinen Tabellen und Tests zufolge klar, dass ich einen Eisprung hatte, und meine Lutealphase lang genug war, um die Einnistung eines Eies zu ermöglichen. Ein guter Anfang.

Schon einige Monate zuvor hatte ich mir bei meinem Arzt einen »Vorschwangerschafts«-Termin geben lassen, bei dem ich eine überfällige Masern-/Mumps-/Röteln-Impfung erhielt und ein Rezept für die zusätzliche Folsäure, die – um Geburtsschäden zu vermeiden – in der Zeit vor und während der Schwangerschaft so bedeutsam ist.

Neben der Vorschwangerschafts-Vorbereitung, die ich mit meinen regulären Ärzten betrieb, beschloss ich, meine Endokrinologin aufzusuchen, um mich zu vergewissern, dass in Bezug auf meine Schilddrüse auch wirklich alles in Ordnung war. Mein TSH-Wert lag damals bei 4,1. Ich fühlte mich recht gut, zwar nicht toll, aber auch nicht schlecht, und meinte, angesichts dieses »normalen« Werts sei dies eine gute Zeit, schwanger zu werden.

Dem sei nicht so, versetzte meine Endokrinologin. Sie habe immer wieder festgestellt, dass der optimale Bereich zum Schwangerwerden und Schwangerbleiben ein TSH-Wert zwischen etwa 1 und 2 sei. (Der Normalbereich ihres Labors erstreckte sich von 0,5 bis 5,5). Es gäbe zwar keine speziellen Informationen, die ihre eigenen Befunde bestätigten, doch habe sie sogar Kolleginnen behandelt, die unter Unfruchtbarkeit litten und schwanger geworden seien, sobald ihr TSH-Spiegel in den Bereich zwischen 1 und 2 abgesenkt wurde. Vielleicht, meinte sie, könne ich bei meinem gegenwärtigen Wert ja schwanger werden, schwanger bleiben sei allerdings schwieriger. Folglich erhöhte sie – einen TSH-Bereich von 1 bis 2 anpeilend – meine Dosis an Schilddrüsenhormon-Substitution.

Interessanterweise gibt es sogar eine Studie, die ihre Ansichten über Normalwerte während der frühen Schwangerschaft stützt. 1994 erschien eine Untersuchung im *Journal of Clinical Endocrinology and Metabolism*, die sich mit schwangeren Frauen mit Schilddrüsenantikörpern und TSH im Normalbereich beschäftigte. Darin wurde festgestellt, dass Frauen mit autoimmuner Schilddrüsenkrankheit im ersten Schwangerschaftsdrittel zwar normale, aber dennoch weit höhere TSH-Werte aufwiesen als gesunde Frauen, die als Kontrollgruppe herangezogen wurden. Und welches war der höhere TSH-Wert für Frauen mit autoimmuner Schilddrüsenkrankheit? 1,6. Und der normale TSH-Wert für die Kontrollgruppe ohne Schilddrüsenkrankheit? 0,9. Ein TSH-Wert von 0,9, das hört sich nun wirklich etwas anders an als die so genannten »normalen« TSH-Werte von 3 oder 4 oder 5, die für manche Ärzte kein Hindernis für eine Schwangerschaft darstellen.

Nach einem Monat war meine Schilddrüse bei einem TSH-Wert von 1,2 angelangt. Und im darauf folgenden Monat wurde ich unter Zuhilfenahme meiner Fruchtbarkeitstabellen tatsächlich schwanger. Das Ganze, die Tabellarisierung des Zyklus und die Senkung des TSH-Werts und das Schwangerwerden, hatte insgesamt vier Monate in Anspruch genommen. Zwar will ich nicht behaupten, dass das typisch oder normal sei, aber es war eine angenehme Überraschung für uns, und ich denke, sowohl meine Aufzeichnungen als auch das Gefühl, genau zu wissen, wann ich meinen Eisprung hatte und dass meine Schilddrüse optimal funktionierte, haben zu diesem Erfolg beigetragen. Nachdem ich befürchtet hatte, dass Schwangerwerden bei Hypothyreose eine langwierige, schwierige, ja fast unmögliche Sache sein müsse, entpuppte es sich viel leichter als erwartet.

Autoimmune Schilddrüsenkrankheit und Infertilität

Ich hatte sehr viel Glück mit der so schnellen und völlig problemlosen Empfängnis meiner Tochter. Leider sind manche an Hypothyreose Erkrankte mit großen Schwierigkeiten konfrontiert und erleiden wiederholt Fehlgeburten, wenn ihre Ärzte der Ansicht sind, dass ein TSH-Wert im Normalbereich genüge, um sowohl schwanger zu werden als auch zu bleiben. Falls Sie unter Hypothyreose leiden und Ihr Arzt derartige Auffassungen vertritt, rate ich Ihnen dringend, sich einen anderen Arzt zu suchen, der bereit ist, einen niedrigeren TSH-Wert anzupeilen oder sogar eine T_3-Ergänzung Ihrer Hormonsubstitution vorzunehmen, um maximale Fruchtbarkeit und eine gesunde Schwangerschaft sicherzustellen.

Eine ganz eigene Problemgruppe stellen jene Frauen dar, die auf Grund latenter autoimmuner Schilddrüsenprobleme, von denen sie nicht einmal etwas ahnen, unter Infertilität oder wiederholten Fehlgeburten leiden.

Falls Sie Probleme haben, schwanger zu werden oder wiederholt Fehlgeburten erlitten haben, sollten Sie sich auf Schilddrüsenantikörper testen lassen. Während die meisten Patienten-Ratgeber dieses Thema ignorieren, ist einigen Pionieren der medizinischen Forschung und Fertilitätsspezialisten inzwischen klar geworden, dass das Vorhandensein von Antischilddrüsen-Antikörpern – auch bei nicht-erhöhtem TSH und der Abwesenheit von Hypothyreosesymptomen – ein Faktor für Unfruchtbarkeit oder frühen Abgang sein kann. Eine Vielzahl immunologischer Anpassungen muss im Körper einer Schwangeren stattfinden, und die Existenz latenter autoimmuner Schilddrüsenprobleme kann einen Mechanismus in Gang setzen, der zu höherer Infertilität, niedrigeren Erfolgsraten bei der In-vitro-Fertilisation und häufigeren Fehlgeburten resultiert.

Viele Ärzte scheinen sich des Zusammenhangs zwischen Antikörpern und Infertilität nicht bewusst zu sein, obwohl auch in schulmedizinischen Zeitschriften Beiträge dazu erschienen sind.

Wenn Sie über Ihren Eisprung und Zyklus Buch führen und Ihre Schilddrüse sowie Ihre TSH-Werte regulieren lassen und nach den erforderlichen sechs bis zwölf Monaten dennoch nicht schwanger werden, sollten Sie einen Fertilitätsspezialisten hinzuziehen.

Colleen erhielt ihre Hypothyreosediagnose, als sie ihren Arzt wegen ihren Problemen beim Schwangerwerden konsultierte.

»Meine Perioden waren praktisch nie regelmäßig. Manchmal hatte ich ein ganzes Jahr lang keine, und mein früherer Arzt hatte gemeint, darum müsse ich mir erst Gedanken machen, wenn ich ein Kind haben wolle. Meine neuer Arzt dagegen fand es sehr Besorgnis erregend. Nach sämtlichen Bluttests wurde eine Hypothyreose diagnostiziert. Mein TSH war bei 15. Ich bekam ein Medikament verschrieben und wurde alle sechs Wochen erneut getestet. Schwanger bin ich immer noch nicht, obwohl mein Wert inzwischen bei 0,8 liegt.«

Weil es womöglich nicht nur an ihrer Schilddrüse liegt, hat Colleen sich schließlich entschlossen, sich aggressiverer Methoden zu bedienen, um einen Eisprung und einen Zyklus herbeizuführen, und sie besucht einen Endokrinologen für reproduktive Medizin.

Bei vielen Frauen jedoch können eine angemessene Schilddrüsenbehandlung und die richtigen TSH-Werte die Wahrscheinlichkeit einer erfolgreichen Schwangerschaft erhöhen. Bisher haben mir fünf Frauen geschrieben, dass sie nach verlängerten Perioden, die ihr Arzt als Infertilität interpretierte, mit der Information über Antikörper und TSH-Werte zu ihm gingen und darauf bestanden, dass ihre Schilddrüse getestet, hohe normale TSH-Werte bei gleichzeitigen Antikörpern behandelt beziehungsweise ihre Schilddrüsenhormondosis erhöht wurde, um den TSH-Wert in den Bereich zwischen 1 und 2 zu senken. Und jede einzelne dieser fünf Frauen ist inzwischen Mutter geworden.

Hypothyreose und Schwangerschaft

Sobald man schwanger ist, müssen wichtige Dinge hinsichtlich der Hypothyreose überwacht werden, um sicherzustellen, dass die Schwangerschaft für Mutter und Kind optimal verläuft. Viele Richtlinien besagen, dass eine Schwangere mit Hypothyreose ihre Schilddrüsenfunktion alle drei Monate überprüfen lassen sollte. Vor allem aber ist bekannt, dass sich die notwendige Schilddrüsenhormondosis zu Beginn der Schwangerschaft wegen der erhöhten Östrogenwerte erhöhen kann. Da viele Frauen während der ersten vier bis sechs Wochen häufig nicht einmal wissen, dass sie schwanger sind, gehen sie erst zum Arzt – um ihre Schilddrüsenfunktion testen zu lassen –, wenn die ersten drei Monate schon zur Hälfte vorbei sind.

Ich selbst hatte meine Schwangerschaft bereits neun Tage nach der Empfängnis durch einen Schwangerschaftstest ermittelt. Was eher ungewöhnlich ist. Während der ersten vierzehn Tage nach der Empfängnis erhalten manche Frauen trotz Schwangerschaft häufig ein negatives Testergebnis.

Den Geburtshelfer – der mir wegen seiner Schilddrüsenerfahrung von meiner Endokrinologin empfohlen worden war – bat ich bereits in der fünften Woche um die Durchführung eines TSH-Tests. Interessanterweise war mein TSH während meiner erst fünf Wochen alten Schwangerschaft von 1,2 auf 3 gestiegen. Auf Anweisung meiner Endokrinologin wurde meine Dosis leicht erhöht. Zwei Wochen später wurde der Test wiederholt, und mein TSH war wieder auf 1,4 gesunken. Sehr oft ist eine Anpassung der Dosierung in der Anfangszeit der Schwangerschaft nötig.

Lily erlebte die Tragödie einer frühen Fehlgeburt und vermutet die Ursache des Problems bei ihrem Arzt, der ihre Schilddrüsenhormondosis nicht erhöhte.

»Vier Wochen nach Empfängnis war mein TSH bei 8,45, zwei Wochen später bei 10,5, obwohl meine Dosis leicht erhöht worden war. Mein Endokrinologe und mein Hausarzt behaupten, die Schilddrüse sei nicht daran schuld, doch ich frage mich, warum Hypothyreose dann als Risikofaktor für Fehlgeburten gilt. Nach fünfeinhalb Wochen hatte ich eine Ultraschalluntersuchung, und mit dem Baby war alles in Ordnung. Mit acht Wochen hatte ich wieder eine, und es war kein Herzschlag mehr zu hören.«

Noch ein paar Tipps

Eisen, ob in Vitaminpräparaten oder als gesonderte Nährstoffergänzung, kann die optimale Absorption des Schilddrüsenhormons beeinträchtigen, sodass Ihr Körper weniger davon bekommt, als er eigentlich benötigt. Dies stellt generell ein Problem dar, Besorgnis erregender aber wird es in der Schwangerschaft, wenn man ja wirklich sicherstellen möchte, jederzeit genügend Schilddrüsenhormon zu erhalten. Die Lösung ist einfach. Man muss zwischen der Einnahme des Schilddrüsenhormons und der Vitamine beziehungsweise des Eisenpräparats mindestens zwei bis drei Stunden verstreichen lassen. So lässt sich das Schilddrüsenhormon vollständig absorbieren, ohne dass ihm das Eisen in die Quere kommt.

Da wir nun schon beim Thema sind, lohnt es sich, noch ein paar andere Dinge zu betrachten, die eine angemessene Absorption des Schilddrüsenhormons hemmen können. Sowohl der Verzehr ballaststoffreicher Nahrung wie die Einnahme von Antazida sind Dinge, die während einer Schwangerschaft häufiger vorkommen. Beides jedoch kann die Absorption von Schilddrüsenmedikamenten beeinflussen und daher die Schilddrüsenfunktion und Hormonwerte beeinträchtigen. Um die Absorption zu verbessern und sicherzustellen, dass die richtige Menge an Schilddrüsenhormon verarbeitet wird, empfehlen die Ärzte eine Einnahme auf leeren Magen und wenigstens zwei Stunden vor dem Essen; und während der nächsten zwei, drei Stunden sollten auch keine Vitaminpräparate mit Eisenzusatz eingenommen werden.

Konsequenz ist bei all dem entscheidend. Wenn Sie Ihre Pille aus irgendeinem Grund nicht auf leeren Magen einnehmen können, so sollten Sie sich lieber für eine Einnahme während des Essens entscheiden, als eine Einnahme auszulassen oder die Pille unregelmäßig einzunehmen – manchmal zum Essen, manchmal auf leeren Magen. Womöglich stabilisieren Sie sich dadurch auf einer etwas höheren Dosierung, erhalten aber auf jeden Fall die richtige Dosierung.

Manche Frauen, darunter Corinne, fragen sich, ob sie die Schilddrüsenhormon-Einnahme während der Schwangerschaft überhaupt fortsetzen sollen:

»Ich würde gerne wissen, ob ich nicht lieber mit den Schilddrüsenhormonen aufhören sollte, weil ich während der Schwangerschaft eigentlich nichts einnehmen möchte, was meinem Kind irgendwie schaden könnte.«

Corinne sitzt einem gefährlichen Irrtum auf! Das Absetzen des Schilddrüsenmedikaments stellt eine Gefahr für Gesundheit, für Schwangerschaft und für das werdende Kind dar. Denn Schilddrüsenhormon in der richtigen Dosierung ist etwas, das der Körper benötigt, um eine gesunde Schwangerschaft aufrechtzuerhalten.

Ungenügende Mengen an Schilddrüsenhormon können in den Anfangszeiten der Schwangerschaft das Fehlgeburtsrisiko erhöhen. Später erhöhen sie unter Umständen das Risiko einer Tod- oder Frühgeburt. Und während der gesamten Schwangerschaft kann eine erhöhte TSH-Konzentration ein beträchtliches Risiko für die psychologische Entwicklung des Kindes darstellen und sich in deutlich niedrigeren IQ-Werten, verminderten motorischen Fähigkeiten und lebenslänglichen Problemen mit Konzentration, Sprache und Lesefähigkeit niederschlagen. Studien, die 1999 im *New England Journal of Medicine* veröffentlicht wurden, wiesen sogar nach, dass bei Frauen, deren Schilddrüse während der Schwangerschaft unteraktiv war und unbehandelt blieb, eine vierfach erhöhte Wahrscheinlichkeit besteht, Kinder mit niedrigeren IQ zur Welt zu bringen. Die größte Gefahr für Sie und Ihr Kind ist also das Absetzen Ihres Schilddrüsenmedikaments. Schilddrüsenhormon ist eines der wenigen Medikamente, die auch für schwangere Frauen unter die pharmazeutische Kategorie A (niedriges Risiko) fallen. Untersuchungen ergaben, dass Schilddrüsenhormon, in der richtigen Dosis verabreicht, keinerlei negative Auswirkungen auf den Fetus hat.

Die meisten von Hypothyreose betroffenen Frauen, mit denen ich sprach, meinten, sie hätten sich während der Schwangerschaft besser gefühlt als sonst. Was ich bestätigen kann. Seit meiner Hypothyreosediagnose war die Schwangerschaft die Zeit, in der es mir am besten ging. Natürlich litt ich unter der typischen Müdigkeit, allerdings war es nicht die betäubende Erschöpfung und Benommenheit, die ich vor meiner Diagnose erlebt hatte – eher eine Schläfrigkeit, die sich durch Nickerchen und den nächtlichen Schlaf lindern ließ. Meine Allergien waren fast verschwunden, ich hatte keine einzige Erkältung, Grippe oder sonstige Beschwerden. Ich habe Ärzte darüber spekulieren hören, dass manche Frauen mit Autoimmunerkrankungen ein Immunsystem besäßen, das während der Schwangerschaft fast perfekt funktionierte, und ganz offensichtlich gehörte ich zu denen.

Nach dem ersten Schwangerschaftsdrittel ließ ich meine

Schilddrüse etwa alle zwei Monate testen, und die Werte wichen nie mehr als ein paar Zehntel von 1 ab, sodass während der gesamten Schwangerschaft keine einzige Anpassung meiner Medikamentendosis notwendig war. Nie vorher oder nachher erlebte ich eine derartige Stabilität.

Und was waren meine Hauptprobleme während der Schwangerschaft? Dass ich mehr zunahm, als mir lieb war, und gegen Ende der Schwangerschaft ein Borderline-Blutzucker-Problem am Hals hatte, das, wie der Arzt meinte, zwar noch kein Schwangerschaftsdiabetes, aber immerhin nahe dran sei. Ich aß – wie ich fand – sehr gesund, doch im Rückblick erkenne ich, dass meine Ernährung sehr reich an Obst und Kohlenhydraten war. Ich denke, die bei manchen Menschen mit der Hypothyreose einhergehende Tendenz, einen übertriebenen Insulinrespons und beinahe diabetische Blutzuckerwerte zu entwickeln, macht manche schwangere Hypotyhreose-Betroffene empfänglicher für einen Borderline- oder einen ausgewachsenen Schwangerschaftsdiabetes. Falls ich noch einmal ein Kind bekomme, werde ich mit Sicherheit eine niedrig glykämische Diät befolgen, um den Blutzuckerspiegel besser kontrollieren zu können.

Glücklicherweise blieb meine Schwangerschaft ohne Zwischenfälle und endete mit einem Kaiserschnitt (mein Baby war eine Steißgeburt), und Julia kam Ende 1997 mit gesunden acht Pfund zur Welt.

Einen wichtigen Tipp für zukünftige Mütter mit Hypothyreose habe ich noch. Packen Sie Ihr Schilddrüsenhormon in Ihren Kulturbeutel, ehe Sie in die Klinik fahren. Denn wenn man Ihnen das Schilddrüsenhormon im Krankenhaus besorgen soll, kann das zu einem Mordstheater ausarten – vor allem wenn man ein eher nicht so übliches Präparat nimmt wie ich.

Nach einer von Schilddrüsen-Schwankungen relativ freien Schwangerschaft, stiegen meine Werte post partum schlagartig an. Entschlossen, Julia zu stillen, ließ ich mich von La Leche (Still-Organisation), meiner Doula (Hebamme) und der Stillberaterin des Krankenhauses beraten und fühlte mich bestens vorbereitet. Auch Julia schien es zu bekommen, doch nach einer Woche hatte sie weder die erforderliche Anzahl an Windeln verbraucht noch ausreichend zugenommen, also offenbar nicht genug Milch bekommen. Nachdem ich bereits viele der empfohlenen Methoden ausprobiert hatte, nahm Julia immer noch ab. Und nach drei Wochen begann ich zuzufüttern, um schließlich festzustellen, dass ich nur etwa die Hälfte der in diesem Stadium üblichen Milch abzupumpen vermochte. Offensichtlich hatte ich von Anfang an zu wenig Milch gehabt.

Da ich nun befürchtete, meine Schilddrüse sei »völlig hinüber«, ließ ich mich testen, und man stellte fest, dass ich nun unter einer hohen Überfunktion litt und einen TSH-Wert von weniger als 0,05 hatte. Die Dosierung wurde angepasst, um mich in den TSH-Bereich zwischen 1 und 2 zu bringen, doch die Milch schoss mir dennoch nicht ein. Vielleicht war es schon zu spät, um die Milchproduktion anzuregen, vielleicht aber hatte das Problem in meinem Falle auch gar nichts mit der Schilddrüsenfunktion zu tun. Lernen kann man daraus wohl nur, dass junge Mütter schon wenige Tage nach der Entbindung ihr TSH testen lassen sollten, damit die Dosis sofort modifiziert werden kann. Trotz meiner zu geringen Milchmenge gelang es mir, etwa die Hälfte von Julias Bedarf bis zu ihrem sechsten Monat abzupumpen. Angesichts der zu überwindenden Schwicrigkeiten bin ich immer noch stolz darauf.

Offenbar sind derartige Stillprobleme bei Frauen mit latenten Schilddrüsenstörungen nichts Ungewöhnliches. Häufig kann eine Phase des Milch-Rückgangs tatsächlich auf nach-schwangerschaftliche Schilddrüsenprobleme hinweisen. Als Sharon nach der Geburt ihres Sohnes eine Zeit lang zu wenig Milch gehabt hatte, begann sie schließlich auch andere Symptome zu entwickeln, wie etwa schmerzende und taube Handgelenke und Arme und starke Erschöpfung, die, wie sie erfahren sollte, von einer postpartalen Hypothyreose herrührten:

Ich ging zu meinem Internisten und bat um Überweisung an einen Krankengymnasten, da ich an Karpaltunnel-Syndrom zu leiden glaubte. Er hörte sich meine Symptome an und meinte, wenn er mich schon zum Schienen schicken solle, wolle er wenigstens vorher einen Hypotyhreose-Test machen. Beim Test stellte sich heraus, dass ich an Schilddrüsenunterfunktion litt. Später meinte er zu mir: »Sie sind bestimmt müde und deprimiert und denken, dass eine junge Mutter sich eigentlich nicht so fühlen sollte.«

Dann klärte er mich über die postpartale Thyreoiditis und Hashimoto-Thyreoiditis auf und antwortete mir auf meine Frage, wann es wohl begonnen habe, dass er keine Ahnung habe, sich aber absolut sicher sei, dass meine Schilddrüsenerkrankung die Ursache meiner unzureichenden Milchmenge sei.

Da Sharon es nicht dabei belassen wollte, beschloss sie, die Informationen über den Zusammenhang zu geringer Muttermilchmenge mit Schilddrüsenunterfunktion weiter zu verbreiten:

Ich ging mit meinen überzeugendsten Artikeln zu meiner Hebamme ins Krankenhaus und fragte, ob eigentlich sie oder die Gynäkologen die Frauen über mögliche Schilddrüsenerkrankungen im Jahr nach der Schwangerschaft aufklärten und warnten. Sie gab zu, dass dies bisher nicht geschähe und man es wohl besser tun sollte. Ich erwiderte, dass man als junge Mutter leicht den Überblick verliere.

Und falls man eine normale Schwangerschaft und Postpartum-Phase gehabt habe, der letzte Arztbesuch etwa sechs Wochen nach der Geburt stattfinde, also zu einem Zeitpunkt, an dem die Symptome einer Schilddrüsenerkrankung wahrscheinlich noch nicht erkennbar seien. Um festzustellen, ob die Mutter an Unter- oder Überfunktion leidet, müsste man sie in sechs Monaten beziehungsweise einem Jahr testen. Im Anschluss daran besuchte ich die Stillberaterin, die sich als die Aufgeschlossenste erwies. Als sie das Ende meiner Geschichte gehört hatte, meinte sie: »Wir konzentrieren uns im Grunde immer nur darauf, dass das Baby schön nuckelt und damit die Milchproduktion der Mutter anregt. Dass man auch die Mutter untersuchen könnte, auf die Idee verfallen wir eigentlich nie.«

Mein postpartaler TSH-Wert verhielt sich wie ein Gummiball – hüpfte unentwegt auf und ab. Von der Überfunktion direkt nach der Geburt sprang er sofort ans oberste Ende des Normalbereichs und näherte sich Hypothyreose-Konzentrationen, um wenige Wochen später auf Grund minimaler Dosierungsveränderungen erst auf Über- und dann wieder auf Unterfunktion zu wechseln.

Es ist bekannt, dass die postpartale Phase bei Frauen, die vor der Schwangerschaft nie ein Schilddrüsenproblem hatten, eine Vielzahl von Schilddrüsen- und Hormonstörungen auslösen kann. Bei einem Menschen jedoch, der bereits »hormonell vorgeschädigt« ist, sind die Aussichten, dass die Zeit nach der Geburt eine Phase hormonellen Chaos' wird, noch größer.

Diane hatte sich zwei Jahre lang einer Schilddrüsenhormon-Substitution unterzogen, als sie zum dritten Mal schwanger wurde:

Der Gynäkologe überwachte meine Schilddrüsenhormone während der Schwangerschaft, und das Kind kam gesund und kräftig zur Welt. Kurz nach der Geburt kehrten die Symptome in voller Stärke zurück. Da in der Praxis meines Arztes eben ein Personalwechsel stattgefunden hatte, wurde ich einem jungen Arzt zugewiesen, der frisch von der Uni kam. Er führte die üblichen Tests durch und sagte, sie seien wieder im »Normalbereich«. Aber er veränderte meine Synthroid-Dosierung. Ich hatte fast nichts mehr genommen.

Ich wiederum konnte die ungeheure Erschöpfung und das graue, deprimierte Gefühl, das sich einen Monat nach Julias Geburt auf mich herabgesenkt hatte, einfach nicht mehr abschütteln – und Julia war inzwischen bereits fünf Monate alt. Ich ging zu meiner Hausärztin und war mir sicher, dass ich an postpartaler Depression litt. Die Ärztin jedoch beschloss, ein paar Hormontests durchzuführen, ehe sie mir ein Antidepressivum empfahl. Gut, dass sie das getan hat, denn sie stellte fest, dass ich – abgesehen von meinen Schilddrüsenwerten, die sich am Rande des Normalbereichs bewegten und wieder auf Hypothyreose-TSH-Konzentrationen zusteuerten – an diversen hormonellen Unausgewogenheiten litt. Sie verschrieb mir eine natürliche Hormonsubstitution und änderte meine Hormondosis und bald war mir, als lichtete sich der Nebel, und die Welt war wieder ein schöner Ort.

Dies erinnert mich an einen anderen Tipp, den ich Hypothyreose-kranken Müttern geben möchte. Achten Sie schon zu Beginn der postpartalen Phase auf Symptome, die auf ein hormonelles Ungleichgewicht hindeuten könnten, und lassen Sie all Ihre Hormonwerte – einschließlich Schilddrüsenhormon, Progesteron, Testosteron und Östrogen – regelmäßig überprüfen.

Trotz aller hormoneller Hochs und Tiefs möchte ich Ihnen Hoffnung machen: Es ist möglich, schwanger zu werden, ein gesundes Baby zu bekommen und sich gleichzeitig gegen Schilddrüsenunterfunktion behandeln zu lassen. Ich habe mein süßes Mädchen gekriegt, und das war all die hormonellen Hoch und Tiefs tausendmal wert!

12
Hypothyreose bei Säuglingen und Kindern

Solange man kleine Kinder leiden lässt,
gibt es keine wahre Liebe auf der Welt.
ISADORA DUNCAN

Angeborene Hypothyreose betrifft statistisch gesehen eines von 4000 Neugeborenen. Da die Entwicklung des Gehirns ebenso wie das normale Wachstum des Kindes von den Normalwerten des Schilddrüsenhormons abhängig ist, stellte die Krankheit früher eine der Hauptursachen geistiger Retardierung bei Kindern dar.

Worauf man bei Kindern achten muss

Heutzutage verhindern routinemäßige Hypothyreosetests – eine Blutprobe, die aus der Ferse des Kindes entnommen wird – viele der Langzeitprobleme, die sich auf Grund einer unentdeckten und unbehandelten Schilddrüsenunterfunktion entwickelten. Dennoch ist es für alle Eltern wichtig zu wissen, welche Symptome bei Säuglingen möglicherweise auf eine angeborenen Hypothyreose hinweisen:

▶ Aufgedunsenes Gesicht, geschwollene Zunge.

▶ Heiseres Schreien.

▶ Kalte Extremitäten, fleckige Haut.

▶ Niedriger Muskeltonus (schlaff, keine Kraft).

▶ Schlechte Nahrungsaufnahme.

▶ Dichter grober Haarwuchs mit tiefem Haaransatz.

▶ Große Fontanelle.

▶ Anhaltende Gelbsucht.

▶ Nabelbruch.

▶ Lethargie (Energiemangel, schläft die meiste Zeit, scheint müde, auch wenn er wach ist).

▶ Anhaltende Verstopfung, fühlt sich gebläht und voll an.

▶ Wenig oder kein Wachstum.

In der Regel wird angeborene Hypothyreose innerhalb der ersten zwei Lebenswochen durch das Neugeborenen-Screening diagnostiziert. Wichtig zu wissen: Oft sind die Symptome bei der Geburt nicht offensichtlich, können aber bis zum Zeitpunkt der Diagnose sichtbar werden. Die meisten Eltern haben das Gefühl, ein besonders braves Kind zu haben, da die Kleinen so viel schlafen und so wenig Umstände bereiten.

Wird bei einem Säugling Hypothyreose entdeckt, so liegt es in der Regel an einem von drei Gründen:

▶ Dem Unvermögen einer normalen Schilddrüse, angemessen zu funktionieren.

▶ Einer angeborenen Schilddrüsenmissbildung – unter anderem dem Unvermögen, sich angemessen zu entwickeln, falscher Lage oder unternormaler Größe.

▶ Einem Enzymdefekt im Jodstoffwechsel, wodurch die Bildung von Schilddrüsenhormonen unmöglich wird.

Sobald die Diagnose feststeht, sollte Ihr Kind an einen Kinder-Endokrinologen überwiesen werden. Der Arzt sollte auch andere Tests durchführen, um mehr über den Gesundheitszustand des Kindes in Erfahrung zu bringen, unter anderem einen Schilddrüsen-Scan, um abzuklären, ob das Kind überhaupt eine Schilddrüse besitzt. Manche Kinder haben eine Drüse an der falschen Stelle oder aber eine nicht vollständig ausgebildete. Dies ist von Bedeutung, denn wenn Ihr Kind eine Drüse hat und sie sich am richtigen Ort befindet, kann es sich um ein vorübergehendes Leiden, eine so genannte transiente Hypothyreose handeln. Hat Ihr Kind aber keine Drüse oder sitzt sie an der falschen Stelle, so wird es sein Leben lang Schilddrüsenhormon-Substitution benötigen. Es ist gut, dies schon frühzeitig zu erfahren und nicht erst dann, wenn das Kind bereits drei Jahre alt ist und Sie, um einen korrekten Scan zu erhalten, seine Medikamente absetzen müssen. Auch werden die Knochen des Kindes – Fuß- oder Handgelenk – geröntgt werden müssen, um das Knochenwachstum zu ermitteln. Dieses diagnostische Verfahren gibt den Ärzten Auskunft über die Schwere der Störung, indem es die Zeit des Krankheitsausbruches in utero (in der Gebärmutter) ermittelt.

Erworbene Hypothyreose

Abgesehen von der angeborenen Schilddrüsenunterfunktion können Kinder auch jene Krankheit entwickeln, die man als erworbene Hypothyreose bezeichnet. In der Regel ist dies eine Unterfunktion, die sich in der Folge einer autoimmunen Schilddrüsenkrankheit, wie etwa Hashimoto-Thyreoiditis, herausbildet. Häufiger tritt sie in der Pubertät oder im Teenageralter auf, mitunter jedoch auch bei jüngeren Kindern. Auch hier sind Mädchen stärker betroffen als Jungen.

Eine im Kindesalter erworbene Hypothyreose kann sich negativer auswirken als die eines Erwachsenen. Wenn ein Kind erkrankt, bleibt die Unterfunktion meist eine geraume Weile unentdeckt. Leider verändern sich Kinder in ihren ersten Jahren so häufig, dass Müdigkeit, Stimmungsschwankungen, Gewichtszunahme und Gesundheitsprobleme häufig anderen Ursachen zugeschrieben werden. Die meisten Eltern registrieren vor allem das mangelnde Wachstum. Kinder, die auf Grund einer späten Diagnose besonders stark betroffen sind, verlieren häufig nicht nur an Wachstumspotenzial, sondern müssen sich auch auf sämtliche Erwachsenensymptome des Leidens gefasst machen.

Menschen, in deren Familie es weitere Hypothyreosefälle gibt, sollten ihre Kinder routinemäßig untersuchen lassen, vor allem wenn ein Schilddrüsenantikörpertest positiv ausgefallen ist. Kinder mit erworbener Hypothyreose werden ähnlich behandelt wie solche mit der angeborenen Form der Krankheit. Ein Knochenalter- und Schilddrüsen-Scan sind notwendig, und eine sehr genaue Überwachung der Blutwerte ist ebenfalls ein absolutes Muss.

Buch führen

Ganz gleich, wie sich Ihr Baby oder Kind sein Hypothyreose-Leiden zugezogen hat, sollten Sie sämtliche Testresultate – Bluttestergebnisse und Spezialwerte – in einem Tage- oder Notizbuch festhalten und aufbewahren. Zusätzlich sollten Sie sich auch die Normalbereiche dieser Tests notieren, um abschätzen zu können, wo das Kind in Relation zu den Normalwerten anzusiedeln ist. Mit Hilfe des Tagebuchs behalten Sie den Überblick über die Symptome Ihres Kindes, sodass Sie sich allmählich damit vertraut machen können, wie all diese Ebenen mit der Gesundheit und dem Wohlbefinden Ihres Kindes zusammenspielen. Denken Sie auch daran, dass sich die Laborwerte je nach Alter des Kindes verändern. Ab dem Alter von zwölf Jahren gelten für Kinder die Normalwerte der Erwachsenen.

Behandlung angeborener oder erworbener Hypothyreose

Dazu gehört die Substitution des fehlenden Schilddrüsenhormons in Tablettenform. Die tägliche lebenslange Einnahme dieser Tabletten ist absolut notwendig, da Schilddrüsenhormon für sämtliche Körperfunktionen von wesentlicher Bedeutung ist. Ganz besonders wichtig ist dies bei Säuglingen und Kindern, damit ihre normale körperliche, mentale und intellektuelle Entwicklung sichergestellt ist.

Was die Medikation für Säuglinge und Kinder angeht, so bieten sich mehrere Schilddrüsenhormon-Markenpräparate an. Sinnvoll sind weiche Pillen, die sich rasch in Wasser auflösen und/oder sich leicht zerbröseln lassen. Bei der Verabreichung des Medikaments können Sie auf zweierlei Art vorgehen, wenn der Arzt oder Hersteller es nicht anders empfiehlt:

▶ Die Tablette zerdrücken und in etwas Wasser, Muttermilch oder angerührtem Milchpulver auflösen. (Nicht mit
Sojamilchpulver anrühren.) Flüssigkeit in eine Spritze (ohne Nadel) aufziehen. Die Spitze der Spritze entlang der
Wange des Säuglings weit nach hinten führen und langsam
in den Mund des Kindes spritzen.

▶ Tablette zerdrücken, Finger anfeuchten, im Pulver hin
und her drehen und die zerbröselte Tablette vom Säugling
vom Finger lutschen lassen. Diese Methode funktioniert
am besten und sorgt dafür, dass der Säugling die gesamte
Dosis erhält.

Am besten ist es, wenn man das Medikament auf leeren
Magen verabreicht. Das kann sich bei Neugeborenen, die
so häufig gestillt werden müssen, schwierig gestalten. Falls
es tatsächlich zum Problem wird, dann denken Sie daran:
Das Entscheidende ist die Konsequenz. Wichtiger als alles
andere ist es, sowohl hinsichtlich des Wie als auch des
Zeitpunkts der Verabreichung konsequent zu sein. Irgendwelche Absorptionsschwierigkeiten werden sich im Bluttest niederschlagen, sodass Ihr Kinder-Endokrinologe die
Dosis entsprechend modifizieren kann.

Wenn Ihr Kind dann älter geworden, das heißt um die
zwei Jahre alt ist, kann es die Tabletten zerbeißen. Die
meisten Kinder mögen sie, sodass die Einnahme sich zu einem Bestandteil der täglichen Routine entwickelt.

Die normale Anfangsdosis für Säuglinge liegt bei etwa
50 µg. Ziel ist es, so rasch wie möglich eine Euthyreose (einen normalen Schilddrüsenhormonwert) zu erzielen. Ein
Kind sollte nach zwei bis vier Behandlungswochen die klinische wie biochemische Euthyreose erreicht haben. An-

haltende Hypothyreose im Säuglingsalter kann zu irreversiblen Hirnschädigungen führen.

Auf die Dosierung achten

Ältere Kinder, die nicht die angemessenen Hormonmengen erhalten, können folgende Symptome zeigen: Stimmungsschwankungen, Verhaltensstörungen, Desinteresse sowie mangelhafte Schulleistungen. Es wurde auch festgestellt, dass bei Kindern mit nicht erkannter und/oder nicht ausreichend behandelter Hypothyreose mitunter fälschlich andere Störungen wie Konzentrationsschwäche und Hyperaktivität diagnostiziert werden. Manche Kinder leiden auch unter Atemwegsinfektionen und werden als asthmatisch diagnostiziert, bis sie dann die angemessene Schilddrüsenhormon-Substitution erhalten.

Im Laufe des Wachstumsprozesses ist es von äußerster Wichtigkeit, die Entwicklung der Schilddrüsenwerte zu verfolgen. Jedes Kind mit – angeborener oder erworbener – Schilddrüsenunterfunktion wird hin und wieder eine Dosierungsanpassung benötigen. Häufig wird ein mindestens halbjährlicher Bluttest empfohlen, bei Säuglingen sollten die Abstände noch kürzer sein. Lassen Sie sich bei einem hypothyreosekranken Mädchen zu Beginn seiner Menstruation einen Termin für eine spezielle Schilddrüsenuntersuchung geben. Hormonelle Schwankungen können eine Modifikation der Schilddrüsenhormondosis erfordern.

Bei früher, angemessener und regelmäßiger Behandlung kann Ihr Kind normal wachsen und sich entwickeln. Doch prägen Sie sich auch diesen Ratschlag noch ein:

Schilddrüsenstörungen bei Kindern können eine ganze Reihe von Symptomen zeigen, die mit der Schilddrüse nichts zu tun zu haben scheinen. Bleiben Sie daher wachsam, wenn Ihnen das Wohl Ihres Kindes am Herzen liegt. Mit der täglichen Tablette ist es nicht getan. Als Eltern sind wir die einzigen Fürsprecher unserer Kinder, und Selbstaufklärung durch Wissen ist unsere einzige Möglichkeit, unser Bestes für sie zu tun.

13
Hypothyreose
nach
Schilddrüsenkrebs

Falle siebenmal, steh achtmal wieder auf!
JAPANISCHES SPRICHWORT

In den meisten Fällen von Schilddrüsenkrebs wird die Drüse durch einen chirurgischen Eingriff ganz oder teilweise entfernt. In einigen Fällen wird zur Entfernung der Schilddrüse oder des verbliebenen Schilddrüsengewebes auch radioaktives Jod eingesetzt. In der Regel führt diese Behandlung zu Hypothyreose und zu lebenslang notwendiger Schilddrüsenhormon-Substitution.

Mit dem Schilddrüsenkrebs verknüpfen sich eine ganze Reihe spezieller Fragen und Themen. Fragen, die für Menschen – deren Hypothyreose durch Autoimmunerkrankungen, durch Thyreoidektomie oder Radiojodtherapie bei nicht-kanzerösen Schilddrüsenleiden verursacht sind – nicht gelten.

Das erste Spezialthema ist die so genannte TSH-Suppression, das heißt die Verabreichung einer Schilddrüsenhormondosis, die das TSH niedrig, ja mitunter – kaum feststellbar – im Überfunktionsbereich hält. Man tut dies, um Metastasen zu verhindern. Dafür zu sorgen, dass sich die Überlebenden eines Schilddrüsenkarzinoms der Notwendigkeit der Suppression bewusst bleiben, darin besteht die Mission Kathys, die selbst den Schilddrüsenkrebs überlebt hat. Als aktives Mitglied einer großen Selbsthilfegruppe von Schilddrüsenkrebs-Überlebender hat Kathy einige ausgezeichnete Ratschläge für Menschen, die eine Schilddrüsenkrebsoperation hinter sich haben:

»Falls Sie Ihre Schilddrüse durch Schilddrüsenkrebs verloren haben und fürchten, an Hypothyreosesymptomen zu leiden, lautet die wichtigste Frage: Hat Ihnen Ihr Arzt erklärt, dass Sie – zur Verhinderung von Metastasen und der Verbreitung papillärer und follikulärer Karzinome – das TSH auf einen unternormalen Wert supprimieren müssen, was bedeutet, dass Ihre Blutwerte eher Über- als Unterfunktion indizieren sollten? Lautet die Antwort darauf Nein, sollten Sie sich so rasch wie möglich mit Ihrem Arzt in Verbindung setzen.

Kein Arzt hat mir jemals erzählt, dass man mit der Hormoneinnahme mehr bezweckt als die Substitution der zuvor von der Drüse ausgeübten Funktion. Ich musste mir von Mitpatienten erklären lassen, dass das TSH unter den Normalwert gedrückt werden muss, um eine Wiederkehr des Schilddrüsenkrebses zu verhindern! Fragen Sie Ihren Arzt, ob er die Suppression des TSH auf einen unternormalen Wert anstrebt und wie hoch Ihr TSH bei Ihrer momentanen Schilddrüsenhormon-Substitutionsdosis ist. Dem konservativen Ansatz entsprechend wird TSH unter 0,1 gedrückt, doch je nach gegebenen Umständen räumen manche Endokrinologen einen Spielraum bis zu 0,3 bis 0,5 ein, falls sich der Patient bei nied-

rigeren Werten sehr schlecht fühlt. Sollten Sie im Gespräch mit Ihrem Arzt erfahren, dass Ihr TSH nicht auf unternormale Werte supprimiert wurde, müssen Sie sich überlegen, ob Sie ihn zu einer Dosiserhöhung auffordern oder aber lieber zu einem Arzt mit mehr Erfahrung mit Schilddrüsenkarzinomen wechseln.«

Das zweite Thema ist die künstlich herbei geführte Hypothyreose vor Schilddrüsen-Scans. Zur Nachbehandlung des Schilddrüsenkrebses gehören periodische Scans zum Nachweis eventueller Metastasen. Die meisten Menschen müssen dann ihr Schilddrüsenhormon absetzen und entwickeln in den Wochen vor dem Scan eine klinische Schilddrüsenunterfunktion mit erhöhten TSH-Werten. Dies ist häufig der schwierigste Aspekt der Nachbehandlung.

Megan, eine optimistische junge Frau, die den Schilddrüsenkrebs überlebte, hat zu dieser Unterfunktionsphase Folgendes anzumerken:

»Ich freue mich nicht gerade auf meine substitutionsfreie Zeit, denn die Tage werden sehr langsam vergehen, und ich werde mich ziemlich mies fühlen. Nicht leicht für einen Menschen wie mich, der normalerweise sehr aktiv ist und eine Unmenge unternimmt. Als ich die Hormontabletten abgesetzt hatte, war ich erschöpft wie nach mehreren durchgefeierten Nächten, allerdings ohne den entsprechenden Spaß. Jeden Tag hab ich mich mehr wie ein Putzlumpen gefühlt. Ich habe das einer Freundin, die Psychotherapeutin ist, erzählt, und die hat mich gefragt: ›Welche Farbe hast du denn?‹ Worauf ich sofort erwiderte: ›Ich bin ein gelber Putzlumpen, weil ich fröhlich und positiv bin, obwohl ich mich entsetzlich schlapp fühle.‹ Danach brachte mich dann allein die

Vorstellung, ein gelber Putzlumpen zu sein, zum Lächeln, und ich fühlte mich wieder ein bisschen besser. Es gibt Tage, da habe ich nicht mal die Energie, den Computer einzuschalten. Wenn ich es aber doch tue, lese ich natürlich gern Witze in meinen E-Mails. Durch Lachen halt ich mich fit und bei Laune. Es ist die beste Medizin und eine durchaus bekömmliche.«

Bob, ein Überlebender des papillären Schilddrüsenkrebses, hat ein paar ausgezeichnete Tipps:

»Sagen Sie Ihrem Chef schon vorher, worauf er sich gefasst machen muss und wann. Sobald ich meinen Behandlungsplan mit den Terminen in Händen hielt, schickte ich ihm ein E-Mail.

Vor ein, zwei Monaten wurde mir klar, dass ich wieder mit Meditieren anfangen musste. Im College habe ich meditieren gelernt, und seither über die Jahre etwa ein halbes Dutzend unterschiedlicher Techniken ausprobiert. Bevor ich mit der Vorbereitung auf den Scan anfing, begann ich zweimal täglich zu meditieren und hielt das auch während der Unterfunktionsphase aufrecht. Ich glaube wirklich, dass es geholfen hat. Unter allen Techniken, die ich ausprobiert habe, war die beste, am gründlichsten erforschte und stets als wirksam befundene die Transzendentale Meditation.

Wenn Sie sich schon früher als erwartet beschissen fühlen, rufen Sie Ihren Arzt an und fragen Sie ihn, ob er Ihren TSH-Wert schon früher testen kann.

Wenn Sie in der Hypothyreosephase sind, ist Ihr Gesicht aufgedunsen, Sie nuscheln vielleicht ein wenig und bewegen sich nicht ganz so zielbewusst wie sonst. Folglich ist es wahrscheinlich, dass Fremde anders auf Sie reagieren, als Sie es gewohnt sind. Machen Sie nichts daraus!«

Wenn sich Überlebende von Schilddrüsenkrebs in der Unterfunktionsphase befinden, geht es den Ärzten darum, einen relativ hohen TSH-Spiegel für den Scan zu bekommen. Einen TSH-Wert von 30 oder 40 oder sogar über 100 zu erreichen, kann auch heißen, dass Sie mehr als den Ihnen »zustehenden« Anteil an Symptomen abbekommen. Es wäre daher vernünftig, sich für diese Zeit keine wichtigen, belastenden, anstrengenden Vorhaben aufzubürden.

Praktisch und gleichzeitig witzig schlägt Bob die folgende Top-Ten-Liste von Dingen vor, die Sie während der Unterfunktionsphase niemals tun sollten und die er aus eigenen wie fremden Erfahrungen zusammengestellt hat.

Dinge, die Sie während der Unterfunktionsphase niemals tun sollten

1. Um eine Gehaltserhöhung bitten.
2. Sich zu einer ersten Verabredung treffen.
3. Sich zu einer zweiten Verabredung treffen.
4. Gasöfen installieren.
5. Ihrer Tochter die Haare schneiden.
6. Ihren richtigen Namen nennen, wenn Sie bei einer Diskussionssendung im Radio anrufen.
7. Abfahrtslauf lernen (beim Skifahren)!
8. Ihre Küche renovieren.
9. Ihre Schwiegereltern kennen lernen.
10. Den Jagdschein machen wollen.

Was man tun sollte

In der Hypo-Hölle hat man Ähnlichkeit mit einer Katze, einer alten, griesgrämigen Katze. Allen, die als Vorbereitung für ihre Szintigraphie ihre Hormone absetzen, sollen die nachfolgenden Orientierungshilfen nützlich sein:

▶ Wie bei jeder alten Katze wirken Umarmungen und Streicheleinheiten Wunder.

▶ Wie bei jeder griesgrämigen Katze ist es klug, auf Abstand zu gehen.

▶ Verlagern Sie die Schwerpunkte Ihrer häuslichen Aufgabenteilung: Ihr Partner kann zusätzliche Aufgaben übernehmen; Sie dürfen schlafen.

▶ Nehmen Sie mehr körperliche Aktivitäten in Ihren Tagesplan auf: Ihr Partner massiert Ihnen den Rücken; Sie dürfen schnurren.

▶ Überlegen Sie, ob Sie nicht getrennt verreisen: Ihr Partner kann nach Hawaii fliegen; Sie verziehen sich an ein ruhiges Plätzchen.

▶ Teilen Sie Ihre Hausarbeit neu ein: Ihr Partner darf sie ganz übernehmen; Sie können schlafen.

▶ Gestalten Sie Ihre Koch-Verpflichtungen neu: Ihr Partner geht essen; Sie können sich zwischen Ihren Nickerchen salzfrei ernähren.

▶ Ändern Sie Ihre Freizeitplanung: Ihr Partner kann tanzen gehen; Sie halten das Bett warm.

▶ Leihen Sie Videos aus: für Ihren Partner Actionfilme, für sich etwas Romantisches.

▶ Denken Sie über größere Entscheidungen noch einmal nach: Treffen Sie keine komplizierteren Entscheidungen als die, welchen Schuh Sie als Erstes anziehen.

Gewarnt und damit gewappnet sein, das ist für Schilddrüsenkrebs-Überlebende eine Menge wert. Ric Blake, einer von ihnen, erzählte mir:

»In den dreieinhalb Jahren seit meiner Diagnose und Operation hatte ich vier Körper-Scans und Radiojodbehandlungen. Durchschnittlich litt ich also alle zehn Monate an Unterfunktion, was mich zu einem widerwilligen Experten der Reisen in die Hypo-Hölle und zurück gemacht hat. Die letzen beiden Male waren etwas leichter: 1997 hatte ich andere Überlebende kennen gelernt, und ihre Erfahrungen haben mir sehr geholfen.

Meine Ärzte erzählten mir, dass ich mich mit zunehmender Hypothyreose immer schlechter fühlen würde. Allerdings sagten sie mir nicht, um wie viel schlechter. Hätten sie es getan, hätte ich sicherlich besser vorausplanen können. Der Ablauf war jedes Mal derselbe: sechs Wochen lang kein Hormon, dann Scan, Radiojodbehandlung, und etwa vier Tage nach der Bestrahlung wieder Hormone.«

Hier sind Rics Überlebenstipps:

Arbeiten Sie, wenn möglich, während der letzten Woche vor und der ersten Woche nach Ihrem Scan nicht Vollzeit. Nehmen Sie sich Urlaub und viel Zeit zum Schlafen. Falls Sie aber arbeiten müssen, so verhandeln Sie mit Ihrem Arbeitgeber, und arbeiten Sie, wenn möglich, nur halbtags.

Während der zwei Wochen sollten Sie nicht:
▶ Auto fahren,
▶ mit gefährlichen Gerätschaften hantieren,
▶ wichtige Papiere signieren,
▶ bedeutsame Entscheidungen treffen,

▶ eine neue Stelle antreten,

▶ umziehen,

▶ Ihrem Chef erzählen, was Sie wirklich denken.

Vermeiden Sie:

▶ belastende Gespräche,

▶ schwierige Menschen,

▶ Einkaufszentren,

▶ Stoßzeiten im Verkehr, auch wenn Sie auf der Beifahrerseite sitzen.

Verschieben Sie:

▶ Arbeit an wichtigen Projekten,

▶ alles, was klares Denken und Organisationstalent erfordert,

▶ alles, was sich verschieben lässt.

Das sollten Sie tun:

▶ Trinken Sie viel Wasser, um Verstopfung vorzubeugen.

▶ Essen Sie – aus demselben Grund – viel Obst und Gemüse.

▶ Treiben Sie Sport, auch wenn Ihnen nicht danach ist.

▶ Reduzieren Sie Ihren Kalorienverbrauch, um Gewichtszunahme zu verhindern.

▶ Nehmen Sie sich vor, sehr nett zu sich zu sein; kaufen Sie sich etwas Besonderes.

▶ Planen Sie den Besuch vieler Filme, Theaterstücke und Konzerte, die keine weitere Denkanstrengung Ihrerseits erfordern.

▶ Kaufen Sie neue Batterien für Ihre Fernbedienung; Zappen hat therapeutische Wirkung.

▶ Jäten Sie Ihren Garten, ehe Sie in die schwerste Unterfunktionsphase kommen.

Rechnen Sie damit,
▶ dass Ihnen sehr kalt sein wird; nehmen Sie sich immer – auch im Sommer – einen Pullover mit.
▶ dass Sie für die Leute um Sie herum der Trottel sind; entschuldigen Sie sich schon im Voraus.
▶ dass Sie oft Ihre Auto- und Hausschlüssel verlieren.
▶ dass Sie die Namen Ihres Ehepartners und Ihrer Kinder vergessen.
▶ dass Sie sich in Ihnen gut bekannten Straßen verirren.

Wenn Sie zu den Scans gehen, sollten Sie warme Kleidung tragen (am besten Sweatshirts) und, wenn möglich, eine Decke mitnehmen; Sie sollten ein tragbares Radio, Kassettenrecorder oder CD-Player mitbringen.

Nicht jeder reagiert mit sämtlichen Symptomen auf die Unterfunktionsphase vor dem Scan. Margie machte die Erfahrung, dass sie trotz einer mehr als fünfwöchigen Schilddrüsenhormonpause und eines TSH-Werts von 95 während der ganzen Zeit an keinerlei Hypothyreosesymptomen litt. Erst ein paar Tage vor der Wiederaufnahme ihrer Hormonsubstitution setzten die Symptome ein. Warum sie aber die volle Wucht der Unterfunktion nicht traf, dafür hat sie ihre eigene Theorie:

»Ich führe das auf mein ernsthaftes Training zurück (vor allem mit Gewichten und auf dem Fahrradergometer), das ich seit über vier Monaten an mindestens fünf Tagen in der Woche betreibe. Ich fahre täglich acht Kilometer auf dem Standrad.

Früher litt ich unter plötzlichen schnellen Gewichtszunahmen (sieben Kilo in zwei Wochen), unter Konzentrationsschwierigkeiten und Gereiztheit angesichts von Dingen, die mir normalerweise nicht viel ausmachen. Auch unter Erschöpfung habe ich gelitten.«

Ernährung nach der Krebsoperation

Ein weiteres Thema ist die jodarme Diät. Viele Patienten müssen sich, um die größtmögliche Genauigkeit des Scans zu gewährleisten, vorher wenigstens zwei Wochen lang jodarm ernähren. Häufig bitten die Ärzte ihre Patienten, diese Ernährung auch während des Testverfahrens sowie der Nachfolgebehandlung mit radioaktivem Jod beizubehalten, sodass sich dies bei einigen Menschen über Wochen erstrecken kann.

Während Sie sich bezüglich der jodarmen Diät von Ihrem Arzt genauere Anweisungen geben lassen sollten, ist es prinzipiell in Ordnung, frisches Fleisch, Geflügel, Gemüse und Obst zu verzehren, solange sie nicht mit bestimmten jodhaltigen Gewürzmischungen oder anderen Zutaten gekocht oder gewürzt werden. Hier einige allgemeine Richtlinien zu einer jodarmen Ernährung:

Was Sie meiden sollten

Jodiertes Salz und salzige Speisen: Meiden Sie alle Sorten von jodiertem Salz ebenso wie Meersalzprodukte. Sie können unjodiertes Salz, wie etwa koscheres Salz, benützen. Denken Sie daran, dass die meisten salzigen Nahrungsmittel, wie Brezeln, Chips, Popcorn und Nüsse, Jodsalz enthalten können. Auch die meisten Speisen in Restaurants und Fastfood-Ketten enthalten Salz, und es ist unmöglich festzustellen, ob es sich um jodiertes handelt oder nicht. Auf der sicheren Seite jedenfalls sind Sie, wenn Sie salzigen Speisen sowie Restaurants generell aus dem Weg gehen.

Meeresfrüchte: Reich an Jod sind Fisch und Schellfisch ebenso wie Seetang oder Kelp.

Molkereiprodukte: Darunter zählen Milch, Speiseeis, Käse, Sahne, Joghurt, Butter ebenso wie Eigelb und Milchschokolade. Die einzige Ausnahme bilden Eiweiß und Schokolade ohne Milch.

Lebensmittelzusätze: Meiden Sie Lebensmittel mit den folgenden Zusätzen: Carrageen, Agar, Algin, Alginsäuren.

Fisch und Fleisch: Meiden Sie geräucherte, eingemachte oder gewürzte Fleisch- und Fischwaren, beispielsweise Speck, Schinken, Wurst, Salami, Lachs, Corned-Beef. Frisches Fleisch dagegen kann verzehrt werden.

Backwaren: Meiden Sie kommerziell hergestellte Backwaren. Da diese Backwaren häufig Jod enthalten, sollten Sie sich an Selbstgebackenes oder an einen Bäcker Ihres Vertrauens halten.

Nährstoffergänzungen: Meiden Sie die Einnahme von Vitaminen und anderen zusätzlichen Nährstoffen. Falls sie

Jod enthalten – und das tun die meisten Multivitaminpräparate –, müssen Sie die Einnahme unterbrechen.

Lebensmittelfarben: Meiden Sie rote, orangefarbene und braune Lebensmittel, Pillen und Kapseln: Viele der Produkte in diesen Farben enthalten Jod.

Andere Lebensmittel: Meiden Sie Lebensmittel, die eventuell Jod-, Färbe- oder Konservierungsmittel enthalten: Dazu zählen Sojaprodukte, wie Sojasauce, Tofu und Sojamilch ebenso wie Melasse, Instantkaffee und -tee, Obst- und Gemüsekonserven.

Wenn ich hier auch nicht genug Platz habe, um Ihnen Menüpläne und all die verschiedenen Tipps und Tricks vorzustellen, mit denen Schilddrüsenpatienten ihre jodarme Diät aufpeppen, so habe ich doch ein paar ausgezeichnete Tipps von Bob, die Ihnen helfen, sich an die Richtlinien zu halten.

▶ Kaufen Sie die Grundnahrungsmittel rechtzeitig ein.

▶ In vielen Supermärkten findet man das unjodierte Salz direkt neben dem Jodsalz.

▶ Probieren Sie die Diät schon ein paar Tage, ehe Ihre Schilddrüse unteraktiv wird, aus. Auf diese Weise merken Sie, was funktioniert und was nicht, solange Sie Ihre fünf Sinne noch beisammen haben, und etwas daran ändern können.

▶ Besorgen Sie sich ein veganisches Kochbuch. Veganer benutzen nur wenig Salz, sodass Sie nicht überrascht sein sollten, wenn Ihnen die Gerichte zunächst ziemlich fade erscheinen. Nach dem Kochen können Sie immer

noch unjodiertes Salz und Pfeffer nach Geschmack hinzufügen.

▶ Betrachten Sie diese Zeit nicht als Gelegenheit für eine
Schlankheitskur! Sie müssen schon genug aushalten.

Wieder die T$_4$-T$_3$-Debatte

Während die T$_4$-T$_3$-Debatte zwischen Schulmedizinern
und alternativen Ärzten und ihren Patienten ausgetragen
wird, ist die Auseinandersetzung nirgends heftiger als dort,
wo die Frage der Schilddrüsenkrebs-Unterdrückung ver-
handelt wird. Die meisten Ärzte, die Überlebende des
Schilddrüsenkrebses behandeln, bestehen darauf, dass Levothyroxin für die Schilddrüsenkrebs-Suppression die einzig mögliche Option darstellt und sind der Ansicht, dass es
für die T$_4$-/T$_3$-Medikamente in der Behandlung des
Schilddrüsenkrebses absolut keinen Platz gibt. Sie fürchten, dass der Einsatz von T$_3$ zu Schwankungen in der
TSH-Konzentration führt und sogar schon bei kleinen
TSH-Fluktuationen die Unterdrückung von Metastasen
nicht mehr gewährleistet ist.

Ich will hier ganz offen sein. Ich weiß nicht, ob es definitive Beweise dafür gibt, dass die Einnahme von zusätzlichem T$_3$ oder eines Kombinationspräparats mit T$_3$ ein
Problem für die Krebs-Suppression darstellt beziehungsweise das Metastasenrisiko erhöht. Ich kenne keine Forschungsberichte, die sich – ob positiv oder negativ – definitiv dazu äußern. Jedenfalls sind die Hormonsubstitution,
die man zwecks Schilddrüsenkrebs-Unterdrückung einnimmt, sowie das durch sie verursachte Befinden, überaus
wichtige Angelegenheiten, die Sie mit Ihrem Arzt bespre-

chen müssen. Vergessen Sie dabei aber nie, dass hinsichtlich der richtigen Therapie jeder Patient verschieden ist, und manche Ärzte dies stärker berücksichtigen als andere.

Gail ist eine sechzigjährige Frau, die ihr halbes Leben lang als Überlebende von Schilddrüsenkrebs verbracht hat und heute frisch diagnostizierte Schilddrüsenkrebs-Patienten unterstützt:

»Ich erfuhr nie, dass es Probleme mit der T3-Substitution gab. Ich hatte keine Ahnung, dass die Endokrinologen die Substitution mit einer T4-T3-Kombination missbilligen. Obwohl ich eine sehr aktive und potenziell tödliche Situation in meinem Kampf mit dem Schilddrüsenkrebs erlebte, habe ich in den vergangenen einunddreißig Jahren siebenundzwanzig Jahre lang ein T4-T3-Medikament eingenommen. Kürzlich fragte ich meinen Endokrinologen, wie es denn erklärbar sei, dass ich gegen jede Wahrscheinlichkeit mit einem Medikament, das angeblich für die Suppression nicht geeignet und nicht gut für mich ist, überlebt habe? Seine Antwort, wenn auch nicht strikt auf meine Frage bezogen, verriet seine Flexibilität hinsichtlich der Nur-T4-Theorie. Und dann meinte er noch: ›Sie fühlen sich doch gut, oder etwa nicht? Und wir werden uns hüten, an unserem Erfolg herumzupfuschen!‹ Im Großen und Ganzen ist mein Endokrinologe gar kein Befürworter der T3-Behandlung. In Bezug auf meine Person jedoch ist er unerschütterlich. Ich habe all die Dilemmas, die Patienten mit ihrer T4-Medikation durchstehen müssen, nie erlebt. Meine TSH-Suppression funktionierte in all den Jahren hervorragend. Das Auf und Ab, von dem uns im Zusammenhang mit T3 berichtet wird, war bei meinen Bluttests nie festzustellen. Angesichts dessen wundert es mich doch sehr, dass die Endokrinologen das Thema T3 inzwischen nicht differenzierter betrachten.«

Wohlbefinden nach Schilddrüsenkrebs

Bei niedrigen TSH-Konzentrationen können Krebsüberlebende Schilddrüsenüberfunktionssymptome haben und trotz TSH-Unterdrückung mitunter auch Symptome von Unterfunktion. Während einige davon sicherlich durch die Schilddrüse verursacht sind, kann man jedoch auch die Tendenz beobachten, fast alle gesundheitlichen Probleme der Schilddrüse zuzuschreiben.

Wer auch bei adäquater TSH-Suppression noch Symptome hat, sollte sich ein paar andere Fragen stellen: Haben Sie sowohl mit Ihrem Hausarzt oder einem Berater wie auch mit Ihrem Endokrinologen über die Symptome gesprochen? Vielleicht gibt es ja einen medizinischen Grund für Ihre Symptome, der überhaupt nichts mit Ihrem Schilddrüsenkrebs und der Hormon-Suppressionstherapie zu tun hat. Vielleicht sollten Sie einmal andere Bluttests vornehmen lassen. Vielleicht haben Ängste und Unsicherheit im Zusammenhang mit der Krebsdiagnose bei Ihnen zu Wut, Depression oder anderen emotionalen Traumata geführt, für die eine Psychotherapie angezeigt wäre.

Wichtig ist es, eine partnerschaftliche Beziehung zu seinem Endokrinologen aufzubauen, sodass man sich traut, auch alternative oder unkonventionelle Ansätze zur Schilddrüsenhormon-Suppressionstherapie vorzuschlagen. Falls Sie abgesehen von dieser sämtliche anderen Ursachen Ihrer unterfunktionsartigen Symptome ausgeschlossen haben, sollten Sie die Möglichkeit erkunden, den momentanen Ansatz gemeinsam mit Ihrem Endokrinologen zu modifizieren. Wenn Sie immer negative Scans und vorteilhafte TG-Ergebnisse hatten, ist Ihr Arzt ja vielleicht willens,

Ihre Schilddrüsenhormondosis ein wenig zu senken, damit Ihr TSH steigen kann. Und wenn Sie nur Levothyroxin anwenden, ist Ihr Arzt womöglich auch bereit, in Richtung T3 zu denken.

Durch die Nachbehandlung bei Schilddrüsenkrebs werden Sie nie wieder einen normalen Schilddrüsenhormonspiegel haben. Vergessen Sie nicht, bei Ihnen ist alles anders als bei »normalen« Schilddrüsenkranken. Während diese sich um normale Schilddrüsenhormonwerte bemühen, kämpfen Sie um die optimale Anpassung an abnormale Werte. Das Ergebnis ist eine Erhöhung der Chance, das Wiederauftreten oder die Verbreitung Ihres Schilddrüsenkrebses zu unterbinden.

Unterdrückte TSH-Werte bedeuten, dass Sie Dingen, wie Ernährung, Sport, Entspannung oder Nährstoffergänzungen mehr Aufmerksamkeit schenken müssen als vor der Entfernung Ihrer Schilddrüse. Doch besprechen Sie dies immer wieder mit Ihrem Arzt, und lassen Sie nach jeder größeren Veränderung Ihrer Ernährungsgewohnheiten Ihre Blutwerte testen, um sicherzustellen, dass Ihr TSH auch weiterhin ausreichend unterdrückt wird.

Die Langzeitüberlebende Gail hat einiges über das Leben mit und nach dem Schilddrüsenkrebs zu sagen:

»Meine Reise mit dem Schilddrüsenkrebs war während der ersten Jahre – als ich fünf größere Operationen in vier Jahren überstehen musste – ziemlich aufwühlend. Seitdem habe ich ein aktives, gesundheitsbewusstes Leben gelebt, drei Kinder großgezogen und mich in der ehrenamtlichen Arbeit mit Krebspatienten engagiert. Der Krebs half mir zu verstehen, was wirklich zählt und wichtig ist. Ich habe meine Ängste überwunden und mich auf die Freuden konzentriert, die das Leben uns bietet.«

TEIL IV

*Gut leben jetzt
und in der Zukunft*

14
Gut leben mit Schild-
drüsenunterfunktion

Medikamente braucht man nicht immer,
den Glauben an die Heilung allerdings schon.
NORMAN COUSINS

Für die meisten von uns gibt es keine Wunderpille, die dafür sorgt, dass wir gut mit unserer Schilddrüsenunterfunktion leben können. Das Geheimnis und des Rätsels Lösung liegt eher in einem Ansatz, der die Wissenschaft und
Kunst des guten Lebens miteinander verbindet.

Anregungen zum besseren Leben

Ich hoffe, dass dieses Buch Ihnen bisher schon ausreichend
Information bot und Ihnen helfen wird, die für Sie geeignete Art und Dosierung der Schilddrüsenhormon-Substitution zu finden. Denn dies ist die absolute Voraussetzung
für ein gutes Leben. Die Wissenschaft des guten Lebens
beruht jedoch auch auf dem Ausgleich anderer hormoneller oder chemischer Unausgewogenheiten und Gesund-

heitsprobleme, die Ihrem Wohlbefinden womöglich im Wege stehen. Eine produktive Partnerschaft mit mitfühlenden klugen Ärzten, Heilpraktikern und Homöopathen wird Sie Ihrem Ziel ein großes Stück näher bringen.

Die Kunst des guten Lebens eröffnet Ihnen eine weitere Welt von Möglichkeiten. Suchen Sie sich die richtigen Alternativtherapien heraus und integrieren Sie diese in Ihre Gesamtbehandlung. Entwickeln Sie eine positive Haltung, wählen Sie Lebensmittel, die Geist und Körper nähren. Emanzipieren Sie sich, und kämpfen Sie für sich und andere.

Letztendlich aber hängt Ihr Erfolg vom Glauben an die eigene Wiederherstellung ab. Ja, Hypothyreose mag nicht die Krankheit sein, die sich leicht oder vollständig kurieren lässt, doch Sie müssen Vertrauen fassen und daran glauben, dass Sie genesen und auch weiterhin gut leben werden.

In diesem Kapitel wollen wir gemeinsam verschiedene Ansätze zu einem guten Leben betrachten. Die Ideen stammen in der Hauptsache aus der dafür geeignetsten Quelle: Menschen, die gelernt haben, gut mit ihrer Schilddrüsenunterfunktion zurechtzukommen. Einige der Ratschläge haben aber auch Ärzte und Heilpraktiker beigesteuert, deren Fähigkeiten auf diesem Gebiet verbürgt sind.

Ein Endokrinologe, Tai Chi und eine vegetarische Diät mag für den einen die richtige Lösung darstellen. Für den anderen ist es besser, wenn er ein T_3-Medikament nimmt, aerobes Training betreibt und an einer Selbsthilfegruppe für chronische Krankheiten teilnimmt. Wahrscheinlich ist der optimale Ansatz für jeden Menschen ein anderer. Und

Ihre Aufgabe ist es nun, die Kombination zu ermitteln, die bei Ihnen selbst am besten funktioniert.

Für mich selbst habe ich festgestellt, dass ein ganzheitlich orientierter Arzt, T3-Ergänzung, gelegentliche Akupunkturen, leichtes Training wie Walking, eine niedrig glykämische Kost, Unterstützung übers Internet, eine Ernährungsberaterin, die mich über Vitamine, Nährstoffergänzungen und Ernährung aufklärt, sowie Humor die ideale Mischung darstellen.

Auch Sherry Ann hat den für sie passenden Ansatz gefunden:

»Ich bete viel und danke Gott, dass ich da bin, wo ich heute bin und nicht mehr dort, wo ich noch vor ein paar Jahren war. Damals habe ich wirklich geglaubt, ich müsste sterben. Humor ist natürlich auch was Wunderbares. Hält einen bei Laune und bei der Stange. Und wir müssen einfach lachen, denn geheult habe ich wahrlich genug. Lernen Sie alles, was es über diese Dinge zu lernen gibt, und falls Ihr Arzt das nicht begreift, dann suchen Sie sich einen anderen. Beten Sie auch. Und suchen Sie sich eine Selbsthilfegruppe, zu der Sie dann vielleicht auch mal Ihre Familie mitnehmen.«

Nützlich ist es auch, wenn Sie sich eine Art Philosophie für Ihren Umgang mit der Krankheit zurechtlegen: Für manche Leute drückt sich diese Philosophie etwa in einem sprachlichen Bild oder Vergleich aus. Ted hat einen Vergleich, um seine Philosophie der Hypothyreose darzulegen:

»Auf Schnee oder Eis zu fahren ist ziemlich problemlos und keine Kunst. Das heißt, bis man die Spur wechseln, einen anderen Gang einlegen, abbiegen oder etwa einem Schwein auswei-

chen muss. Nicht die alltäglichen Vorkommnisse beeinträchtigen das Schilddrüsengleichgewicht, in die Bredouille bringt uns erst der Versuch, etwas zu verändern.«

Ich hoffe, Sie finden, während Sie die Vorschläge zum guten Leben mit Hypothyreose durchlesen, auch für sich selbst Anregungen. Und überlegen Sie sich beim Lesen der Gedanken und Hoffnungen anderer Schilddrüsenpatienten, was sie selbst gerne zu Ihrer persönlichen Philosophie machen würden.

Meine Philosophie besteht darin, dass ich zwar vielleicht nicht jedes mit meiner Hypothyreose verknüpfte Problem aus der Welt schaffen kann, aber weiterhin nach möglichen Antworten und Lösungen forsche. Und währenddessen versuche ich sogar hin und wieder zu lachen! Auch finde ich großen Trost darin, alle mir verfügbaren Informationen mit anderen zu teilen.

Gut leben Tipp 1:
Finden Sie die richtige Hypothyreosetherapie

Zweifellos gehört eine gute Hypothyreosetherapie zu den Grundbedingungen für ein gutes Leben. Das Finden des richtigen Medikaments und der richtigen Dosis fällt nicht jedem leicht, und vielleicht brauchen Sie ein wenig Geduld beim Herumexperimentieren, während Ihr Arzt Ihre Schilddrüsenhormondosis einstellt und modifiziert.

Ich drängte meine Ärztin, das Medikament zu wechseln. Widerwillig stimmte sie zu. Nach knapp einem Monat gingen mir die Haare aus, und ein Test ergab, dass meine Schilddrüse bei einer äquivalenten Dosis überaktiv geworden war. Meine Ärztin fuhr die Dosis leicht zurück, der Haarausfall nahm zu, und ich entwickelte eine Eierstockzyste. Einen Monat später zeigte ein weiterer TSH-Test, dass ich nun unter Unterfunktion litt. Und dann wieder an Überfunktion, und noch einmal an Unterfunktion. Nach weiteren vier Monaten wild fluktuierender TSH-Werte und weiterem Haarausfall beschlossen wir, zu dem ersten Präparat zurückzukehren. Sofort beruhigte sich alles. Und meine Ärztin und ich benötigten nun kein medizinisches Lehrbuch und keine Doppelblind-Studie mehr, um zu begreifen, welches Mittel gut für mich ist. Auch wenn Sie hin und wieder solche Phasen durchstehen müssen, es lohnt sich, wirklich sicherzustellen, dass man das richtige Medikament in der richtigen Dosierung erhält.

Gut leben Tipp 2:
Suchen Sie sich einen guten Arzt

Der richtige Arzt ist ein wesentlicher Aspekt eines guten Lebens. Wahrscheinlich können Sie es sich auch trotz Ihres Arztes gut gehen lassen, falls Sie tatsächlich keine andere Wahl haben. Wenn irgend möglich, sollten Sie sich unbedingt den Gefallen tun, sich einen guten Arzt zu suchen und alle schlechten hinter sich zu lassen.

Renee etwa ist eine Patientin, die einen positiveren Arzt finden musste, der ihr zu einem besseren Leben verhalf:

»Ich informiere mich gern über meine Krankheiten. Und mein Arzt behauptete, das sei in Ordnung für ihn. Dann bekam ich Schmerzen in der Brust. Ich habe gelesen, dass man Brustschmerzen bei gleichzeitiger Einnahme von Schilddrüsenhor-

mon ernst nehmen muss. Als ich in die Sprechstunde kam, um mir ein neues Rezept zu holen, erzählte ich dem Arzt von den Brustschmerzen. Er hörte mich an und nannte mich dann eine neurotische Henne. Kein Witz, genau das hat er gesagt! Und sogar noch einige Male wiederholt.

Ich würdigte ihn keiner Antwort. Ich wollte nur noch raus. Und nun suche mir einen neuen Arzt. Ich lasse mich doch nicht als Henne beschimpfen und als neurotisch schon gleich gar nicht. Meiner Meinung nach muss ein Arzt in der Lage sein, sich (auch unbegründete) Ängste anzuhören und seine Patienten (sogar die tatsächlich neurotischen) ohne Herablassung zu beruhigen. Nun habe eben ich mein Vertrauen und er eine Patientin verloren!«

Auch Geri fand, dass es – auf ihrem Weg zu größerem Wohlbefinden – Zeit für einen neuen Doktor wurde:

»Der Allgemeinmedizinerin, die mir meine Diagnose stellte, habe ich inzwischen den Rücken gekehrt, weil sie eine katastrophale Einstellung hatte. Nie hat sie meine Fragen beantwortet, meine Ängste nahm sie nicht ernst, Zeit schien sie auch nie zu haben, und behandelte mich darüber hinaus wie eine ahnungslose Idiotin, die ich mit Sicherheit nicht bin. Ich schreibe im Gesundheits-/Medizin- und Wissenschaftsbereich für ein wissenschaftliches Fernsehmagazin, habe also tagtäglich mit dieser Art von Informationen zu tun. Auf Empfehlung von Freunden fand ich eine neue Allgemeinmedizinerin, und so weit ist alles bestens.«

Manchmal ergibt sich nach einem Arztwechsel eine neue Perspektive. Jahrelang führt Yobeths Arzt einen jährlichen Bluttest durch und änderte nicht ein einziges Mal ihre

Hormondosis. Yobeth beschloss, einen Endokrinologen aufzusuchen:

»Wie sich herausstellte, musste meine Medikation angepasst werden. Von ihm lernte ich eine Menge Dinge, von denen ich vorher keine Ahnung hatte. Etwa, dass es Zusammenhänge zwischen der Schilddrüsenkrankheit, Diabetes und hohem Cholesterinspiegel gab. Das war ein absoluter Schock für mich. Keiner meiner früheren Ärzte hatte mir das je gesagt oder mich daraufhin untersucht. Ich habe einen hohen Cholesterinspiegel, und mein Drei-Monats-Durchschnitt beim Glukosetest war hoch, aber ich bin keine Diabetikerin. Vielleicht übertreibe ich ja ein bisschen, aber mir scheint, die Ärzte sollten das alles ein wenig ernster nehmen und ihre Patienten gründlicher informieren.«

Persönlich muss ich sagen, dass ich außerordentliches Glück mit meiner Ärztin hatte, die in Bezug auf mein Wohlbefinden wirklich meine Partnerin ist. Meine Ärztin Kate Lemmerman vertritt folgende Ansicht hinsichtlich der wesentlichen Merkmale ihrer Patienten, die trotz chronischer, manchmal lähmender und erschöpfender Krankheiten wie Hypothyreose ein gutes Leben führen:

»Der wichtigste Schlüssel zu einem guten Leben trotz chronischer Krankheit besteht darin, dass man die Voraussetzungen für die Heilung schafft. Man versucht, ideale Bedingungen für die Genesung herzustellen. Und dazu bedarf es einer Kombination aus richtiger Ernährung, angemessener Bewegung und einer gesunden mentalen Einstellung. Für überaus hilfreich halte ich es, wenn Sie einen Arzt haben, dem Sie vertrauen und dem Sie sich mitteilen können. Auch wenn er kein ausgesprochener Experte auf dem entsprechenden Gebiet ist, wird er, falls

ihm Ihr Wohlbefinden am Herzen liegt, mit Ihnen gemeinsam lernen, wie sich Ihr Gesundheitszustand am besten verbessern lässt.«

Dr. Lemmerman hat absolut Recht. Sie ist weder Endokrinologin noch Schilddrüsen-Expertin. Doch sie lernt ständig dazu, versucht stets, auf dem neuesten Stand zu sein, und ist eine talentierte, aufgeschlossene und mitfühlende Ärztin, die ihr Fach wie eine Kunst praktiziert. Vor allem jedoch hat sie immer mein Wohlbefinden im Auge, und mehr kann man nicht verlangen.

Gut leben Tipp 3:
Informieren Sie sich

Ich kann gar nicht genug betonen, wie wichtig es ist, dass Sie die Hypothyreose tatsächlich verstehen. Oft melden sich Leute bei mir mit der Klage, dass sie sich nach mehr als einjähriger Hormoneinnahme immer noch nicht wohl fühlten, und fragen mich dann: »Was soll ich tun?« Wenn ich dann zurückfrage, wie hoch ihr TSH-Wert ist, kommt häufig: »Welcher Wert? Davon weiß ich nichts. Ich will mich nur wieder gut fühlen.« Fast immer zeigt sich dann, dass sie hohe Normalwerte oder sogar klinische Unterfunktionswerte haben oder aber einen extrem niedrigen T3-Spiegel, und ein Gespräch mit dem Arzt führt zu einer Dosisanpassung oder einem Medikamentenwechsel, und schon bald fühlen sie sich besser.

Wenn Sie sich nicht gut fühlen, dann können Sie es sich einfach nicht leisten, zu sagen: »Davon weiß ich nichts oder will ich nichts wissen.« Sie müssen die Sache in die

Hand nehmen, damit Sie verstehen, was mit Ihnen los ist, damit Sie die richtigen Fragen stellen, andere Möglichkeiten mit Ihrem Arzt erörtern oder sich sogar einen anderen Arzt suchen können, falls der Ihre Unsinn redet oder macht.

Zur Notwendigkeit von Information und Selbstaufklärung hat Allyson Folgendes anzumerken:

»Ärzte, die fünf Patienten pro Stunde empfangen, haben keine Zeit für Erklärungen und Fragen. Schilddrüsenpatienten müssen auf Grund der Natur dieser Krankheit, vieles lernen und viele Fragen stellen. Die Informationen, über die ich heute verfüge, stammen vor allem aus folgenden Quellen: Büchern von Patienten und Ärzten und aus dem Internet.«

Megan, die ihren Schilddrüsenkrebs überlebt hat, ist stolz auf ihr Wissen über ihre Krankheit:

»Lesen Sie alles, was Ihnen in die Finger kommt. Wissen ist Macht. Je informierter Sie sind, umso weniger Angst müssen Sie haben. Tun Sie alles nur Mögliche, um zu spüren, dass Sie in einer weit gehend unkontrollierbaren Situation dennoch etwas im Griff haben. Auch wenn das nur heißt, dass Sie mehr über Ihre Krankheit und deren Behandlung in Erfahrung bringen. Seien Sie sich Ihrer Möglichkeiten bewusst.«

Über den Umgang mit Ärzten hat Geri, Gesundheits- und Wissenschaftsautorin sowie TV-Produzentin, dies zu sagen:

»Die meisten meiner Konflikte mit Ärzten erwuchsen aus der Tatsache, dass ich eine gute Rechercheurin bin und medizinisch-naturwissenschaftliches Hintergrundwissen habe, um dessentwillen ich den Dingen wohl mehr auf den Grund gehe als ande-

re Patienten. Die meisten mögen es nicht, wenn man ihnen zeigt, dass man tatsächlich etwas über ein Thema weiß. Und offen gestanden mache ich dafür fast ebenso sehr die Patienten verantwortlich wie die Ärzte. Die meisten Patienten akzeptieren blind, was ein Arzt ihnen sagt, und halten sich einfach für zu blöd, um etwas in Frage zu stellen. Wenn dann ein informierter Patient wie unsereins daherkommt, wissen die Ärzte einfach nicht, was sie mit ihm anfangen sollen.«

Wer weiß, welche Entwicklungen bezüglich der Hypothyreose schon morgen verkündet werden? Und wer weiß, wann – falls überhaupt – Ihr Arzt davon hört? Falls Sie gut leben wollen, so liegt es in Ihrer eigenen Verantwortung, sich über die zugänglichen Optionen zu informieren. Sie können es sich einfach nicht leisten, nicht auf dem Laufenden zu sein. Denn sonst hören Sie womöglich nichts über das neue Medikament oder die neue Therapie, die vielleicht die Lösung Ihres Problems darstellt.

Gut leben Tipp 4:
Klären Sie andere auf

Jeder Hypothyreose-Betroffene kann etwas Wichtiges tun, indem er zur Aufklärung anderer beiträgt sowie falsche Vorstellungen über die Krankheit ausräumt.

Von der Hypothyreose wissen – abgesehen von der unfairen Charakterisierung, dass sie »Frauen mittleren Alters dick macht« – die meisten nicht viel. Ein Teil des guten Lebens besteht darin, dafür zu sorgen, dass auch andere etwas begreifen und dass man seinen Teil zur Erzeugung dieses Bewusstseins beiträgt.

Manchmal beginnt Aufklärung zu Hause. Der erschreckendste Brief, den ich je erhielt, stammt vom Ehemann einer Frau, bei der unmittelbar zuvor Hypothyreose diagnostiziert worden war. Dieser Mann, der seiner Frau wohl kaum einen Trost spenden konnte, hatte ganz eindeutig keine Ahnung von der Natur des Leidens:

»Gibt es so etwas wie eine Schilddrüsenkrankheit überhaupt? Und ist sie ansteckend? Die Frauen aus der Familie meiner Frau scheinen alle darunter zu leiden. Ist sie vielleicht vererbbar? Und hat der Mangel an Ehrgeiz und Motivation, den ich an meiner Frau beobachte, etwas damit zu tun oder ist der lediglich ein Resultat dieser so genannten Krankheit? Wird meine Frau ehrgeiziger und motivierter sein, sobald sie ein Medikament einnimmt?«

Seine Frau tat mir Leid, so viel Dummheit auf einem Fleck! Die Hypothyreose schien noch das geringste ihrer Probleme zu sein. Doch nachdem ich ihm ausführliches Informationsmaterial zur Hypothyreose geschickt hatte, schrieb er tatsächlich zurück, um mir zu sagen, dass er sich nun um mehr Verständnis und Geduld für seine Frau bemühe. Offenbar war an ihm doch nicht Hopfen und Malz verloren.

Cathys Geschichte zeigt, wie entscheidend es ist, andere über die Schilddrüsenfunktion aufzuklären:

»Als ich erfuhr, dass ich Hypothyreose habe, habe ich es gleich meiner Mutter erzählt. Worauf sie meinte: ›Ach, davon hat mir meine Freundin Sally erzählt. Es hat sie träge gemacht.‹ Und das ärgerte mich natürlich – dass meine Mutter anzudeuten versuchte, dass Menschen mit Hypothyreose träge seien. Faul sein oder erschöpft sein, weil man an einer Krankheit leidet, das ist ein gewaltiger Unterschied.«

Wenn Sie auf mangelndes Verständnis oder falsche Vorstellungen stoßen, so nehmen Sie sich die Zeit, Ihre Situation darzulegen. Weil sie sich so sicher gewesen sei, dass einige ihrer Kolleginnen an Hypothyreose litten – erzählte eine Frau –, habe sie diese Frauen über die Symptome ins Bild gesetzt und neun von ihnen überzeugt, sich testen zu lassen. Erstaunlicherweise hatten sechs der neun tatsächlich Hypothyreose und TSH-Werte, die von 18 bis in die Hunderte reichten. So ein bisschen Aufklärung kann manchmal schon sehr hilfreich sein.

Gut leben Tipp 5:
Seien Sie hartnäckig und geduldig

Das lateinische Wort patiens bedeutet einerseits »geduldig«, »etwas ertragend«, andererseits ist auch das Wort Patient davon abgeleitet, also einer, der »in Behandlung ist«, und »geduldig« Schmerzen »erträgt«, während die Ärzte ihn »behandeln«. Ich selbst ziehe eine andere Definition vor: nämlich die, »trotz widriger Umstände und Schwierigkeiten standhaft zu bleiben«.

Vielleicht brauchen Sie schon Geduld, um zu einer Diagnose zu kommen, ganz zu schweigen von der Suche nach einer wirksamen Therapie. Während der Jahre, in denen sich Cathi um eine Diagnose bemühte, führte sie ein Tagebuch, das ihr half, die Hoffnung nicht aufzugeben:

»Jeden Tag schrieb ich das Wort ÜBERLEBEN über die Seite und listete sämtliche Dinge auf, die ich tun musste, um mich trotz Schmerzen, Erschöpfung, Abgeschlagenheit durch den Tag zu bringen. Ich schrieb mir auf, was ich tun würde, sobald mein geheimnisvolles Leiden geheilt war, phantasierte über

*eine Zukunft, in der es keine Schmerzen mehr geben würde,
und fragte mich, wie die wohl aussehen könnte.«*

Sobald ihre Hypothyreose diagnostiziert war und behandelt wurde, musste Cathi nicht mehr phantasieren, konnte das bloße Überleben hinter sich lassen und tatsächlich mit dem guten Leben beginnen.

Sogar mit den besten Therapien und dem richtigen Medikament dürfen Sie sich keine Wunder erwarten; Geduld ist in allen Stadien der Behandlung entscheidend. Doch Geduld bedeutet nicht Untätigkeit. Einer der schwierigsten Aspekte eines chronischen Leidens wie der Hypothyreose ist die Notwendigkeit, gleichzeitig geduldig und hartnäckig zu bleiben. Man darf den Versuch, die richtigen Antworten, den richtigen Arzt oder die richtige Behandlung zu finden, nicht aufgeben.

Carol, eine zweiundfünfzigjährige Frau, die an Hypothyreose leidet, ist der Ansicht, dass die Ausdrücke Geduld und Beharrlichkeit ihre Erfahrung mit der Hypothyreose am besten wiedergeben:

»Geduld, um das langsame Anspringen des Körpers auf die Medikation abzuwarten. Beharrlichkeit, um immer wieder Bluttests vornehmen zu lassen. Geduld mit mir, wenn ich nach einem Arbeitstag zu nichts mehr in der Lage bin. Beharrlichkeit, um nach einem neuen Allgemeinarzt zu suchen, nachdem ich herausgefunden hatte, dass meiner die Laborergebnisse nicht lesen konnte und meine Hypothyreose nicht behandelt hatte. Geduld, um volle zweieinhalb Monate auf meinen Termin bei einem Spitzen-Endokrinologen zu warten. Beharrlichkeit, um all die mit Doktor- und Laborbesuchen bei der Arbeit versäumte Zeit wieder hereinzuholen. Geduld mit unsensiblen Freunden

und Kollegen. Beharrlichkeit bei Ärzten, die abträgliche und unangemessene Tests verordneten, nachdem ich ihnen von meiner Hypothyreoseerkrankung erzählte.«

Susan fasst es wunderbar zusammen, wenn sie sagt:
»Es ist so frustrierend, dass man dann, wenn man sich am schlechtesten fühlt, am härtesten kämpfen muss.«
Doch genau darum geht es. Das Leben mit einer chronischen Krankheit ist ein Marathon und kein 100-Meter-Sprint. Die Hypothyreose stellt eine jener Situationen dar, in der nur jene, die langsam, aber sicher voranschreiten, eine Gewinnchance haben.

Gut leben Tipp 6:
Schaffen Sie sich ein stützendes Umfeld

Ein Aspekt eines guten Lebens trotz chronischen Leidens ist ein stützendes Umfeld aus hilfreichen Menschen. Ehegatten, Angehörige, Freunde, Kinder, Kollegen, Mitglieder einer Selbsthilfegruppe – sie alle können eine Rolle spielen, indem sie Sie unterstützen und Ihre Genesung fördern. Das Letzte, was Sie gebrauchen können, sind Menschen, die Ihnen nicht glauben wollen, dass Sie krank sind, sich über Sie lustig machen oder es nicht einmal locker nehmen können, wenn es Ihnen schlecht geht.

Rachel, eine Frau Anfang zwanzig, betont die Wichtigkeit der richtigen Freunde in ihrem Leben:
»Ich habe gemerkt, welches meine wahren Freunde sind, denn einige meinen, ich spiele nur die Kranke, um Aufmerksamkeit zu kriegen. Im Grunde ist mir klar geworden, dass ich mich vor

allem um mich selber kümmern will – und viel mehr schlafen muss als früher. Natürlich habe ich diverse Freunde verloren, nur weil ich abends nicht mehr mit ihnen ausgehen konnte. Das tut zwar momentan weh, aber ich merke auch, dass es bessere Freunde gibt, die mich unterstützen. Als ich krank wurde, hatten sich mein Freund und ich uns eben erst kennen gelernt, weswegen ich zu ihm gesagt habe: ›Ich weiß nicht, wie lange das dauern wird, aber du kannst ja jetzt gleich gehen.‹ Worauf er nur meinte, dass ich wohl spinne. Er ist geblieben.«

Zu den besten Ehegatten und Freunden zählen die, die sich um ein Verständnis der Hypothyreose bemühen. Tom empfiehlt Ehegatten und Partnern von Menschen mit Hypothyreose Folgendes:

»Gehen Sie mit zum Arzt, stellen Sie Fragen, und versuchen Sie, herauszukriegen, was Ihr Partner/Freund durchmacht. Es wird Ihnen die vielen Situationen, in denen sich Ihr Partner unerträglich aufführt, aber Ihre Liebe und Ihr Verständnis am dringendsten braucht, begreiflicher machen.«

Falls es Ihnen unangenehm ist, mit Ihrem Ehegatten oder Partner zu sprechen, ist es gut, wenn Sie jemand anderen dafür haben. Sollten Ihnen aber auch Angehörige und Freunde nicht als geeignete Gesprächspartner erscheinen, müssen Sie darüber nachdenken, ob Sie ein paar Stunden zu einem Therapeuten gehen oder aber im Internet sich mit Menschen, die Ähnliches erlebt haben, unterhalten und sich von ihnen Informationen und Unterstützung holen.

Gut leben Tipp 7:
Behaupten Sie sich

Diese Fähigkeit, sich zu behaupten, ist absolut entscheidend für einen Menschen mit einem chronischen Leiden, weil es zum Beispiel keinen Sinn hat, Zeit und Geld zu verplempern, indem man sich vom Herrn Doktor Vorträge halten oder sich einschüchtern lässt. Lernen Sie, sich zu behaupten, sagen Sie Ihre Meinung, und geben Sie dann auch wieder Ruhe.

Tom hat ein paar gute Ratschläge aus männlicher Sicht:

»Eines vor allem muss man sich – egal, ob Mann oder Frau – immer wieder vergegenwärtigen, nämlich, dass nur man selber für seinen Körper verantwortlich ist und niemandem – egal wie viele akademische Abschlüsse er hat – erlauben darf, einen uninformiert zu lassen oder nicht mit einzubeziehen. Versuchen Sie, nicht alles auf einmal zu schaffen, erlauben Sie Ihrem Partner oder Ihrer Partnerin, Ihnen zu helfen, und bitten Sie auch um Hilfe. Beides ist offenbar vor allem für Männer ein besonderes Problem. Dieses Leiden und unsere heutigen Vorstellungen davon, was einen richtigen Mann ausmacht, stehen in absolutem Widerspruch zueinander. Um Ihrer selbst willen: Es lohnt sich einfach nicht, in jeder Beziehung den Macho zu spielen.«

Peg, eine Lehrerin, hat erkannt, dass es nicht immer leicht ist, eine emanzipierte Patientin zu sein. Immer stärker entdeckt Sie Ihren Wunsch nach Genesung als machtvolle Motivation.

»Ich habe einen Magister und studiere weiter, um meinen Doktor zu machen. Dennoch hört mir keiner zu. Man kann es auf die Ärzte schieben, die Frauen nicht ernst nehmen oder was

weiß ich. Das Resultat ist und bleibt dasselbe: Ich habe einen Teil meiner Macht abgegeben, weil ich mir meine Gefühle und Intuitionen ausreden ließ. Aber ich hole mir diese Macht zurück, ermächtige mich selbst und kämpfe für mich, indem ich Informationen sammle, die meine Sicht stützen. Ja, das ist mir ein echtes Anliegen. Denn es ist mein Leben, und ich glaube (hoffe und bete), dass es nicht mehr zu lange dauert, bis es wieder mein Leben ist!! Ich warte nicht mehr passiv ab. Ich klettere über die Rücklehne nach vorn und übernehme selber das Steuer. Und ich gebe nicht auf, bis ich den Arzt gefunden habe, der mir helfen kann. Ich bin noch nicht geheilt, aber seit Jahren hab ich mich nicht mehr so gut gefühlt. Die Hoffnung ist eine sehr starke Motivation. Jeder hat ein Recht auf Gesundheit.«

Toy Lin hat sich ein eigenes Programm für den Umgang mit der Hypothyreose aufgestellt, welches illustriert, wie eine empanzipierte Patientin die Verantwortung für ihre Gesundheit übernehmen kann:

▶ Informieren Sie sich, lesen Sie, ordnen und sammeln Sie die Informationen.

▶ Suchen Sie sich einen Arzt, mit dem Sie können, das heißt, mit dem Sie gut reden können, ohne dass er Sie einschüchtert.

▶ Besorgen Sie sich Kopien sämtlicher Bluttests. Sie haben dafür bezahlt und folglich ein Recht darauf.

▶ Führen Sie ein Tagebuch über Ihre Symptome.

▶ Schreiben Sie sich Fragen auf, die Sie zu Ihren Arztterminen mitnehmen.

▶ Lassen Sie sich die Antworten und Anweisungen Ihres Arztes genauer erläutern.

▶ Bitten Sie Ihren Arzt, mit Ihnen zusammenzuarbeiten, um Ihre Schilddrüsenwerte auf ein Niveau zu bringen, bei dem Sie sich wohl fühlen und Ihr Leben genießen können.

▶ Will Ihr Arzt aber nicht mit Ihnen zusammenarbeiten, so »feuern« Sie ihn, und suchen Sie sich einen anderen.

▶ Vergessen Sie nicht, Sie sind mit einer lebenslangen Krankheit geschlagen und müssen Ihr Leben wieder in den Griff bekommen.

▶ Lassen Sie es sich gut gehen.

Toy Lins Liste ist kaum etwas hinzuzufügen, außer der Betonung: Sie müssen Ihr Leben in den Griff bekommen!

Gut leben Tipp 8:
Hören Sie auf Ihren Körper!

Auf seinen Körper und seine Instinkte zu hören und sich auf sie zu verlassen – das ist ein wichtiger Aspekt des guten Lebens. Und es mag – wenn Sie noch keine Diagnose haben und immer und immer wieder gesagt bekommen, »das bilden Sie sich bloß ein«, oder »es ist nicht die Schilddrüse« – auch zuweilen schwierig sein. Monatelang vermutete LuAnn eine Schilddrüsenkrankheit, obwohl sie von ihrer Ärztin immer nur hörte, dass nicht mal für einen Schilddrüsentest Anlass bestünde. Doch sie wusste einfach, dass es mehr sein musste und verlangte schließlich kategorisch einen vollständigen Schilddrüsentest. Und sie hatte Recht; es war höchste Zeit für eine Behandlung.

Leanne, eine dreiunddreißigjährige Überlebende des Schilddrüsenkrebses, findet es wichtig, auf die Signale ihres Körpers zu achten:

»Weil ich mich gestresst und reizbar fühlte, rief ich meine Ärztin an und bat sie um einige Bluttests, da ich das Gefühl hatte, zu viel von meinem Hormonpräparat einzunehmen. Was dann auch tatsächlich der Fall war. Ein paar Monate später erzählte ich meinem Mann, dass ich mich immer noch ein wenig ›hoch‹ fühlte, und die Tests bestätigten es. Vergessen Sie nicht, niemand kennt Ihr normales Ich besser als Sie. Haben Sie also Vertrauen zu sich!«

Mein Arzt ist oft erstaunt, wie exakt ich meine TSH-Werte einzuschätzen vermag. Den Unterschied zwischen einem TSH von 1,5 oder 4 oder 5,5 registriere ich absolut. Wenn Sie auf Ihren Körper hören und Ihren Instinkten trauen, können Sie Ihre Schilddrüsenwerte vermutlich bald selber ziemlich gut überwachen.

Gut leben Tipp 9:
Entwickeln Sie Perspektiven

Wenn Sie an einer Krankheit wie Hypothyreose leiden, die Ihre Gesundheit auf so vielfältige Weise beeinträchtigt, besteht immer die Tendenz, ins Extrem zu gehen. Manchmal möchte man für alles – vom jüngsten Zahnweh bis zum eingewachsenen Zehennagel – die Schilddrüse verantwortlich machen.

Ted steuert folgende Gedanken bei:

»Viele von uns verstricken sich in der Vorstellung, dass unsere Schilddrüse an praktisch allem Schuld ist. Ich mache sie für meine Glatze verantwortlich. Ich lege ihr die Tatsache, dass meine Waschmaschine Socken verliert, zur Last. Die Schilddrüse mutiert zu einer allmächtigen Instanz.«

Wenn man der Schilddrüse eine derartige Bedeutung zuschreibt, kann man auch auf die Idee verfallen, dass eine minimale Dosisveränderung jedes Wehwehchen kurieren kann. Und wenn sie es nicht tut, können wir uns in tiefe Hoffnungslosigkeit hineinsteigern. Aber wenn beispielsweise eine Therapie zu scheitern scheint, ist es gut, einen Schritt zurückzutreten und sich die verschiedenen ineinander greifenden Körperfunktionen zu betrachten, ehe man die Schilddrüse für die Ursache sämtlicher Probleme hält. Und dies ist wirklich ein guter Rat.

Ich weiß, ich tendiere dazu, jedes Versagen meiner Schilddrüse anzulasten. Aber manchmal sind tagelange, anhaltende Kopfschmerzen lediglich auf eine gewöhnliche Sinusinfektion zurückzuführen. Manche Schmerzen sind einfach grippebedingt und nicht die Anfangssymptome einer rheumatoiden Arthritis. Und obwohl ich mir einbildete, einer der üblichen Infertilitätsfälle zu sein und es mir fast unmöglich sein würde, schwanger zu werden, erlebte ich eine positive Überraschung und war im Handumdrehen schwanger.

Bei all dem geht es einzig und allein darum, nicht immer das Schlimmste zu befürchten und auch nicht immer zu glauben, dass es an der Schilddrüse liege.

Gut leben Tipp 10:
Reduzieren Sie den Alltagsstress

Stress hat starke Auswirkungen auf chronische Leiden wie Hypothyreose. Er verändert die Chemie Ihres Körpers wie auch seinen Bedarf an Schilddrüsenhormon, ein Bedarf, der dann durch die einmal gegebene Dosis nicht mehr gedeckt wird. Darüber hinaus erzeugt Stress Stoffe im Gehirn, die zu Depressionen und anderen Krankheiten beitragen und eine Heilung unmöglich machen. Durch Stressreduktion führt man Änderungen im Gehirn und im Immunsystem herbei, welche die Fähigkeit unseres Körpers zur Krankheitsbekämpfung tatsächlich erhöhen.

Betrachten Sie die diversen Stressfaktoren in Ihrem Alltag einmal unter der Zielvorgabe, möglichst viele davon zu reduzieren oder zu eliminieren. Fürchten Sie etwa den wöchentlichen Hausputz? Dann überlegen Sie sich doch eine weniger aufreibende Methode zu seiner Erledigung – indem Sie etwa Ihre Familie um Hilfe bitten oder eine Putzfrau einstellen. Lernen Sie, Extraverpflichtungen oder an sie gerichtete Bitten abzulehnen. Es ist sicher nichts dagegen einzuwenden, wenn man als Aufsicht beim Klassenausflug mitfährt oder hin und wieder ein Projekt übernimmt. Aber wenn Sie gar nicht Nein sagen können und sehen, dass man Ihnen dauernd irgendetwas aufbürdet, sollten Sie sich darauf konzentrieren, das Neinsagen zu lernen, und Ihre Gesundheit und Ihre eigenen Ziele an die erste Stelle rücken. »Tut mir Leid, ich würde das zwar gerne machen, aber es geht einfach nicht. Ich habe schon etwas anderes vor.« So kann man sich in etwa entschuldigen. Und Sie müssen nicht erklären, dass es sich bei Ihren sonstigen Vorhaben um ein wohlverdientes Nickerchen, ein entspannendes Bad oder einen belebenden Spaziergang handelt.

Manchmal kann Stressreduktion auch einschneidendere Veränderungen erfordern, vor allem wenn es sich um Ihre Arbeit handelt. Bobbi hatte das Gefühl, den Beruf wechseln zu müssen, um Ihr Leben stressärmer zu gestalten und besser in den Griff zu bekommen:

»Ich habe meine eigene Firma gegründet. Eine Reinigungsfirma, und es macht mir riesigen Spaß. Früher war ich Rechtsanwalts- und Chefsekretärin und extrem gestresst, während ich jetzt hauptsächlich für mich arbeite und mir die Stunden frei einteilen kann. Eine Therapie und ein guter Arzt haben diesen Umschwung bei mir bewirkt! Aber auch das Verständnis meines Mannes, meiner Familie und Freunde hat meinen Heilungsprozess befördert.«

Auch Diann wechselte ihren Beruf, um den Stress unter Kontrolle zu bringen:

»Ich habe gerade ein mutige Entscheidung getroffen. Ich habe eine sehr stressige Arbeit aufgegeben und beginne nächste Woche in einem Discountladen. Ich werde mein Leben einfacher gestalten und mich einfach auf die wesentlichen Dinge beschränken. Das Leben ist zu kurz, um sich bis übers fünfzigste Jahr hinaus abzuplacken! So lautet inzwischen meine Philosophie. Diesen Sommer habe ich einen herrlichen Garten angelegt. Darin ziehe ich alle Gemüse- und Obstsorten, die ich für unsere täglichen Mahlzeiten brauche oder einmache. Unser Lebensmittelbudget hat noch nie so vorteilhaft ausgesehen.«

Eine weitere Hauptquelle physischen Stresses ist ungenügender Schlaf. Unzählige Menschen schlafen sehr viel weniger als die empfohlenen acht Stunden. Schlaf leistet einen wichtigen Beitrag zur Wiederherstellung der Immunfunktion, und falls Sie immer sieben bis acht Stunden davon gebraucht haben, werden Sie nach Eintreten der Hypothyreose vermutlich etwas mehr benötigen, um sich wirklich ausgeruht zu fühlen. Machen Sie hinsichtlich des Schlafs keine Kompromisse; sie werden sich definitiv in zusätzlichem Stress niederschlagen.

Abgesehen von einem Berufswechsel, resolutem Neinsagen und ausreichendem Schlaf gibt es noch zahlreiche andere Möglichkeiten wirksamer Stressreduktion. Sport, Mind-Body-Praktiken, wie Yoga und Tai Chi, Tiefenatmung, Aromatherapie, Meditation und Gebet – all das kann große Wirkung entfalten. Wichtig ist, dass Sie die für Sie wirksamen Methoden finden und sie aktiv praktizieren, während Sie gleichzeitig von Ihnen kontrollierbare Stressfaktoren ausschalten oder reduzieren.

Gut leben Tipp 11:
Lassen Sie sich sooft wie nötig testen

Häufigere Tests könnten aber unter Umständen ratsam sein. Falls Sie etwa anhaltende Symptome haben, neue ungewöhnliche Symptome auftreten, so sollten Sie nicht bis zu Ihrem nächsten jährlichen oder halbjährlichen Schilddrüsentest warten, sondern sich gleich einen Termin geben lassen.

Renee war nachträglich froh, dass sie sich früher als vereinbart testen ließ:

»Der Arzt, den ich seit meinem Umzug konsultierte, meinte, einmal alle sechs Monate genüge, um mein TSH zu überprüfen. Im Juli lag mein TSH bei 2,04 (Normalbereich 0,2-6). Drei Monate später ging ich wieder hin und bat um einen Test, weil ich die meiste Zeit erschöpft, schläfrig und deprimiert war. Mein TSH war innerhalb von drei Monaten auf 58 gestiegen!«

Ein Test ist vor allem wichtig, wenn Sie hormonelle Veränderungen durchlaufen, wie etwa in der Phase nach der Schwangerschaft, vor, nach und während der Menopause oder bei Einnahmebeginn oder Absetzen der Pille oder einer Hormonsubstitutionstherapie.

Gut leben Tipp 12:
Versuchen Sie, Ihr Medikament anders einzunehmen

Zeitpunkt und Art und Weise Ihrer Hormoneinnahme können sich auf die Effektivität des Medikaments auswirken. Falls die Wirkung nicht optimal ist und Sie Ihr Schilddrüsenhormon bisher zum Essen einnahmen, so können Sie es einmal auf leeren Magen probieren. Wenn Sie Ihre Dosis bisher einmal pro Tag am Morgen einnahmen, so probieren Sie, ob es Ihnen am Abend eingenommen besser bekommt. Und falls Sie Ihre Tablette spalten können, sollten Sie sich überlegen, einen Teil am Morgen und den anderen am Abend einzunehmen.

Wayne stellte fest, dass die Verteilung der Dosis zur Milderung seiner Symptome beitrug:

»Ich kam zu dem Schluss, dass ich meine Dosis aufteilen musste, nahm 0,075 Milligramm beim Aufstehen, weitere 0,075 Milligramm um 15 Uhr und 0,050 Milligramm vor dem Zubettgehen. Und plötzlich stimmte alles. Ich fühle mich tagsüber hellwach, aber nicht überstimuliert. Wenn ich morgens aufwache, kann ich sofort aufstehen und etwas tun.«

Waynes Ansatz mag nicht der Ihnen gemäße sein, das Fazit jedoch lautet: Wenn etwas nicht klappt, wird es Zeit, etwas Neues zu probieren.

Gut leben Tipp 13:
Erhalten Sie sich Ihren Sinn für Humor

Lachen ist gesund – eine Volksweisheit, deren Gegenteil noch niemand beweisen konnte. Wenn Sie Sinn für Humor haben, sind Sie im Umgang mit Ihrer Krankheit schon ein gewaltiges Stück weiter.

William F. Fry., M.D., von der Stanford University, Experte für die physiologischen Auswirkungen von Humor, glaubt, dass Gelächter tatsächlich schmerzlindernde physische Veränderungen auslösen kann. Es wird vermutet, dass Lachen das Gehirn zur Freisetzung von Hormonen stimuliert, die wiederum Endorphine, unsere natürlichen körpereigenen Schmerzmittel, absondern. Andere Wissenschaftler haben gesteigerte Immunität sowie eine Reduktion der Stresshormone beim Lachen dokumentiert.

Alles in allem ist klar, dass Humor sozusagen als Impfstoff wirkt, dass er Ihr emotionales und mentales Immunsystem stärkt und Ihren Körper vor den Auswirkungen von Stress, vor allem auf Grund langjähriger chronischer Krankheit, bewahren kann. Humor fördert Ihre Immunabwehr und Ihre Widerstandskräfte und sollte – neben Ernährung, Sport, Ruhe, emotionaler Befriedigung – ein fester Bestandteil Ihres Wellness-Programms werden. Aber von diesen vernünftigen Gründen einmal abgesehen – wer lacht schließlich nicht gerne?

Niemand verlangt, dass es Ihre Schilddrüse sein muss, über die Sie lachen. Ein witziges Buch, ein Film, ein Lied oder ein lustiger Abend mit Freunden tut es genauso. Suchen Sie sich etwas, das Sie zum Lachen bringt. Lachen ist die beste Medizin.

Gut leben Tipp 14:
Männer – begreift, dass ihr nicht allein seid

Viele von Hypothyreose betroffene Männer haben das Gefühl, mit der Krankheit alleine dazustehen. Sie leiden nicht nur unter denselben Problemen wie die Frauen, sondern zusätzlich unter dem Stigma, eine Frauenkrankheit zu haben. Wodurch sich vielen der Eindruck aufdrängt, niemand verstehe sie.

Ich rate Männern, sich einer Selbsthilfegruppe anzuschließen oder sich bei einer der Internet-Selbsthilfegruppen für Schilddrüsenkrankheiten zu engagieren, wo es viele männliche Teilnehmer gibt. Dort können Sie Informationen über die einzigartigen Aspekte von Hypothyreose für Männer austauschen und erkennen, dass Sie ganz und gar nicht allein sind.

Gut leben Tipp 15:
Frauen – Stellen Sie sich auf die Schwangerschaft und die Wechseljahre ein

Als wir noch kleine Mädchen waren und keine Periode hatten, setzten sich unsere Mütter und Lehrerinnen mit uns zusammen, und wir guckten uns eins jener kryptischen kleinen Büchlein über den Menstruationszyklus und die weibliche Anatomie an. Häufig bleibt dies die erste und letzte Gelegenheit, uns mit unseren Hormonzyklen zu beschäftigen – was einfach zu wenig ist, um damit Schwangerschaft und Menopause zu bestreiten.

Schwangerschaft und Wechseljahre können bei Hypothyreose-Patientinnen Hormonschwankungen bewirken.

Diese Fluktuationen belasten ein sowieso schon instabiles endokrines System mitunter beträchtlich. Um die Hochs und Tiefs nach Möglichkeit auszugleichen, rate ich Ihnen wiederum: Informieren Sie sich über die Wirkung von Hormonen auf die weibliche Gesundheit – über Östrogene, Testosteron, Perimenopause und Menopause, die Anwendung von Hormontherapien und die Beziehungen zu Gedächtnis, Migräne, Fibromyalgie, Schilddrüsenproblemen und vielen anderen Frauenleiden.

Vor der Schwangerschaft und den Wechseljahren sollten Sie sich Ihre diversen Hormonwerte sorgfältig notieren. Es ist nützlich, Basiswerte für Östrogene, Progesteron, Testosteron und Schilddrüsenhormone vorliegen zu haben, die in einer Phase normalen Wohlbefindens erhoben wurden. Auf diese Weise hat man Peilwerte, mit denen man während der Schwangerschaft, unmittelbar danach, vor und in den Wechseljahren selbst operieren kann. Bitten Sie um Kopien all Ihrer Bluttests und bewahren Sie diese auf.

Konsultieren Sie einen Arzt, der wirklich etwas von hormoneller Frauenheilkunde versteht. Vielleicht werden Sie einige Male wechseln müssen, ehe Sie den richtigen gefunden haben. Ein Arzt etwa, der nicht weiß, dass schwangere Hypothyreose-Betroffene häufig mehr Schilddrüsenhormon brauchen, hat keine große Ahnung. Und ein Arzt, der kategorisch davon ausgeht, dass alle Frauen in den Wechseljahren Östrogen einnehmen sollten, ist über die neuesten Entwicklungen der Gynäkologie nicht im Bilde.

Der richtige Arzt kann Hausarzt und Osteopath sein, ein Gynäkologe, der sich auf Hormonprobleme versteht oder auch ein Endokrinologe. Wer immer er sein mag, achten Sie darauf, dass er oder sie sich engagiert um das

Verständnis aller Facetten weiblicher Hormonprobleme bemüht, sich auf dem Laufenden hält und für die gesamte Palette von Behandlungsmöglichkeiten aufgeschlossen ist.

Gut leben Tipp 16:
Bewahren Sie sich ein positive Einstellung

Ich wäre die Erste, die zugibt, dass es nicht immer leicht ist, sich seine positive Einstellung zu bewahren. Und lassen Sie sich von niemandem etwas anderes einreden. Nehmen Sie einen, der stets kerngesund war, schlagen Sie ihn mit fortwährender Erschöpfung, bürden Sie ihm 20 Kilo Übergewicht auf, und lassen Sie ihm die Haare büschelweise ausgehen, und dann will ich sehen, wer nach all dem noch zu einer positiven Einstellung fähig ist! Nimmt man noch diverse Hypothyreosebeschwerden sowie eine Tendenz zu Depressionen hinzu, so ist es ein Wunder, dass es überhaupt ein Schilddrüsenkranker schafft, sich seine positive Lebenseinstellung zu bewahren. Viele der Möglichkeiten habe ich bereits angesprochen (Selbsthilfegruppen, Gebet, aerobes Training, Mind-Body-Übungen, wie Yoga oder Tai Chi, usw.).

An manchen Tagen bedeutet eine positive Haltung nicht mehr als Fuß vor Fuß setzen und weitermachen, ganz egal wie. Sue hat sich für die Tage, an denen sie sich schlecht fühlt, Folgendes zurechtgelegt:

»*Ich setze mir für jeden Tag nur ein winziges Ziel und versuche, es bis zum Abend zu erreichen, auch wenn ich zunächst nicht mehr schaffe, als täglich drei Möbelstücke abzustauben. Am nächsten Tag versuche ich dann, zwei Zimmer abzustauben, und inzwischen schaffe ich es schon, den Staubsauger laufen zu lassen und gleichzeitig abzustauben! Ich darf mir einfach nicht zu viel vornehmen. Und ich erwarte Hilfe und kriege sie dann auch. Andererseits wiederum, wenn Sie es nicht schaffen, dann lassen Sie's doch einfach!«*

Megan, eine optimistische Krebsüberlebende mit überaus positiver Ausstrahlung, hat ein paar ausgezeichnete Ratschläge, welche die große Bedeutung einer positiven Einstellung unterstreichen:

»Es wichtig, genau das zu tun, was einen glücklich macht, also bleiben Sie aktiv, lachen Sie viel, teilen Sie Ihre Gefühle mit, und bewahren Sie sich eine positive Einstellung. Arbeiten Sie daran. Betrachten Sie es als Ihre vordringlichste Aufgabe, Ihr Leben um positive Dinge und Aspekte zu bereichern. Ihre wichtigste Entscheidung betrifft die Art und Weise, wie Sie Ihr Leben führen. Auch wenn Sie auf der Couch liegen und sich kaum aufraffen können, sich eine Scheibe Brot aus der Küche zu holen, können Sie sich dafür entscheiden, sich nicht von der Erschöpfung überwältigen zu lassen. Ihr Geist ist unglaublich mächtig, und er wird Ihnen zuhören, wenn Sie ihm sagen, dass Sie nicht deprimiert sein oder aufgeben wollen. Sagen Sie sich, dass diese Erschöpfung vorübergeht und nicht heißen muss, dass Sie nicht mehr funktionieren. Sie müssen sich nur einen kleinen Ruck geben. Nehmen Sie sich kleine Dinge vor, und klopfen Sie sich, wenn Sie es geschafft haben, auf die Schulter.«

Positiv sein bedeutet auch, sich nicht zu überfordern und sich selbst Gerechtigkeit widerfahren zu lassen. Zum Teil bestand Sues Genesung darin, zu lernen, wie man positive, aber realistische Schritte ergreift:

»Mein Mann ist Arzt und hat mich verstanden. Da er mit

mir zusammenlebte, musste er mit der Energielosigkeit, Un-konzentriertheit und sonstigen Beeinträchtigungen klarkom-men. Er merkte, dass diese Krankheit kein Klacks ist. Er lässt mich schlafen, wenn ich es brauche, und er versteht meine Ener-gieanwandlungen und Erholungstage. Die ganze Familie ist davon betroffen. Vielleicht bringt die Substitution manche Leu-te auf einen Normallevel zurück, bei mir war das nicht der Fall. Vielleicht hielt mich mein Arzt auch für eine Heulsuse, obwohl ich doch nur wieder so sein wollte wie früher. Es war ein gewal-tiger Anpassungsschritt für mich, ich fand es sehr schwer, zu ak-zeptieren, dass das, was für mich normal war, einer neuen Defi-nition bedurfte. Heute kann ich meine Begrenzungen eher akzeptieren. Ich bin gesund und führe ein ziemlich pralles, ge-schäftiges Leben, aber ich spüre den Unterschied. Tempo machen ist zu meinem Wort des Tages geworden.«

Es ist durchaus möglich, das es noch zu unseren Lebzeiten zu dramatischen Verbesserungen in der Behandlung der Hypothyreose kommt – vor allem, wenn wir Patienten zu-sammenarbeiten und auf diesen Fortschritten bestehen. Und wenn ich über so was nachdenke, kriege ich gleich ei-ne ganz, ganz positive Einstellung.

Gut leben Tipp 17:
Versuchen Sie, erfolgreich zu sein

Gut leben mit Hypothyreose heißt im Grunde, dass Sie sich vornehmen, sich im Laufe Ihrer Lebenswanderung über die Hypothyreose zu erheben. Letztendlich werden Sie lernen, mit ihr zu leben, sich mit ihr zu arrangieren, sie sogar umzukehren oder zu heilen, auf irgendeine Weise jedenfalls werden Sie es sich gut gehen lassen. Susan hat Ihre eigene Lösung für das gute Leben gefunden:

»Jahrelang hatte ich ganz offensichtlich Schilddrüsensymptome, aber so genannte normale TSH-Werte, die immer höher kletterten: 2,5, 3,5, 2,2, usw. Ich recherchierte all diese Dinge und bestand, als sich mein Hals in der Schilddrüsengegend geschwollen anfühlte, auf einem Antikörpertest. Das war bei einem grässlichen Arzt, der all meine Fragen immer nur mit einem Achselzucken abtat. Inzwischen habe ich andere Ärzte gefunden, die respektvoller mit mir umgehen. Meine neue Allgemeinärztin hatte mich auf Schilddrüsenhormon-Substitution gesetzt, als ich sie bat, mich doch noch einmal zu testen: mein TSH lag bei 7,2 und meine Antikörper jenseits von Gut und Böse. Sie empfahl mir einen Endokrinologen, der ebenfalls ein guter Zuhörer ist. Seitdem bleibe immer schön bei 2,5 TSH, und obwohl es noch besser sein könnte, fühle ich mich im Vergleich zu früher viel wohler, und ich habe 7 Kilo abgenommen.«

Suzanne musste ihre Erwartungen ein wenig zurechtstutzen und lernte dabei, wie man gut lebt.

»Im Grunde fühle ich mich toll und habe meistens jede Menge Energie. Hin und wieder spüre ich mal ein Symptom, aber ich lasse mich davon nicht beeindrucken. Ich weiß nicht, was andere Schilddrüsenpatienten, Endokrinologen oder Ärzte davon halten, aber gesagt zu bekommen, dass man jetzt in seinen Vierzigern ist, und alles läuft so dahin – damit bin ich nicht einverstanden. Sicher, manche Dinge werden nie wieder so sein wie früher, doch mit vielem kann man sich arrangieren, und im Grunde sollte es möglich sein, dass Arzt und Patient irgendwo eine glückliche Mitte finden.«

Lassen Sie es sich gut gehen!

Wichtige Schilddrüsen-
Themen für das 21. Jahrhundert

Die beste Methode,
die Zukunft vorauszusagen,
ist, sie zu erfinden.
ALAN KAY

Während der ersten Hälfte des zwanzigsten Jahrhunderts wurde die Hypothyreose mit einer Vielzahl verschiedener Tests und Kriterien diagnostiziert. Behandelt wurde sie mit natürlichem Schilddrüsenhormon. Die zweite Hälfte des zwanzigsten Jahrhunderts wird als die Ära von TSH-Test und Levothyroxin in Erinnerung bleiben.

Und was wird uns das neue Jahrhundert hinsichtlich Hypothyreosetherapie bescheren? Ich hoffe, dass Bücher wie dieses nur einen Anfang darstellen und viele Patienten sich um größeren Einfluss auf ihre Schilddrüsenbehandlung bemühen werden. Gemeinsam können wir uns für die Forderung nach längst überfälligen Forschungen und Durchbrüchen in der Hypothyreosediagnose und -behandlung stark machen. Gleichzeitig müssen wir die noch kaum betriebene Suche nach Möglichkeiten der Vorbeugung, Umkehrung oder sogar Heilung einiger Hypothyreoseformen forcieren.

Zu Beginn des neuen, des 21. Jahrhunderts haben Sie alle – ob Schilddrüsenpatient, Freund oder Angehöriger eines Patienten, oder aber Arzt – wichtige Rollen zu spielen, indem sie dafür sorgen, dass die Diagnose und Behandlung der Hypothyreose während der nächsten 50 oder 100 Jahre nicht stagniert. Fangen Sie damit an, indem Sie Ihr Anliegen äußern und sich aktiv an einer der folgenden wichtigen Hypothyreose-Debatten des 21. Jahrhunderts beteiligen.

»Normale« TSH-Werte müssen erforscht werden

Die von den Labors zur Definition des »Normal«-Bereichs der Schilddrüsenfunktion verwendeten TSH-Normalwerte sowie die Anwendung des TSH-Tests als wichtigstes Diagnoseverfahren erfordern eine ausführliche Neubewertung. Der von 0,5 bis 5,5 sich erstreckende »Normal«-Bereich gibt keinen ausreichenden Aufschluss für die Diagnose. In einer im *British Medical Journal* veröffentlichten Studie wird festgestellt, dass TSH-Werte über 2 wahrscheinlich nicht normal, sondern vielmehr mit einem hohen Erkrankungsrisiko verknüpft sind. Dies bedeutet, dass der tatsächliche »Normal«-Bereich wahrscheinlich weit enger gefasst werden muss und sich aufs untere Ende des Spektrums konzentriert.

Zur umfassenden Erforschung dieses Themas müssen neue Untersuchungen durchgeführt werden, bei denen der tatsächliche Normalwert einer Population von Individuen ermittelt wird, die weder Schilddrüsenantikörper aufweisen noch je eine Schilddrüsenkrankheit entwickeln werden.

Zusätzlich zur Neudefinition des Normalbereichs müssen Studien zur Lebensqualität durchgeführt werden, die engere Ziel-TSH-Bereiche definieren, innerhalb derer Symptome ohne ernste langfristige Gesundheitsrisiken mi-

nimiert oder eliminiert werden können. Zu berücksichtigen sind dabei die Berichte der Patienten über Symptome,
Lebensqualität, Energiepegel, Erschöpfung, Gewichtszunahme sowie alle anderen Symptome, die auch bei behandelter Hypothyreose häufig fortdauern. Doch reicht
es auch nicht, einen Zielbereich für Erwachsene aller
Altersstufen festzusetzen. Die Bereiche müssen entsprechend der optimalen TSH-Werte für die jeweiligen Be-
völkerungsgruppen und Lebensumstände differenziert
werden, etwa in Säuglinge, heranwachsende Knaben, erwachsene Männer, alte Männer, heranwachsende Mädchen vor der Menarche, Frauen in verschiedenen hormonellen Verfassungen, beispielsweise Menstruierende,
Schwangere, Perimenopausale, Menopausale und Post-
menopausale.

Auch andere Fragen müssen untersucht werden, zum
Beispiel:

▶ Wie sich der Schilddrüsenhormonbedarf einer Frau
während des Menstruationszyklus verändert, wie sich dies
mit einer besseren Form der Schilddrüsenhormon-Verab-
reichung reproduzieren lässt, etwa durch ein Pflaster oder
eine tägliche Pille mit auf dem Zyklus basierender wech-
selnder Dosierung.

▶ Wie das TSH im Laufe des Tages schwankt und ob dies
zu einer Verabreichung des Schilddrüsenhormons auf anderem Wege berechtigt, etwa durch unterschiedliche, über
den Tag verteilte Dosen oder über Zeit verzögernde Tabletten, um auf diese Weise optimale Ergebnisse und eine
Verminderung der Symptome zu erreichen.

▶ Ein vertieftes Verständnis dafür, wie Schilddrüsenhormone entsprechend der bekanntlich in den TSH-Werten

auftretenden jahreszeitlichen Schwankungen zu verschreiben sind, so wie für die bei kaltem Wetter verringerte Fähigkeit unseres Körpers, T_4 in T_3 zu konvertieren.

▸ Ob und wie große physische Belastungen – Krankheit, Operationen, Schwangerschaft und Stillen – spezifische oder geplante Modifikationen der Dosis rechtfertigen, um den Schilddrüsenhormonbedarf des Körpers zu decken, und welche Konsequenzen für eine optimale Behandlung daraus zu ziehen sind.

Die Wirksamkeit von Levothyroxin im Vergleich zur Anwendung von T_3

Wir müssen ein für alle Mal klären – und zwar so, dass auch die engstirnigsten Mediziner zufrieden sind –, ob die Hinzufügung von T_3 zur Schilddrüsenhormontherapie für einige oder vielleicht sogar alle Hypothyreose-Patienten zu einer entscheidenden Verbesserung ihres Gesundheitszustands führt.

Es besteht kein Zweifel daran, dass T_3 bei einigen Menschen den ausschlaggebenden Bestandteil ihrer Schilddrüsenhormon-Substitution darstellt. Die meisten Autoritäten der Schulmedizin befürworten die Anwendung von Levothyroxin, also lediglich synthetisches T_4, für die Hypothyreose-Behandlung. Diese Ärzte lehnen die Hinzufügung von T_3 in jeder Form ab.

Diese Praktiken dauern trotz der in Kapitel 8 erörterten Forschungsstudie immer noch an. Auch wenn man die Untersuchung weiterhin angreifen wird, hat sie die Vorteile, die T_3 einer Mehrheit von Patienten zu bieten vermag, eindeutig aufgezeigt.

Abgesehen von dieser Studie gibt es noch andere Forschungen, die eine bessere Wirkung von T3 bei einem Teil der Patienten nahe legen. Alle Ärzte und nicht nur Alternativmediziner sollten sich die potenziellen Vorzüge von zusätzlichem T3 für Patienten, die trotz Hypothyreosetherapie an Symptomen leiden, erwägen. Alles andere heißt schlicht und einfach, seinen Patienten nicht die bestmögliche Behandlung zukommen zu lassen.

Damit will ich sagen, dass nicht nur alle vernünftigen Ärzte die Anwendung von T3 erwägen müssen, sondern T3 auch intensiv erforscht werden sollte. Folgende Fragen müssen geklärt werden: Wie viel T3 braucht der Körper? Welche Probleme oder Leiden könnten die Transformation von T4 in T3 blockieren? Gibt es Umstände oder Krankheiten, bei denen es Patienten mit zusätzlichem T3 definitiv besser geht?

Forschungsbedarf besteht auch hinsichtlich der Funktion des Reverse-T3. Reverses T3 entsteht in Zeiten physischer Belastung im Zuge eines Prozesses, bei dem der Körper T4 nicht in T3, sondern eine inaktive Form, nämlich reverses T3, konvertiert. In einem 1977 im *Journal of Clinical Endocrinology and Metabolism* veröffentlichten Bericht wurde festgestellt, dass sowohl Schwangerschaften als auch die Verabreichung von Östrogen eine Erhöhung der Reverse-T3-Konzentrationen bewirkten. Kann diese Zunahme von reversem T3 in Phasen hormoneller Umwälzungen erklären, weshalb Frauen mit Hypothyreose nach der Schwangerschaft, während der Wechseljahre, mit Beginn der Pilleneinnahme oder einer Schilddrüsenhormon-Substitution an größeren Schwankungen und schlimmeren Symptomen leiden als andere?

All diese Fragen harren ihrer gründlichen Erforschung durch unvoreingenommene Wissenschaftler.

Es wird Zeit, die Rolle von T3 in der Hypothyreosetherapie genauer zu erforschen!

Bessere Screening- und Diagnosemöglichkeiten für Hypothyreose

Eine 1997 auf dem Jahrestreffen der *American Thyroid Association* vorgestellte Studie stützte sich auf das gewaltige Populations-Sample von 25 862 Studienteilnehmern und stellte bei 2456 davon erhöhte TSH-Werte sowie ein stärkeres oder schwächeres Versagen der Schilddrüse mit resultierender Hypothyreose fest. Von diesem Personenkreis erhielten 2198 Personen keine Schilddrüsenmedikamente. Es war dies die größte Studie, die jemals zur Frage der Verbreitung der Schilddrüsenkrankheit durchgeführt worden war, und das Ergebnis lautete: 11,7 Prozent der Studienteilnehmer wiesen eine abnormale Schilddrüsenfunktion auf, aber nur ein Prozent der Gesamt-Samples wurde behandelt.

Weshalb ist die Unterfunktion dieser Menschen weder diagnostiziert noch behandelt worden? Wie wir bereits gesehen haben, verschweigen einige Patienten diese Symptome sogar ihren Ärzten und sind sich nicht bewusst, dass das, was sie durchmachen, nicht nur an ihrem Alter, an Erschöpfung oder Gewichtszunahme liegt. Andere erwähnen ihre Symptome zwar, werden jedoch von ihren Ärzten ignoriert.

Die Ärzte müssen sich der beträchtlichen Verbreitung von Schilddrüsenerkrankungen noch viel stärker bewusst werden. Sie müssen lernen, die vielen unterschiedlichen

Symptome zu erkennen, wissen, wer am ehesten einem Erkrankungsrisiko unterliegt und dass bei Auftreten der häufigeren Symptome ein Schilddrüsentest angezeigt ist.

Meiner Ansicht nach sollte sich eine Frau bei der jährlichen Vorsorgeuntersuchung auch jedes Mal einem Schilddrüsentest unterziehen, vor allem, wenn sie gerade eine Schwangerschaft hinter sich hat oder sich den Wechseljahren nähert. Diese Tests sollten in die üblichen Vorsorgeuntersuchungen aufgenommen und von den Kassen gezahlt werden. Ärzte, Psychiater und Psychologen müssten den Schilddrüsentest zur Standardvoraussetzung machen, ohne die sie keine Antidepressiva verschreiben. Außerdem wäre es vernünftig, Schilddrüsentests zum Bestandteil routinemäßiger Bluttests innerhalb der allgemeinen Gesundheits-Checkups für Männer und Frauen aller Altersstufen zu machen.

Die Gefahren unzureichender oder Nichtbehandlung

Jüngste Studien legen nahe, dass Schilddrüsen-Werte höher als 2 im Grunde eher auf eine kranke als auf eine gesunde Schilddrüse hinweisen. Diese Studien deuten auf eine potenzielle Epidemie unzureichend behandelter und fehldiagnostizierter Hypotyhreosefälle hin. Millionen von Menschen, deren Hypothyreose therapiert wird, werden möglicherweise unzureichend behandelt, und Millionen von Hypothyreose-Betroffenen erhalten weder Diagnose noch Behandlung.

Das Thema der unzureichenden Therapie ist eines, mit dem die meisten Patienten vertraut sind. Es besteht kein Zweifel daran, dass eine nicht oder unzureichend behandelte Schilddrüsenunterfunktion zahlreiche Risiken in sich birgt, unter anderen: kardiovaskuläre Krankheiten, hohe Cholesterinwerte, Gewichtszunahme und Fettleibigkeit, Depression, verminderte körperliche Aktivität, Gefahren für Mutter und Kind während der Schwangerschaft.

Es existieren sogar wissenschaftliche Belege dafür, dass höhere TSH-Werte auf Dauer das Risiko von Schilddrüsenkrebs erhöhen können.

Das wichtigste Argument, das Ärzte gegen das Einpendeln des TSH-Werts im unteren Teil des Bereichs vorbringen, liegt in der Osteoporose-Gefahr, die als Nächstes erörtert werden soll. Doch maßgebliche Forschungen werden nötig sein, um die mit der unzureichenden Hypothyreosebehandlung verbundenen Risiken gegen eine Dosierung zur Herbeiführung niedrig-normaler TSH-Werte abzuwägen.

Das tatsächliche Osteoporoserisiko

Einige Studien zeigen, dass die Schilddrüsenfunktion unterdrückende Levothyroxin-Dosen – die Überfunktion beziehungsweise extrem niedrige TSH-Werte bewirken – einen Risikofaktor für Osteoporose darstellen können. Ebenso viele andere wichtigen Studien jedoch konnten bei Menschen mit unterdrücktem TSH keine signifikante Verminderung der Knochenmasse und folglich auch kein erhöhtes Osteoporoserisiko feststellen. All diese Untersuchungen beschäftigten sich mit Osteoporose-Patienten mit unterdrückten TSH-Werten. Wobei die Werte normalerweise unter den 0,3 bis 0,7 lagen, die in vielen Labors als Untergrenze des »Normal«-Bereichs gelten.

Während die Forschungsergebnisse widersprüchlich bleiben, haben einige Ärzte nur von den Befunden gehört, nach denen sehr niedrige TSH-Werte das Osteoporoserisiko erhöhen. Diese Ärzte ziehen nun folgenden Schluss: Wenn ein sehr niedriger TSH-Wert ein Risiko darstellt, sollte man dann seine Patienten nicht bei höheren Werten einpendeln und so das Risiko vermeiden? Und genau daher rührt die gegenwärtige Tendenz seitens einiger Ärzte, die Patienten auf hohe Normalwerte einzustellen und ihnen zu erklären, dass ihre Schilddrüsenfunktion nun völlig ausgeglichen sei. Die Patienten fühlen sich miserabel und müssen sich auch noch erzählen lassen, dass es nichts mit ihrer Schilddrüse zu tun habe – während ihre Ärzte sich standhaft weigern, ihnen die höhere (rettende?) Dosis zu verschreiben.

Völlig ignoriert werden auf Grund dieser Furcht vor dem unteren Ende des Normalbereichs auch all jene Studien, die eindeutig aufzeigen, dass sich eine funktionale Hypothyreose – die sich bei manchen Menschen auch durchaus innerhalb des Normalbereichs abspielt – unserer Gesundheit schwere Schäden zufügen kann. Schäden in Form erhöhter Cholesterinwerte, Herzerkrankungen und vieler anderer schwerer Beeinträchtigung, die zahlreiche und schwerere Leiden als das bisher noch nicht definitiv bewiesene Osteoporoserisiko nach sich ziehen können.

Wir brauchen umfassende und maßgebliche Forschungsarbeiten, um ein für alle Mal zu entscheiden, ob unterdrückte, niedrig-normale oder sogar mittel-normale TSH-Werte gefährlich sind beziehungsweise das Osteoporoserisiko erhöhen. Auch muss dieses Risiko im Vergleich zu den vielen anderen, mit höheren TSH-Werten oder

physiologischer Hypothyreose einhergehenden Gesundheitsrisiken eingeschätzt werden, einschließlich des sehr
realen Risikos einer Herzkrankheit.

Die Notwendigkeit, nach alternativen
Therapien zu forschen

Die Schulmedizin glaubt an die Behandlung eines bestimmten Zustandes – verwendet etwa Levothyroxin, um das fehlende Schilddrüsenhormon zu ersetzen. Doch Menschen
mit noch funktionierender Schilddrüse bieten alternative
medizinische Ansätze die reizvollere Aussicht, ihre Schilddrüse zur Normalfunktion zurückzuführen, beziehungsweise die Möglichkeit, einige Formen der Hypothyreose
zu verhindern, zu verlangsamen, zu stoppen oder sogar
umzukehren. Und sieht man von vollständigen Heilungen
einmal ab, so hat die alternative Medizin auch potenziell
wirksame Behandlungsoptionen für anhaltende Symptome, wie Erschöpfung und Gewichtszunahme, im Angebot.
Es ist erwiesen, dass einige alternative therapeutische
Verfahren – aus dem Bereich der Traditionellen Chinesischen Medizin, Akupunktur, Osteopathie, Kräuterheil-
kunde, Ernährung (inklusive Nährstoffe), Yoga und Homöopathie – die Hypothyreose und ihre Symptome zu
lindern vermögen. Leider wird nicht zu jeder wirksamen
alternativen Behandlung ein maßgeblicher, ihre Wirksam-
keiten verbürgender medizinischer Fachartikel oder eine
leicht nachzuvollziehende Therapieanweisung geliefert.
Vielmehr steckt der Großteil des bekannten und prakti-
zierten Wissens buchstäblich in den Köpfen einzelner
Heilpraktiker, Homöopathen und alternativer Mediziner

oder ist Bestandteil einer anerkannten Überlieferung wie der Traditionellen Chinesischen Medizin.

Eigenständiges, aber auch einsames Forschen scheint die Norm zu sein. So untersucht etwa Susan Osborne, Ärztin und Osteopathin in Floyd, Virginia, die Antikörperkonzentrationen ihrer Patienten. Durch wiederholtes Testen von Patienten mit autoimmuner Hypothyreose hat Dr. Osborne ermittelt, dass Menschen, die große Mengen an raffinierten Zuckerprodukten konsumieren, häufig höhere Antikörperwerte haben.

Ayurvedische Ärzte wiederum stellen fest, dass sich manche Hypothyreosefälle mit dem ayurvedischen Kräuterpräparat Guggul wirksam behandeln lassen, das den zusätzlichen Vorzug besitzt, Cholesterinspiegel und Blutfettwerte zu senken. Dr. Osbornes Entdeckung und die Entwicklungen in der ayurvedischen Medizin sind nur ein paar wenige Beispiele für die aufregenden, alternativen Behandlungen, die ganz neue Wege beschreiten und im Grunde von allen Medizinern mit höchstem Interesse verfolgt werden sollten.

Leider gibt es immer noch aus den unterschiedlichsten Gründen Widerstände gegen die alternative Medizin und ihre Therapieformen. Wir – die Patienten – müssen daher weiterhin fordern, dass dieser Art von Forschung höhere Priorität eingeräumt wird.

Die Schilddrüsen-Östrogen-Progesteron-Connection

Auch der Zusammenhang zwischen Schilddrüse, Östrogen und Progesteron erfordert weitere Untersuchungen und

Forschungsarbeiten. Dass die Schilddrüse Rezeptoren für Östrogen besitzt und Östrogenschwankungen die angemessene Freisetzung des Schilddrüsenhormons hemmen können, ist bekannt. Zu große Östrogenmengen, ein Mangel an Progesteron oder eine Kombination beider Probleme kann ein Leiden hervorrufen, das als Östrogendominanz bezeichnet wird. Die Symptome der Östrogendominanz haben starke Ähnlichkeit mit den Nebenwirkungen und Symptomen der Hypothyreose, und in der Tat wird die Hypothyreose mitunter als ein Symptom der Östrogendominanz betrachtet.

Menopausen-Aufklärerin und Schilddrüsenpatientin Pat Rackowski meint dazu:

»Unausgewogenheiten der Schilddrüsenhormone T3 und T4, kombiniert mit Unausgewogenheiten bei den Östrogen- und Progesteronwerten können viele Konsequenzen haben, sich in Stimmung, Temperaturregulierung, Flüssigkeitsretention und Energiepegel niederschlagen. Ein entscheidender Bereich, der dringend nach extensiver Forschung verlangt, ist die Beziehung zwischen Schilddrüse und den beiden weiblichen Schlüsselhormonen Östrogen und Progesteron.«

Einige Frauen haben festgestellt, dass eine Progesteronbehandlung (mit natürlichem Progesteron, nicht mit synthetischen Progestinen) die Östrogendominanz ausgleicht und eine leichte Hypothyreose auf Normalwerte zurückführen beziehungsweise die Wirksamkeit der Schilddrüsenhormon-Substitutionstherapie verstärken und anhaltende Symptome eliminieren kann. Zum Problem wird dies gewöhnlich in Phasen, in denen von Haus aus eine Östrogendominanz vorliegt, wie etwa nach der Schwangerschaft, während der Perimenopause und Menopause oder mit Beginn einer Hormonersatztherapie oder der Einnahme von Antibabypillen.

Da bekannt ist, dass sich überschüssiges Östrogen auf viele Autoimmunkrankheiten entscheidend auswirken kann, stellen sowohl diese hormonelle Interdependenz, die Schilddrüsenkrankheit als auch die Beziehung zur Autoimmunität ergiebige Forschungsthemen dar.

Jodmangel und Schilddrüsenkrankheit

Wie bereits erwähnt, stellt Jodmangel in Ländern oder Landstrichen mit ungenügenden Jodvorkommen eine der grundlegenden Ursachen der Hypothyreose und von Kröpfen dar. Noch vor nicht allzu langer Zeit glaubte man, dass jodiertes Salz jeglichen Jodmangel beseitigt habe. In den letzten Jahren jedoch kam es zu heftigen Meinungsverschiedenheiten zwischen alternativen Praktikern und Kräutermedizinern, die Jod- oder Kelpergänzungen gegen Hypotyhreose empfehlen, und anderen Ärzten, die behaupten, dass Jod nicht nur nicht benötigt werde, sondern Schilddrüsenprobleme, vor allem autoimmune Leiden, verschlimmern könne. Die Jod-oder-nicht-Jod-Debatte ist noch lange nicht ausgestanden. Die Gründe für den zunehmenden Jodmangel bei einem Großteil der Bevölkerung, vor allem in Industrieländern, müssen untersucht, die Jodmangel-Risikogruppen über das potenzielle Hypothyreoserisiko aufgeklärt werden.

Soja – eine Gefahr für die Schilddrüse

Dr. Mike Fitzpatrick, Umwelt- und Phythoöstrogenforscher, der sich ausgiebig mit dem Thema Sojanahrung und dem Einfluss des Sojaverzehrs auf die Schilddrüsenfunktion beschäftigt hat, machte mich mit einer wenig bekannten Tatsache vertraut, die beträchtlichen Einfluss auf Hypothyreose-Betroffene wie die Bevölkerung im Allgemeinen haben kann: der übertriebene Verzehr von Sojaprodukten nämlich birgt die Gefahr, die Schilddrüsenfunktion zu beeinträchtigen.

Dr. Fitzpatrick ist so besorgt, dass er Soja-Hersteller aufruft, die Isoflavone – die aktivsten Antischilddrüsen-Agenzien – aus ihren Produkten zu entfernen.

Dr. Fitzpatrick zufolge weiß man seit den späten 1950er-Jahren, dass Sojanahrung Antischilddrüsen-Agenzien enthält. Es wurden Kropffälle unter mit Sojamilch ernährten Säuglingen gemeldet, bis die Hersteller ihren Produkten schließlich mehr Jod zusetzten. Vor noch nicht langer Zeit wurden die Antischilddrüsen-Agenzien in Soja als so genannte Isoflavone identifiziert. Soja ist eine bedeutende Isoflavon-Quelle, und Dr. Fitzpatrick hat festgestellt, dass mit Sojamilch ernährte Säuglinge hohe Tagesdosen dieser Verbindung erhalten.

Die Isoflavone gehören zur Familie der Flavonoide, die als endokrine Störfaktoren betrachtet werden – es sind pflanzliche Stoffe, die wie Hormone agieren und das endokrine System irritieren. Flavonoide sind vor allem bekannte Antischilddrüsen-Agenzien. (Hirse beispielsweise enthält hohe Konzentrationen von Flavonoiden und gilt für Menschen mit Schilddrüsenunterfunktion als problematisch.) Flavonoide agieren vor allem mittels Hemmung der Thyreoidea-Peroxidase (TPO), welche die normale Schilddrüsenfunktion stört. Isoflavone sind durchaus nichts Seltenes und sind wirksame Blockierer der TPO.

In einer Vorstudie wurde ein signifikanter Zusammenhang zwischen der Fütterung mit Sojanahrung und der Entwicklung autoimmuner Schilddrüsenerkrankungen bei Säuglingen ermittelt. Laut einer anderen Studie lag bei Kindern mit autoimmuner Schilddrüsenkrankheit die Häufigkeit der Fütterung mit Sojamilch während den ersten Monate merklich höher als bei anderen. Schilddrüsenprobleme waren bei diesen mit Sojamilch aufgezogenen Kindern dreimal so häufig wie bei ihren Geschwistern und gesunden nicht verwandten Kindern. Dr. Fitzpatrick spricht ein weiteres wichtiges Problem für sojaernährte Säuglinge an:

»Eine Langzeitfütterung mit Sojanahrung führt zu anhaltender Hemmung der TPO und einer fortgesetzten Tendenz zu erhöhten TSH-Konzentrationen. Dieser Zustand ist auch bei der Herbeiführung von Schilddrüsenkrebs bei Labortieren gegeben.«

Anders gesagt: Säuglinge, die über lange Zeit hohen Isoflavonkonzentrationen ausgesetzt sind, wie man sie in einer hauptsächlich auf Soja-Rezepturen beruhenden Ernährung findet, haben womöglich nicht nur das Risiko einer Hypothyreose zu gewärtigen, sondern sogar ein erhöhtes Schilddrüsenkrebsrisiko.

Auch der Sojaverzehr von Erwachsenen wirft Probleme auf. In einer britischen Untersuchung über prämenopausale Frauen mussten diese einen Monate lang täglich 60 Gramm Sojaprotein zu sich nehmen. Dies, so stellte man fest, störte den Menstruationszyklus, wobei die Wirkungen der Isoflavone noch drei Monate nach Einstellung der Sojaeinnahme anhielten. Eine weitere Studie ergab, dass Sojakonsum über längere Zeiträume eine Vergrößerung der Schilddrüse bewirkt und die Schilddrüsenfunktion unterdrückt. Bekanntermaßen beeinflussen Isoflavone auch Fertilität und Sexualhormone, mit ernsthaften gesundheitlichen Konsequenzen, wie Infertilität, Schilddrüsen- oder Leberererkrankungen bei vielen Säugetieren.

Die nächsten Schritte?

Dr. Fitzpatrick zufolge weiß die Sojaindustrie seit mehr als sechzig Jahren über die kropffördernden und östrogenischen Wirkungen von Soja Bescheid. Doch hat man während all dieser Jahre kaum etwas unternommen, um das Problem ernsthaft anzugehen; vernachlässigt wurde es vor allen in den USA, wo die gesundheitlichen Vorteile des Sojas – speziell bei Frauen in den Wechseljahren und solchen mit Brustkrebsrisiko – extensiv vermarktet wurden.

Im Juli 1996 veröffentlichte das britische Gesundheitsministerium die Warnung, dass die in Soja-Säuglingsnahrung gefundenen Phytoöstrogene der Gesundheit der Säuglinge abträglich sein können. Die Warnung war deutlich und besagte, dass Babys Sojanahrung nur auf Empfehlung eines medizinischen Profis erhalten sollten. Man riet, Babys, die nicht gestillt werden konnten oder allergisch gegen andere Nahrung waren, Alternativen zur Sojakost zu geben. Im selben Jahr forderte man die Firmen dazu auf, die Entfernung von Soja-Isoflavonen aus Soja-Säuglingsnahrung zu erforschen, und einige Firmen entwickelten auch Testversionen dieser Produkte, die aber noch nicht auf dem Markt sind. Es scheint jedoch, als beabsichtigten die meisten Hersteller keine Änderung ihres Herstellungsverfahrens, um die Isoflavone permanent zu entfernen und damit das Risiko zu vermindern.

Säuglinge sind besonders verwundbar, wenn sie endokrinen Störfaktoren ausgesetzt werden. Da mit Sojamilch gefütterte Säuglinge am stärksten mit Isoflavonen in Berührung kommen, besteht ein hohes Risiko chronischer Schilddrüsenstörungen. Langzeitforschungen über diese unvorhergesehene »Testgruppe« von auf Sojabasis ernährten Säuglingen werden den Wissenschaftlern in den kommenden Jahren vermutlich neue Aufschlüsse verschaffen. In der Zwischenzeit raten Ärzte Eltern mit Hypothyreose-Säuglingen, ihre Babys nicht mit Sojaprodukten zu füttern. Aber auch alle anderen Eltern sollten es sich ernsthaft überlegen, ob sie ihre Kinder tatsächlich mit Soja füttern wollen, solange die Hersteller das Isoflavonproblem nicht gründlich und in angemessener Weise in Angriff genommen haben.

Dr. Fitzpatrick ist der Ansicht, dass Menschen mit Hypothyreose Sojaprodukte meiden sollten, und er prophezeit, dass die gegenwärtige Propagierung der »gesunden Sojaprodukte« zu einer Zunahme der Schilddrüsenstörungen führen wird.

Es ist bedauerlich, dass dieses ernsthafte Problem nicht stärker ins Bewusstsein der Öffentlichkeit gerückt wird und die Behörden nicht die notwendigen Schritte zu seiner Erforschung und Eindämmung unternehmen.

Prioritäten der Forschung –
Bakterielle und virale Ursachen, Umweltprobleme,
Kontakt mit toxischen Stoffen

Die Untersuchung von Bakterien als Ursache chronischer Krankheiten kommt eben erst in Gang, doch sollte diese Art der Forschung sicherlich auch die Schilddrüsenkrankheiten umfassen. So wie Wissenschaftler heute wissen, dass Geschwüre und bestimmte Arten von Herzerkrankungen mitunter aus dem Kontakt mit Bakterien resultieren, gibt es auch zunehmend Belege für eine bakterielle Komponente der autoimmunen Krankheiten. Stellen Sie sich vor, einige Ausprägungen der Schilddrüsenkrankheit könnten mit Antibiotika geheilt oder sogar durch eine Impfung verhindert werden. Das wäre für Millionen von Menschen ein umwälzender Befund. Solche Untersuchungen müssen vorrangig betrieben werden.

Gleichzeitig wurde in diesem Buch immer wieder die vereinzelt nachgewiesene Verbindung zwischen dem Epstein-Barr-/Mononukleose-Virus und der Entwicklung der autoimmunen Hypothyreose angesprochen. Wenn ein eindeutiger Zusammenhang zwischen Epstein-Barr-Virus und Schilddrüsenproblemen auch immer noch wissenschaftliches Desiderat ist, handelt es sich dennoch um ein Gebiet, das extensive Forschung verdient. Daneben sollte auch der Suche nach anderen viralen Ursachen und Verbindungen sowie möglichen antiviralen Agenzien oder Impfstoffen Priorität eingeräumt werden.

Schließlich sind auch toxische Chemikalien und ihre Fähigkeit, die Schilddrüsen- und andere endokrine Funktio-

353

nen zu beeinträchtigen, ein wichtiges Feld, das vertiefter Untersuchungen und Forschungsarbeiten bedarf. Zwar habe ich einige der chemischen Risikofaktoren in Kapitel 2 gestreift, viele Menschen erkennen jedoch nicht, wie allgegenwärtig diese Probleme sind und wie viele von uns wahrscheinlich an durch Umweltgifte verursachten Schilddrüsenproblemen leiden.

Unser Verständnis davon, wie Langzeitkontakt mit verschiedenen Chemikalien sich auf die Schilddrüse auswirkt, steckt noch in den Kinderschuhen. Die Wissenschaftler sind eben erst dabei, die negativen Wirkungen bestimmter Chemikalien auf unsere endokrinen Drüsen und vor allem auf die Schilddrüse zu dokumentieren. Doch gibt es eindeutige Belege dafür, dass der Kontakt mit bestimmten Chemikalien das Risiko, an einer Schilddrüsenstörung zu erkranken, erhöht.

Endokrine Störfaktoren können auch vom Menschen hergestellte Stoffe sein, die etwa Schilddrüsenhormon, Östrogen, Testosteron und andere Hormone nachahmen und auf diese Weise das endokrine System, einschließlich der Schilddrüse und ihrer Funktionen, beeinflussen. Sie können Geburtsschäden, Krebs, Infertilität sowie andere ernsthafte gesundheitliche Probleme verursachen. Die international bekannte Gesundheitsforscherin Dr. Theodora Colborn glaubt, dass schon der Kontakt mit niedrigen Dosen endokriner Störfaktoren unserer Gesundheit schaden kann. Colborn meint:

»Sie sind in Lippenstiften, in all den Kosmetikartikeln, die Sie auf Ihre Haut auftragen, in den Lösungsmitteln, mit denen Sie Ihr Haus reinigen. Diese Stoffe sind allgegenwärtig, und wir wissen nichts über sie.«

Zwar sind die Wissenschaftler dabei, die spezifischen Zusammenhänge zwischen dem Kontakt mit bestimmten Chemikalien und verschiedenen Krankheiten zu erforschen, ebenso wie jene zwischen Krankheit und als gefährlich zu betrachtende Dauer beziehungsweise Intensität des Kontakts. Doch handelt es sich hierbei nicht nur um Fragen, die Wissenschaftler oder Umweltaktivisten angehen. Wir alle müssen diesem Problem hohe Priorität einräumen. Umweltgifte könnten eine der wichtigsten Ursachen für unsere Schilddrüsenprobleme sein und für die Schilddrüsen- und endokrinen Funktionen unserer Kinder eine noch weit größere Gefahr darstellen.

Recherchieren Sie, welche Chemikalien in Ihrer Gegend freigesetzt werden und welche gesundheitlichen Folgen damit verknüpft sein können.

Der Aufstand der Patienten

Bis zum heutigen Tag wurde der Hypothyreose nie große Aufmerksamkeit geschenkt – weder von Seiten der Medien noch von der riesigen Gruppe der Patienten. Bis vor kurzem litten Schilddrüsenpatienten, die sich mit der Standardbehandlung nicht wohl fühlten, schweigend und ohne zu ahnen, dass sie nicht die einzigen waren, die trotz normaler TSH-Werte und Levothyroxin-Behandlung von zahllosen Symptomen und gesundheitlichen Problemen geplagt wurden. Inzwischen hat der Aufstieg des Internet, von Online-Selbsthilfegruppen, Schwarzen Brettern, E-Mail und Newsletters die Verbreitung von Informationen ermöglicht, die nicht von Pharmaunternehmen und den mit ihnen verbundenen Ärzte- und Patientengruppen entwickelt und finanziert sind. Und diese Informationsrevolution greift über das Internet hinaus: durch eine Vielzahl von Medien – wie etwa diesem Buch, Rundbriefen und anderen Informationsmaterialien –, die es den Patienten ermöglichen, mehr über ihr Leiden zu erfahren, mit Leidensgenossen Kontakt aufzunehmen und sich über die neuesten wissenschaftlichen Erkenntnisse auszutauschen.

Diese Macht, die Wissen und Information uns Patienten in die Hand geben, ist eine Macht, die wir entschieden gebrauchen müssen, falls sich irgendetwas ändern soll. Das heißt, wir müssen weiterhin deutlich unsere Meinung vertreten, andere aufklären, immer wieder die uns zustehenden Forschungsprojekte einfordern.

Das ist die einzige Möglichkeit, die wir ebenso wie zukünftige Generationen haben, um uns über die Beschränkungen hinwegzusetzen, die unserer Gesundheit und unserem Leben durch die Hypothyreose gesetzt sind, auf dass wir uns endlich noch mehr dem guten Leben zuwenden können!

ANHANG

Glossar

Amiodaron
Ein jodhaltiges Herzmedikament, das Schilddrüsenprobleme verursachen kann.

Angeborene Hypothyreose
Hypothyreose bei oder vor der Geburt auf Grund fehlender oder fehlerhafter Schilddrüse oder Dysfunktion der Schilddrüsenhormonsekretion beziehungsweise -verarbeitung.

Antidepressivum
Ein Medikament zur Behandlung von Depressionen.

Antiperoxidase-(antimikrosomatischer)-Antikörper
Ein Antikörper gegen Peroxidase, einem Protein in der Schilddrüse.

Antischilddrüsen-Antikörper
Antikörper, die sich gegen die Schilddrüse wenden.

Autoimmun
Bezeichnung eines Zustandes, in dem das Immunsystem sich gegen die körpereigenen Gewebe und Organe wendet und dadurch Krankheiten verursacht.

Basaltemperatur
Körpertemperatur, die sofort nach dem Aufwachen und vor dem Aufstehen gemessen wird.

Bioäquivalent
Begriff zur Bezeichnung eines Medikaments, das bei gleicher Dosierung ebenso stark und für Körper und Organe ähnlich verwertbar ist wie ein anderes Medikament.

Blasentang
Eine jodhaltige Wasserpflanze.
Bugleweed (Lycopus virginicus) Jodhaltiges Kraut.

Chronic Fatige Syndrome
CFS, chronische Erschöpfung, eine Krankheit unbestimmter Ursache, die sich häufig in unerklärbarer Erschöpfung, Schwäche, Muskelschmerzen und geschwollenen Lymphknoten äußert.

Endokrine Drüsen
Drüsen, die im Körper Hormon- und Stoffwechselsubstanzen ausschütten.

Endokrine Orbitopathie
Immunogenes Augenleiden, das autoimmune Schilddrüsenerkrankungen begleiten kann.

Endokrinologe
Ein Arzt, der auf die Behandlung von Patienten mit endokrinen Störungen, einschließlich der Schilddrüsenkrankheiten, spezialisiert ist.

Epstein-Barr-Virus
Ein Virus der Herpes-Familie, das infektiöse Mononukleose verursacht.

Euthyreose
Der Zustand, bei dem sich die Thyreoidea-stimulierenden-Hormon-(TSH)-Testwerte im Normalbereich befinden und die Schilddrüse laut der Teststandards weder unter- noch überaktiv ist.

Exophthalmus
Eine abnormale Vordrängung des Augapfels aus der Augenhöhle, die mit der Basedowkrankheit zusammenhängen kann.

Fibromyalgie
Ein Leiden, das mit Muskelschmerzen, Schlafstörungen, Steifheit und Erschöpfung einhergeht.

Follikuläres Karzinom
Zweithäufigste Form des Schilddrüsenkrebses.

Getrocknete Schilddrüse
Nicht-synthetische Schilddrüsenhormon-Substitutionsmedikamente, die aus den Schilddrüsen von Schweinen hergestellt werden.

Hashimoto-Thyreoiditis
Eine nach Dr. Hashimoto benannte autoimmune Entzündung der Schilddrüse: Sie kann zu einem Kropf führen und verursacht häufig Hypothyreose.

Heiße Knoten
Ein Knoten oder eine Masse auf oder in der Schilddrüse, die häufig mit Hyperthyreose in Verbindung gebracht wird.

Hirnanhangdrüse
Eine kleine, erdnussgroße, hinter den Augen an der Hirnbasis gelegene Drüse. Sie schüttet Hormone aus, die andere endokrine Drüsen kontrollieren, setzt vor allem das Schilddrüsen stimulierende Hormon (Thyreoidea stimulierendes Hormon = TSH) frei.

Hormone
Innere Absonderungen, die vom Blut zu den verschiedenen Organen transportiert werden.

Hyperinsulinämie
Der Zustand, in dem der Körper zunehmende Mengen von Insulin erzeugt, um normale Blutzuckerwerte aufrechtzuerhalten, wobei höhere Insulinkonzentrationen im Blutstrom verbleiben.

Hyperthyreose
Übermäßige Erzeugung von Schilddrüsenhormon auf Grund einer abnormalen Schilddrüsenfunktion, von Knoten oder übermäßiger Schilddrüsenhormon-Substitution.

Hypothalamus
Ein Teil des Gehirns, der hinsichtlich der endokrinen Funktionen eine Schlüsselrolle spielt. Er kontrolliert die Schilddrüsenhormonkonversion.

Hypothermie
Niedrige oder unternormale Körpertemperatur.

Hypothyreose
Ungenügende Produktion von Schilddrüsenhormon auf Grund einer abnormalen Schilddrüsenfunktion, des Fehlens der gesamten oder eines Teils der Schilddrüse oder ungenügender Schilddrüsenhormon-Substitution.

Insulin
Von der Bauchspeicheldrüse freigesetztes Hormon, das zur Zuckerverarbeitung im Blut beiträgt.

Isthmus
Das Verbindungsstück der beiden Schilddrüsenlappen.

Jod (Iod)
Ein – in Meeresfrüchten, -pflanzen und -salz vorkommendes Element und die wichtigste Komponente für unseren Körper, um Schilddrüsenhormone produzieren zu können.

Jod-131
Eine Form von Jod, die – in ausreichenden Mengen durch nukleare Unfälle freigesetzt – Schilddrüsenkrankheiten verursachen kann. Außerdem wird es zur Behandlung von Schilddrüsenüberfunktion eingesetzt.

Kaliumjodid
Ein Medikament zur Behandlung bestimmter Schilddrüsenstörungen, das auch nach nuklearen Unfällen eingenommen werden kann, um die Schilddrüse durch Blockierung der Aufnahme von radioaktiven Jod-Isotopen zu schützen.

Kalter Knoten
Ein nicht funktionierender Schilddrüsenknoten, der bei einem Schilddrüsen-Scan keine radioaktive Isotope konzentriert auf Bösartigkeit indizieren kann.

Karpaltunnelsyndrom
Ein Leiden, bei dem die Kompression des Nervus medianus im Handgelenk Schwäche, Taubheit und Schmerzen in Hand, Handgelenk und Fingern hervorruft.

Kelp
Ein Meerespflanze, die hohe Mengen an Jod enthält.

Knoten
Ein Knoten beziehungsweise eine abnormale Gewebswucherung auf oder in der Schilddrüse.

Knotenstruma
Eine Vergrößerung der Schilddrüse auf Grund eines oder mehrerer Knoten.

Kohlenhydrate
Verbindungen in Nahrungsmitteln, zu denen Monosaccharide (Einfachzucker), wie Glukose und Polysaccharide (Vielfachzucker, komplexe Kohlehydrate), wie Stärke oder Zellulose gehören.

Kropf
Struma, eine Vergrößerung der Schilddrüse. Ein Kropf kann entweder diffus, das heißt allgemein vergrößert oder aber ein- beziehungsweise mehrknotig beziehungsweise assymmetrisch vergrößert sein.

Kropffördernd

So nennt man Substanzen oder Erzeugnisse, die eine Vergrößerung der Schilddrüse und die Bildung von Krebs bewirken können.

Levothyroxin, Levothyroxin-Natrium

Der generische Name für synthetisches Thyroxin, auch als T4 bezeichnet, ein Schilddrüsenhormon-Substitutionsmedikament.

Libido

Sexualtrieb

Liothyronin

Generische Bezeichnung des Medikaments, das eine synthetische Version von Trijodthyronin (T3) darstellt.

Lithium

Ein Medikament zur Behandlung von manischer Depression, das – bekanntermaßen – bei manchen Patienten Schilddrüsenerkrankungen auslöst.

Medulläres Karzinom

Die dritthäufigste Ausprägung des Schilddrüsenkrebses, die von einer spezialisierten Schilddrüsenzelle – der C-Zelle – ausgeht, die das so genannte Kalzitonin produziert.

Mehrknotiger Kropf (Struma)

Ein Leiden, bei dem die Schilddrüse vergrößert ist und zwei oder mehr Knoten aufweist.

Methimazol

Ein Thyreostatikum zur Behandlung von Schilddrüsenüberfunktion.

Mitralklappen-Prolaps-Syndrom (MPS)

Ein Herzleiden, bei dem das unzureichende Schließen einer der Herzklappen eine leichte Regurgitation erzeugt, die häufig von einem hörbaren »Murmeln« begleitet ist.

Mono-Dejodination

Der Konversionsprozess, durch den ein Jod-Molekül von Thyroxin (T4) abgespalten wird und dieses in Trijodthyronin (T3) konvertiert wird, auch als T4-T3-Konversion bezeichnet.

Mononukleose

Ein Leiden der Lymphdrüsen, das durch eine Infektion mit dem Epstein-Barr-Virus hervorgerufen wird.

Myxödem

Durch Hypothyreose verursachte Schwellung der Haut und anderer Gewebe, wobei vor allem die Augengegend und die Wangen stark aufgedunsen sind.

Natürliches Schilddrüsenhormon

Nicht-synthetisches Schilddrüsenhormon-Substitutionspräparat, das aus den getrockneten Schilddrüsen von Schweinen hergestellt wird.

Naturheilkunde

Ganzheitliche medizinische Praxis, die auf dem Gleichgewicht physischer, emotionaler, mentaler und spiritueller

Aspekte sowie auf den Selbstheilungskräften des Körpers basiert.

Nebenschilddrüsen
Parathyreoidea, kleines, hinter der Schilddrüse gelegenes endokrines Drüsenpaar, das Nebenschilddrüsenhormon ausschüttet und den Kalzium- und Knochenstoffwechsel kontrolliert.

Östrogene
Die Bezeichnung für verschiedene weibliche Sexualhormone.

Osteoporose
Ein Leiden, bei dem die Knochen durch Kalziumverlust porös und brüchig werden.

Palpitation
Spürbarer Herzschlag auf Grund besonders rascher Schläge, unregelmäßiger oder aussetzender Schläge oder lediglich starken, heftigen Herzschlags.

Papilläres Karzinom
Die häufigste Form des Schilddrüsenkrebses, die oft durch Bestrahlung verursacht ist.

Perchlorat
Eine bei der Herstellung von Raketen und Feuerwerkskörpern verwendete Chemikalie, die, wenn sie ins Trinkwasser gelangt, die Schilddrüse schädigen kann.

Phytoöstrogene
Pflanzliche Stoffe, die wie ein Östrogen agieren und sich
auf das endokrine System auswirken, sind zum Beispiel in
Soja und dessen Produkten enthalten.

Polyzystische Ovarien
Ein Syndrom, das durch starke oder fehlende Perioden,
fehlenden Eisprung sowie Zysten an den Eierstöcken charakterisiert ist.

Postpartum
Die Zeit nach der Schwangerschaft.

Prämenstruelles Syndrom
PMS, emotionale, physische, psychologische und stim-
mungsabhängige Symptome, die innerhalb des Menstruationszyklus nach dem Eisprung und unmittelbar vor Einsetzen der Blutung auftreten.

Progesteron
Ein Hormon, das im Corpus luteum (Gelbkörper) des Ei-
erstocks erzeugt wird.

Radioaktives Jod
Eine radioaktive Form von Jod, die zur Diagnose und Behandlung von Schilddrüsenproblemen verwendet wird.

Reverses T3
Eine Form inaktiven Trijodthyronins (T3), das der Körper
in Zeiten starker Belastung produziert.

Schilddrüse
Schmetterlingsförmige, im unteren Teil des Halses vor der Luftröhre gelegene Drüse, die den Stoffwechsel regulierende Hormone absondert.

Schilddrüsenhormonresistenz
Ungenügende zelluläre Reaktion auf Schilddrüsenhormon, die zu Hypothyreose führen kann.

Schilddrüsen stimulierendes Hormon
Thyreoidea-stimulierendes Hormon, TSH, Thyreotropin, ein von der Hirnanhangdrüse produziertes Hormon, das die Schilddrüse stimuliert. Die Messung der Konzentrationen dieses Hormons wird als wichtigste Methode zur Feststellung von Hypothyreose und Hyperthyreose betrachtet.

Stoffwechsel
Metabolismus, der Prozess, durch den Sauerstoff und Kalorien in Energie umgewandelt werden, um Zellen und Organe zu versorgen.

Subklinische Hypothyreose
Leichte Hypothyreose, die mitunter keine der entsprechenden Symptome aufweist.

Suppression
Das Verfahren, durch das bei Schilddrüsenkrebs-Überlebenden genügend Schilddrüsenhormon-Substitution zur Unterdrückung des TSH auf niedrige oder kaum feststellbare Werte bereitgestellt wird, wodurch Metastasen verhindert werden sollen.

T4

Abkürzung für Thyroxin, das wichtigste von der Schilddrüse erzeugte Hormon.

T4-T3-Konversion

Der Konversionsprozess (Umwandlungsprozess), durch den ein Jodmolekül von Thyroxin (T4) abgespalten wird und dieses in Trijodthyronin (T3) konvertiert wird, auch als Mono-Dejodination bezeichnet.

TGB

Siehe Thyroxin bindendes Globulin.

Testosteron

Ein männliches Sexualhormon, das sowohl im männlichen wie im weiblichen Körper vorhanden ist.

Thiocyanat

Ein chemischer Stoff, der in Zigaretten und einigen Nahrungsmitteln vorkommt und Schilddrüsenstörungen verursachen kann.

Thyreoglobulin

Ein Protein in der Schilddrüse, das als Marker für Schilddrüsenerkrankungen und Schilddrüsenkrebs dienen kann.

Thyreoidektomie

Die operative Entfernung der gesamten oder eines Teiles der Schilddrüse.

Thyreoiditis

Eine Entzündung der Schilddrüse.

Thyreostatika
Medikamente, welche die Fähigkeit der Schilddrüse, Schilddrüsenhormon zu erzeugen und zu synthetisieren, verlangsamen oder stoppen.

Thyreotropin
Siehe Schilddrüsen stimulierendes Hormon

Thyreotropin releasing Hormon
TRH, ein vom Hypothalamus freigesetztes Hormon, das mit der Hirnanhangdrüse kommuniziert und die Absonderung von Schilddrüsen stimulierendem Hormon (TSH) anregt.

Thyreotropin-Releasing-Hormon-Test
TRH-Test, ein hochsensibler Test, mithilfe dessen eine abnormale Schilddrüsenfunktion festgestellt werden kann.

Thyroxin
T4, das wichtigste von der Schilddrüse produzierte Hormon.

Thyroxin bindendes Globulin
TBG, ein Protein im Blut, das Thyroxin bindet.

Toxisches Struma
Eine vergrößerte Schilddrüse, die Hypothyreose verursacht.

TRH
Siehe Thyreotropin releasing Hormon.

TRH-Test
Ein hoch sensibler Test, mit dessen Hilfe eine abnormale Schilddrüsenfunktion festgestellt wird.

Trijodthyronin
T_3, das wirkkräftigere der beiden von der Schilddrüse produzierten Hormone. Trijodthyronin wird auch durch die Konversion von Thyroxin (T_4) in Gewebe und Zellen erzeugt.

TSH
Siehe Schilddrüsen stimulierendes Hormon.

Tyrosin
Eine für die Produktion von Schilddrüsenhormon notwendige Aminosäure.

Wilson-Syndrom
Syndrom, benannt nach dem Arzt Wilson, der körperlichen Stress für den Verursacher chronisch niedriger Körpertemperatur sowie der Produktion von reversem T_3 hält.

Wichtige Adressen

Internet-Adressen, die weiterhelfen

Informationen über Schilddrüsenerkrankungen und deren Behandlung sowie die Kommunikation mit Betroffenen helfen, mit einer chronischen Erkrankung wie der Schilddrüsenunterfunktion besser fertig zu werden. Das Internet kann hier als hilfreiche Unterstützung dienen. Die nachfolgende kleine Auswahl an Web-Adressen führen Sie auf informative Webseiten, die zum Teil auch E-Mail-Kontakte, Chats, Foren, Newsboards oder weitere Links zum Thema Schilddrüse bieten. Darunter finden sich auch Adressen, die für die Eltern betroffener Kinder nützlich sind.

Im Internet sind außerdem eine ganze Reihe auf Schilddrüsenerkrankungen spezialisierte Ärzte mit Homepages vertreten. Um eine willkürliche Auswahl zu vermeiden, sind sie hier nicht aufgeführt. Mit den Suchwörtern Schilddrüse/ Schilddruese beziehungsweise Hypothyreose sind sie gut zu finden.

Deutsche Gesellschaft für das
Neugeborenen-Screening
auf endokrine und metabole
Störungen (DGNS) e.V.
www.neoscreening.de

Deutsche Kinderhilfe Direkt e.V.
Märkisches Ufer 28–34

Deutsches Medizin Forum
www.medizin-forum.de

Die Nationale Kontakt- und
Informationsstelle zur Anregung
und Unterstützung
von Selbsthilfegruppen
Albrecht-Achilles-Straße 65
D-10709 Berlin
E-Mail: nakos@gmx.de
Homepage:
www.zdf.de/ratgeber/praxis/
nakos/index.html

Die Schmetterlinge e.V.
Selbsthilfeorganisation für
Kinder mit angeborener/
erworbener Hypothyreose
www.die-schmetterlinge.de

ELTERN (Zeitschrift)
www.eltern.de

FAMILIE & CO (Zeitschrift)
www.familie.de

Familienseite von KIDNET
www.kidnet.de

Forum Schilddrüse e.V.
www.forum-schildruese.de

Frauen mit EPH-Gestose,
HELLP-Syndrom,
schwangerschaftsbedingten
Bluthochdruck etc.
www.gestose-frauen.de

Geburt und Schwangerschaft
und Babys
www.9monate.de

Gesundheit im Internet
www.gesundheit.com
und
www.almeda.de

Gesundheitspilot
www.gesundheitspilot.de

Gesundheits-Scout
www.gesundheitsscout24.de

Gesundheitsservice
Healthnet-Services GmbH
Walter-Kolb-Straße 1–3
D-60594 Frankfurt
www.healthnet-services.de

Informationen über
Morbus Basedow
www.morbusbasedow.de

Jodmangel-Arbeitskreis
www.jodmangel.de

Kinder und Gesundheit
www.kinderwelten.de
und
www.kindernetzwerk.de

Medizinisches Internet-Portal
unabhängig und werbefrei
www.med-netconsult.de

Netzwerk Endokrinologie und
Stoffwechsel, Hypophysen-
und Nebennierenerkrankungen
Waldstraße 34
D-91054 Erlangen
www.rrze.uni-erlangen.de/
glandula

Ohne Schilddrüse leben?
(Selbsthilfe-Forum)
www.sd-krebs.de

Patienteninformationen
www.patienten-information.de

Schilddrüse und mehr
www.schilddruese-und-mehr.de

Schilddrüsen-Liga
Deutschland e.V.
Geschäftsstelle Evangelisches
Krankenhaus Bad Godesberg
Waldstraße 73
53177 Bad Godesberg
www.schilddruesenliga.de

Schilddrüsenselbsthilfe
Bodensee
Frau Rita Leydel
Hardstr. 15
D-78467 Konstanz
www.schilddruesenselbsthilfe.de

Selbsthilfe-Forum im Internet
www.Selbsthilfe-Forum.de

Danksagung

Ich danke meinem Mann, Mitarbeiter und -herausgeber Jon Mathis für sein absolutes Engagement für dieses Buch und unsere Tochter, für gute Ratschläge, ausgezeichnete Ideen, moralische Unterstützung, für seine Massagen nach langen Tagen am Computer und für seine Liebe. Ohne dich hätte ich es nicht geschafft, BBHBD.

Sehr dankbar bin ich meinem Agenten, Howard Yoon, der einen enormen Teil seiner Zeit und fruchtbare Bemühungen investiert hat, um dieses Buch zu realisieren. Dank auch an Sarah Durand und Ann McKay Theroman, meine Lektorinnen, die, indem sie den Bedarf für dieses Buch und andere ähnliche erkannten, die Sache der Patientenemanzipation beförderten.

Hohe Anerkennung verdienen John Lowe, D.C., und Kenneth Blanchard, M.D., die viel Zeit und Energie aufgewandt haben, um mich über ihre wegweisende Forschung ins Bild zu setzen. Ihrer Überzeugung nach sollten Hypothyreose-Patienten die bestmöglichen Therapien erhalten. Und beide gehören zu jenen mitfühlenden und klugen Ärzten, die wir alle gern hätten.

Danken möchte ich auch meiner Hausärztin und Freundin Kate Lemmerman, M.D., die mich – abgesehen von ihrer Kritik dieses Buches und ihren ausgezeichneten Beiträgen dazu – immer wieder durch ihren aufgeschlossenen Geist, ihr mitfühlendes Wesen, ihre medizinische Begabung und ihren einzigartigen Umgang mit den Akupunkturnadeln in Erstaunen setzt.

Mein Dank geht ebenso an Susan Osborne, D.O., und Zafirah Ahmed, N.D., die Tag für Tag an der Schilddrüsenfront kämpfen und nach echten Lösungen für ihre Patienten suchen und denen das Anliegen der Hypothyreose-Kranken wichtig genug war, um mir ihre Gedanken und Informationen mitzuteilen.

Zu Dank verpflichtet bin ich Sandy Levy, Dr. Mike Fitzpatrick, Kelly Cherkes, Dana Godbout Laake, Swami Rameshwarananda, Cynthia White, David Elfstrom, Marge Tolchin, Mindy Green, Pat Rackowski, Larry Ladd und Ric Blae, die mich im Interesse aller Schilddrüsenpatienten großzügig über ihre Gedanken, Informationen und Forschungsergebnisse ins Bild setzten.

Höchste Anerkennung gebührt Arthur Prange, Robertas Bunevicius und den übrigen Forschern, die den Mumm besaßen, dem Establishment zu trotzen und 1999 ihre Studie über T_3 zu veröffentlichen.

Nicht vergessen möchte ich die hilfreichen und wunderbaren Stamm-Teilnehmer des Schilddrüsen Bulletin-Boards http://www.delphi.com/ab-thyroid sowie meinen Freunden von alt.support.thyroid. Auch About.com muss ich danken, das die Thyroid Disease Webseite so stark unterstützt und sich dafür engagiert hat, meine Informationen weltweit für Schilddrüsenkranke zugänglich zu machen.

Meinen vielen Freunden »im wirklichen Leben« und online herzlichen Dank dafür, dass ihr mich telefonisch und per E-Mail aufgemuntert und bei Laune gehalten habt, während ich – schreibenderweise – am Computer klebte.

Meinen Eltern Pat und Dan Shomon danke ich für ihre Unterstützung, ihren Glauben, ihre ermutigenden Worte und ihre Liebe.

Mein letzter Dank gilt den vielen Hunderten von Menschen mit Hypothyreose, die sich die Zeit nahmen, sich mit mir in Verbindung zu setzen und mir ihre grässlichen, köstlichen, tragischen, empörenden, beängstigenden, ermutigenden – stets aber ehrlichen und tief empfundenen – Geschichten zu erzählen. Wenn der Platz auch nicht ausreichte, um Geschichten Wort für Wort unterzubringen, alle haben ihre Spuren in diesem Projekt hinterlassen und trugen eine erstaunliche Menge an Geist, Mut, Energie und Leidenschaft zu diesem Buch bei. Für euch habe ich das Buch geschrieben, und ohne euch hätte ich es nicht schreiben können. Lasst es euch gut gehen, lebt wohl und vor allem gut!

Register